骨关节创伤
X线诊断图谱

第4版

黄耀华 编著

人民卫生出版社
·北京·

图书在版编目（CIP）数据

骨关节创伤X线诊断图谱 / 黄耀华编著 . —4 版 . —
北京：人民卫生出版社，2022.5
ISBN 978-7-117-32854-8

Ⅰ.①骨… Ⅱ.①黄… Ⅲ.①关节损伤 —X 射线诊断
—图谱 Ⅳ.①R816.8-64

中国版本图书馆 CIP 数据核字（2022）第 022564 号

人卫智网	www.ipmph.com	医学教育、学术、考试、健康，购书智慧智能综合服务平台
人卫官网	www.pmph.com	人卫官方资讯发布平台

骨关节创伤 X 线诊断图谱

Guguanjie Chuangshang X Xian Zhenduan Tupu

第 4 版

编　　著：黄耀华
出版发行：人民卫生出版社（中继线 010-59780011）
地　　址：北京市朝阳区潘家园南里 19 号
邮　　编：100021
E - mail：pmph @ pmph.com
购书热线：010-59787592　010-59787584　010-65264830
印　　刷：北京华联印刷有限公司
经　　销：新华书店
开　　本：889×1194　1/16　　印张：30
字　　数：929 千字
版　　次：2003 年 1 月第 1 版　　2022 年 5 月第 4 版
印　　次：2022 年 6 月第 1 次印刷
标准书号：ISBN 978-7-117-32854-8
定　　价：218.00 元
打击盗版举报电话：010-59787491　E-mail：WQ @ pmph.com
质量问题联系电话：010-59787234　E-mail：zhiliang @ pmph.com

作者简介

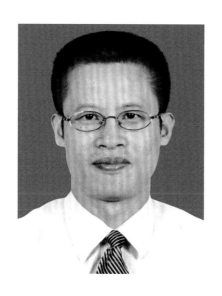

　　黄耀华,广东潮州人,广州中医药大学第一附属医院影像科主任医师,中国中医药研究促进会骨伤科分会骨肿瘤专业委员会委员,广东省精准医学应用学会骨肿瘤分会常务委员,微信公众号"黄山骨影像"创办者。曾在北京积水潭医院师从我国著名骨放射学专家王云钊教授,擅长骨关节疑难疾病的综合影像诊断。三十多年如一日,专注于骨关节影像诊断的临床研究和专业著作的写作,作为主编或独立编著作者已先后在人民卫生出版社、科学出版社及中国医药科技出版社等出版专著共计 15 本,代表作有:《骨关节创伤 X 线诊断图谱》(第 1~3 版);《髋关节影像诊断学》(第 1、2 版);《医学影像学常见疾病诊断口诀》《骨关节影像诊断口诀》《实用骨关节影像诊断图谱》(第 1、2 版);《肌骨系统影像诊断实战经验集要》。

第 4 版前言

　　骨关节创伤是骨科临床常见病,X 线仍是其最基本和最常用的检查方法,以病例 X 线检查资料为素材编写的《骨关节创伤 X 线诊断图谱》一直以来因为其实用性而深受读者的喜爱。为满足广大读者的需要,进一步丰富和完善本书内容,按照 5 年修订一次的既定目标,本书第 4 版的修订工作自去年开始已全面铺开。

　　本次修订在继承前三版风格特点的基础上,根据近几年骨关节创伤领域的最新进展,首先对本书目录进行了重新编排,对过时内容进行修改,对清晰度和对比度欠佳的图片进行替换,同时充实了 10 多个病种的病例图片。此外,还采纳部分读者的建议,新增了常见骨关节创伤后遗症及并发症章节,使全书扩展至十六章,希望通过此次修订使本书更具实用性和可读性,能够继续受到读者青睐。

　　本书自 2003 年初版至今,一如既往地得到科室同事、院外同道及人民卫生出版社诸位编辑老师的鼎力支持和帮助,在此表示衷心的感谢。

黄耀华

2022 年春于广州中医药大学第一附属医院

第1版序

在骨关节系统疾病中，骨关节创伤最为常见。普通 X 线检查对骨关节创伤的诊断具有准确快捷、经济简便的独特作用。目前有关骨关节创伤 X 线诊断的书籍不多，通过 X 线图谱形式全面系统介绍骨关节创伤的专著有其实用价值。广州中医药大学第一附属医院放射科黄耀华是一位青年放射学者，工作勤恳，刻苦钻研，他根据多年积累的资料，结合临床实践和教学经验编写了这本《骨关节创伤 X 线诊断图谱》，这是放射学界值得称赞之事。

本书以图片展示为主，共计 600 余幅 X 线图片，内容丰富，几乎包括了除头面部以外各个部位的骨关节创伤类型，图片清晰且有详细文字注解，每一章节的创伤类型、诊断要点和鉴别诊断均作了简要叙述。由于图片都是来自作者日常工作的资料积累，因此实用性较强，是一本不可多得的参考书。

王云钊

2002 年 6 月于北京积水潭医院

第1版前言

骨关节创伤是骨关节系统常见疾患,普通X线检查在现代影像技术迅猛发展的今天对骨关节创伤的诊断仍发挥着重要作用。目前,国内有关骨关节创伤X线图谱的专著尚未出版,为了填补这一空白,作者根据十多年来积累的材料,结合自己的临床和教学经验,参考国内外文献编写成此书。

全书共十四章,每一章节基本按创伤类型、诊断要点和鉴别诊断形式编写,其后附相应图片及文字说明,目的是通过大量图片的展示,使读者对各类型骨关节创伤有进一步认识,从而提高其诊断水平。在编写过程中,作者紧跟本学科进展,从临床实际需要出发,尽量选择有代表性的病例,力求以明白简要的文字、清晰典型的图片,向读者奉献一本内容丰富、实用直观的参考书,相信大家读完本书后,对骨关节创伤的诊断会有所帮助。

感谢我的老师、我国著名骨放射学专家王云钊教授对全书作了全面审阅并作序,同时对支持和关心本书编写的所有热心人表示深深的谢意。

由于水平有限,书中错误在所难免,恳望大家读后提出宝贵意见。

黄耀华

2002 年 7 月

于广州中医药大学第一附属医院

第 2 版前言

　　本书自 2003 年出版以来，备受临床骨科和放射科医师及相应专业学生的厚爱，不少读者都选用该书作为案头常备的参考书，部分读者还来电及来函，对本书给予较高的评价，并提出许多宝贵的意见和建议，这使我深受鼓舞，同时也萌发对本书再版的想法。而且在本书出版之后的 3 年多时间里，我通过孜孜不倦的努力，又收集积累了许多有价值的图片资料。此外，数字化 X 线机及影像归档和通信系统（picture archiving and communication systems，PACS）在我院的使用，使收集得到的图片比以往更加清晰。基于上述理由，我认为有必要对该书进行修订再版，以满足读者的需要。此次再版主要有两个目的：一是补充完善骨关节创伤的各个类型，适当增加各部位正常 X 线解剖图片，使本书内容更充实更丰富；二是更换部分原来清晰度欠佳的图片，使本书质量更臻完美。相信此次再版后会为您提供更多有益的帮助，让您更加爱不释手。

黄耀华

2007 年 1 月

第3版前言

2003 年本书出版的时候,我便给自己定下一个目标,不断收集病例图片,力争每隔 5 年再版一次,将本书打造成业内有影响的专业著作。朝着这个既定的目标,这些年来我一直躬耕不辍,从未懈怠,因此,到了初版 10 年后的今天,收藏在电脑里满满当当的图片资料,便成了我修订再版十分珍贵的素材。

本次再版继承前两版的编写特点和风格,进一步补充完善创伤类型,增加罕见及少见病例图片,同时添加了特殊骨折章节,使全书扩展至十五章,图片增加到 1 000 多幅,与前两版相比,内容更丰富更具实用性,相信将能更好的满足临床诊断工作的需要。

本书的编写和出版,一直得到敬爱恩师王云钊教授的关心和指导,心中感激难以言表。虽然王老现在已离开了我们,但他严谨的治学精神和崇高的学者风范永远是我们学习的楷模,借此书再版之际,再一次表达我对王老的缅怀和崇敬之情。

黄耀华

2012 年 3 月于羊城

目　录

第一章　肩部创伤

正常肩部正位 X 线片见图 1-1。

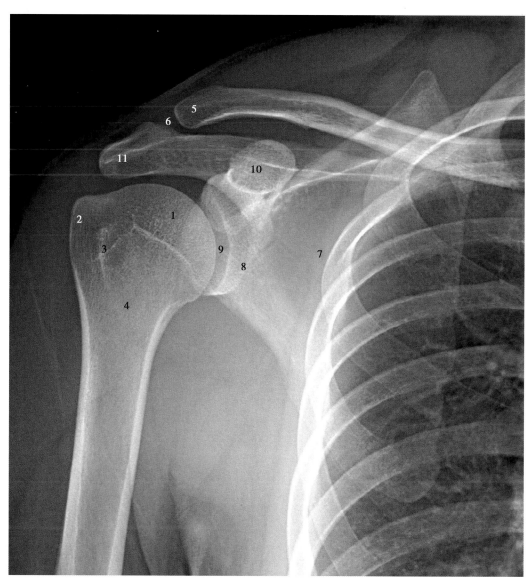

图 1-1　肩部正位 X 线片

1- 肱骨头 ;2- 肱骨大结节 ;3- 肱骨小结节 ;4- 外科颈 ;5- 锁骨肩峰端 ;6- 肩锁关节 ;7- 肩胛体 ;8- 肩胛颈 ;9- 关节盂 ;10- 喙突 ;11- 肩峰。

一、锁骨骨折

【创伤类型】

按骨折的 X 线表现分为移位型骨折、粉碎性骨折和青枝骨折。

【诊断要点】

1. 好发于锁骨中 1/3 或中外 1/3 交界处。

2. 移位型移位大致相同,即近折端向上移位,远折端向下、向内移位,骨折端缩短重叠(图 1-2、图 1-3)。

3. 粉碎性表现与移位型相似,不同的是于骨折端间可见碎裂骨折片,其很容易损伤锁骨下动脉引起出血而致软组织肿胀(图 1-4、图 1-5)。

4. 青枝骨折表现为皮质皱褶及不同程度的成角畸形,成角严重者,可出现肩关节内收畸形(图 1-6)。

5. 肩峰端及胸骨端锁骨骨折少见(图 1-7~ 图 1-10)。锁骨骨折偶与肩胛骨骨折或肋骨骨折同时发生,读片时注意不要漏诊(图 1-11、图 1-12)。

【鉴别诊断】

肩关节向前合拢投照锁骨正位时,锁骨弯曲部呈现重叠,酷似青枝骨折影像,读片时注意不要误诊(图 1-13)。

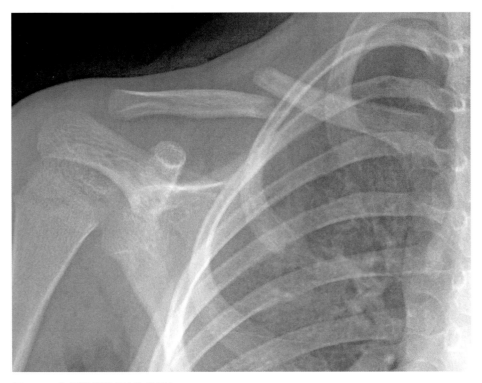

图 1-2　右侧锁骨骨折(移位型)

右侧锁骨中外 1/3 交界处斜形骨折,近折端向上移位,远折端向下、向内移位,骨折端移位重叠并轻度向上成角。

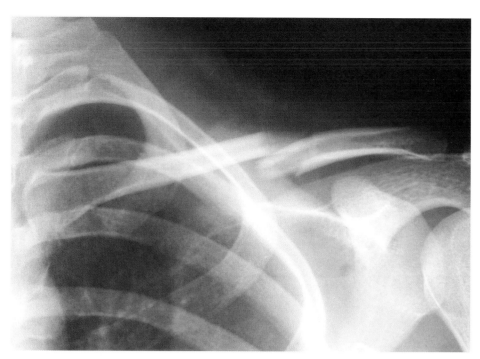

图1-3 左侧锁骨骨折（移位型）

左侧锁骨中外1/3骨折，近折段正常弯曲消失，远折段正常弯曲存在，故骨折端除重叠移位外，尚有旋转移位。

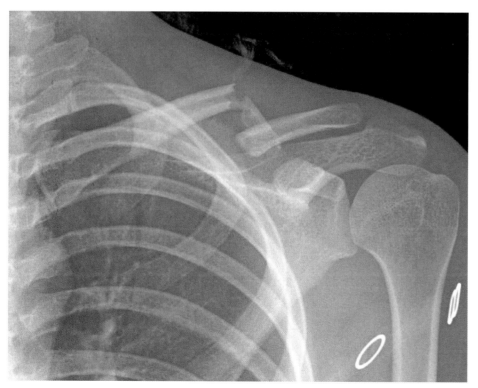

图1-4 左侧锁骨骨折（粉碎性）

左侧锁骨中外1/3骨折，除骨折端上下移位外，两骨折端间尚见一直立骨折片。

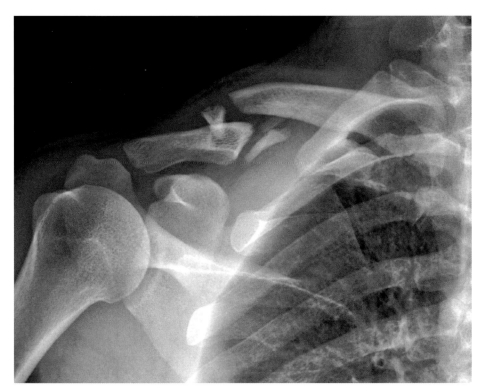

图 1-5　右侧锁骨骨折（粉碎性）

右侧锁骨中外 1/3 骨折，除骨折端上下移位外，两骨折端间可见多枚粉碎性骨折片。

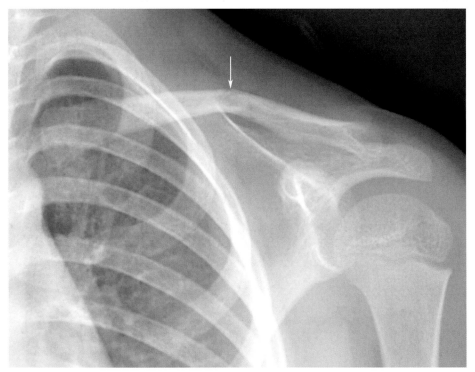

图 1-6　左侧锁骨骨折（青枝骨折）

左侧锁骨中段上缘皮质断裂（白箭），骨折端无移位，仅轻度向上成角。

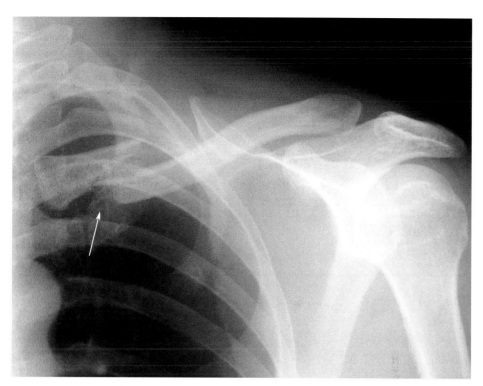

图 1-7　左侧锁骨胸骨端骨折病例 1

左侧锁骨胸骨端斜形骨折（白箭），骨折端移位重叠。此种骨折临床甚少见。

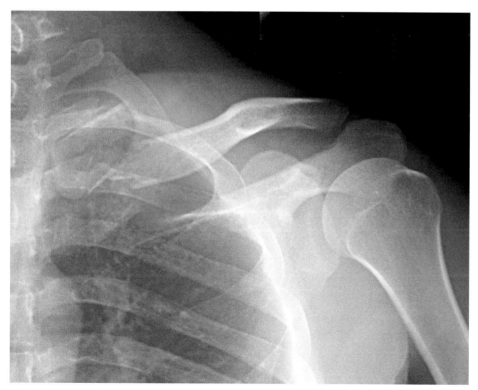

图 1-8　左侧锁骨胸骨端骨折病例 2

左侧锁骨胸骨端短斜形骨折，骨折端移位并向上成角。

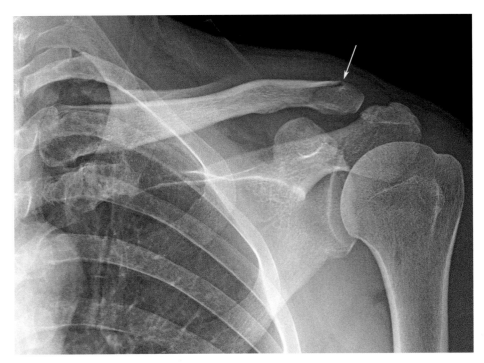

图 1-9   左侧锁骨肩峰端骨折

左侧锁骨肩峰端见骨质中断裂缝(白箭),骨折端无移位,肩锁关节未见脱位。

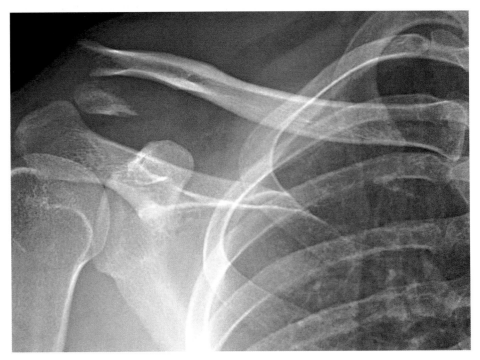

图 1-10   右侧锁骨肩峰端骨折

右侧锁骨肩峰端骨折,近折端明显向上移位,骨折端移位重叠,肩锁关节未见脱位。

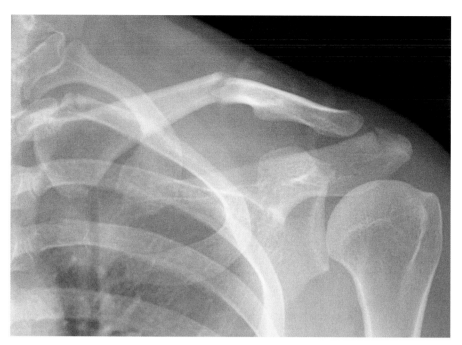

图 1-11　左侧锁骨骨折合并肩胛骨骨折

左侧锁骨中外 1/3 骨折,骨折端向上成角,同时可见左侧肩胛骨肩峰部骨折。

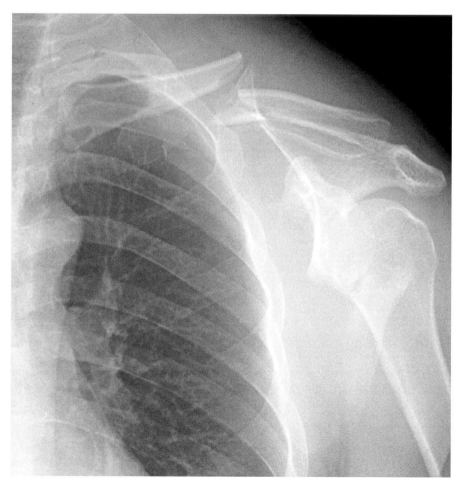

图 1-12　左侧锁骨骨折合并肋骨骨折

左侧锁骨中段粉碎性骨折,同时第 2、3 肋肋骨骨折。

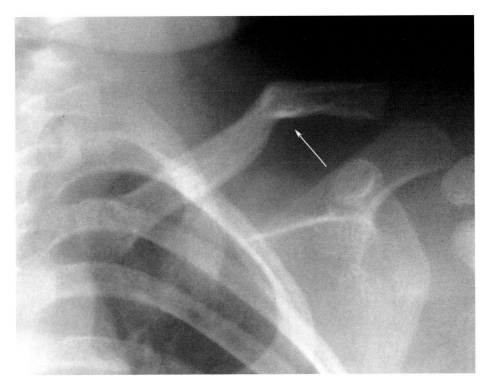

图 1-13　锁骨正常弯曲

当肩部向前合拢时,锁骨弯曲部重叠,酷似青枝骨折影像(白箭),读片时注意不要误诊。

二、肩胛骨骨折

【创伤类型】

按骨折部位可分为肩胛体骨折、肩胛颈骨折、肩胛冈骨折、肩胛骨上缘骨折、肩胛盂骨折、肩峰骨折及喙突骨折等,临床常为混合型骨折。

【诊断要点】

1. **肩胛体骨折**　以粉碎性骨折多见,骨折线可呈斜形、横形或纵形通过体部,有多个粉碎骨块;如为线状骨折,骨折分离不明显,菲薄的硬质骨互相重叠,骨折线呈条状致密白线;如为 T 形或 V 形骨折,常看不到骨折线,但内外缘可表现为阶梯样骨质中断(图 1-14~图 1-17)。

2. **肩胛颈骨折**　常同时伴有肩胛盂骨折,骨折线也可延伸及喙突、肩胛冈和肩胛体;正位 X 线片可见肩胛盂向内移位,肩部侧位 X 线片可见肩胛盂向前方旋转移位(图 1-18)。

3. **肩胛冈骨折**　常与肩胛体骨折同时存在,单独骨折少见,皆由直接暴力引起,表现为裂缝骨折或粉碎性骨折,一般很少发生骨折移位(图 1-19)。

4. **肩胛骨上缘骨折**　单独骨折较少见,骨折线多为横形或斜形,骨折片移位常不明显(图 1-20)。

5. **肩胛盂骨折**　多为肱骨头向前方脱位撞击所致,正位 X 线片中因骨折片与肩胛盂重叠,不易发现,侧位 X 线片可显示盂前游离骨折片(图 1-21、图 1-22)。

6. **肩峰骨折**　有两种表现,一种是由于肩锁关节韧带的牵拉,造成肩峰端撕脱骨折,骨折片与锁骨一起向上移位;另一种是由于三角肌的牵拉,肩峰端撕脱骨折并向外下方移位(图 1-23~图 1-25)。

7. **喙突骨折**　表现为喙突上小块撕脱骨折或基底部骨折,骨折无移位或向上移位(图 1-26、图 1-27)。

8. 肩胛骨骨折的同时常合并肋骨骨折或锁骨骨折,严重的可发生血气胸(图 1-28)。

【鉴别诊断】

1. **肩胛骨滋养血管沟**　肩胛骨滋养血管沟位于肩胛颈,呈放射状走行,边缘较光滑,线状骨折需与之相鉴别(图 1-29)。

2. **肩峰骨骺**　位于肩峰外侧,其边缘光滑,左右对称,肩峰撕脱骨折需与之鉴别(图 1-30、图 1-31)。

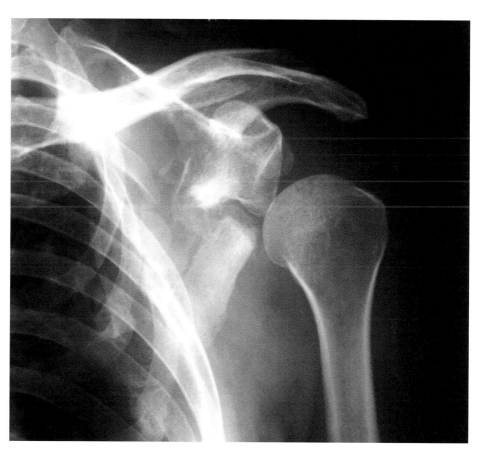

图 1-14　左侧肩胛体粉碎性骨折

左侧肩胛体可见纵横交错的骨折线,并见分离的条状致密骨折片,同时合并肋骨多发骨折及肩关节半脱位。

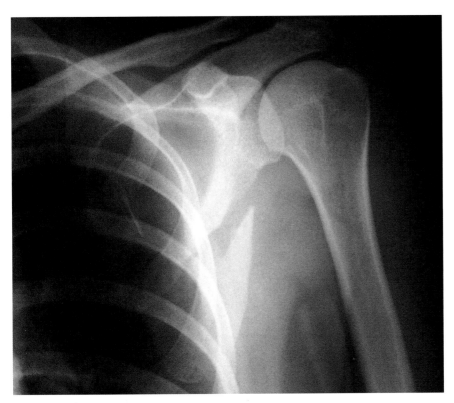

图 1-15   左侧肩胛体骨折病例 1

左侧肩胛体中下部骨折,骨折线斜形,骨折端上下分离移位。

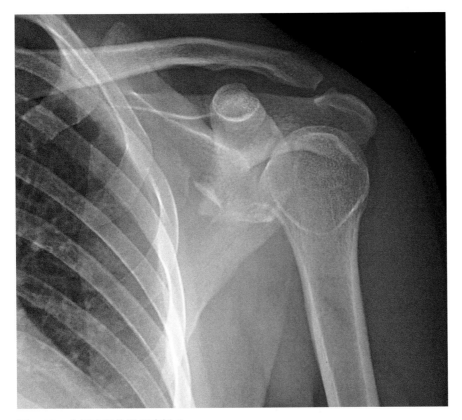

图 1-16   左侧肩胛体骨折病例 2

左侧肩胛体骨折,骨折线从肩胛盂下缘开始向内上方斜形贯穿肩胛骨体部,远折端向外上方移位与近折端重叠,骨折端附近可见条片状分离的骨折片。

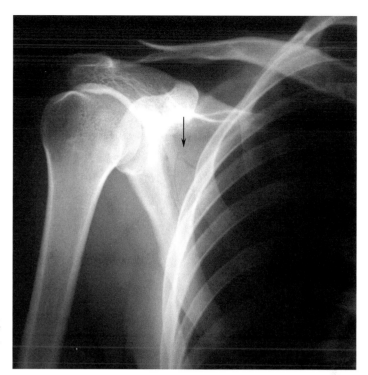

图 1-17 右侧肩胛体裂纹骨折

右侧肩胛体显示多条骨折线(黑箭),呈裂纹状,边缘锐利。读片时需与正常滋养血管沟相鉴别。

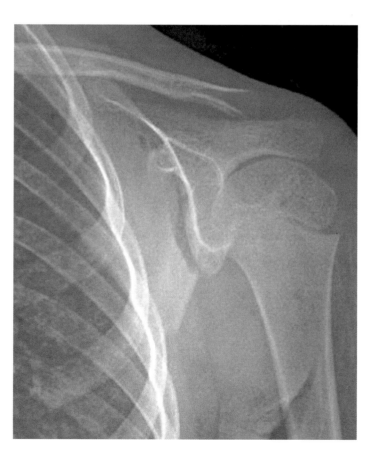

图 1-18 左侧肩胛颈骨折

左侧肩胛颈骨折,骨折端略分离。

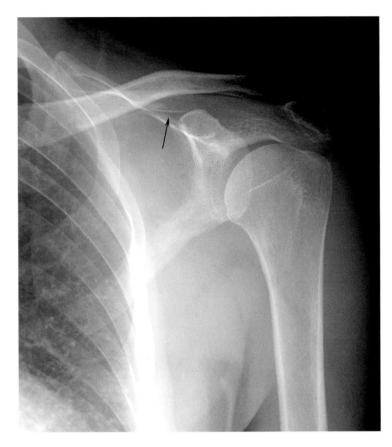

图 1-19　左侧肩胛冈骨折

左侧肩胛冈骨折(黑箭),可见条状分离骨折片。

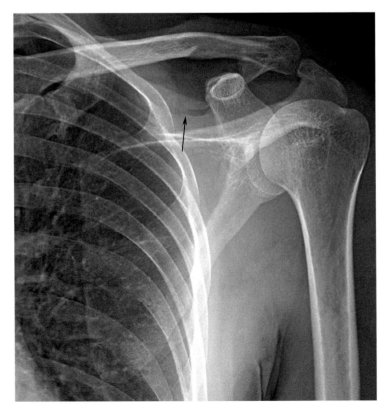

图 1-20　左侧肩胛骨上缘骨折

左侧肩胛骨上缘骨折(黑箭),骨折片轻度向上分离移位。

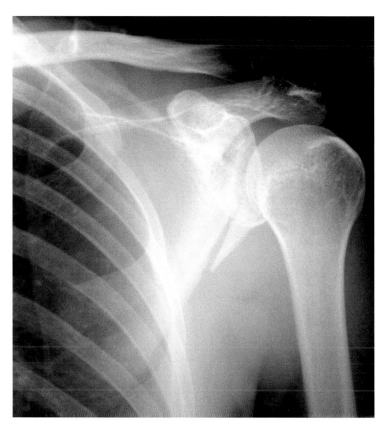

图 1-21　左侧肩胛盂骨折

左侧肩胛盂骨折,骨折线自肩胛盂斜行至外侧缘,骨折端轻度分离。

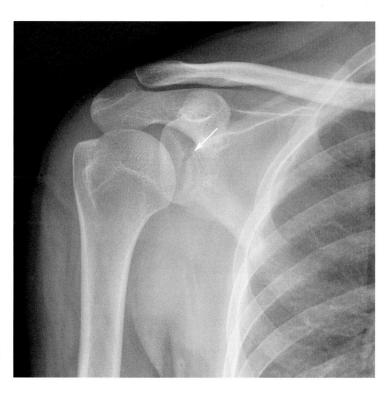

图 1-22　右侧肩胛盂骨折

右侧肩胛盂骨折(白箭),骨折端仅轻度分离,肩关节未见脱位。

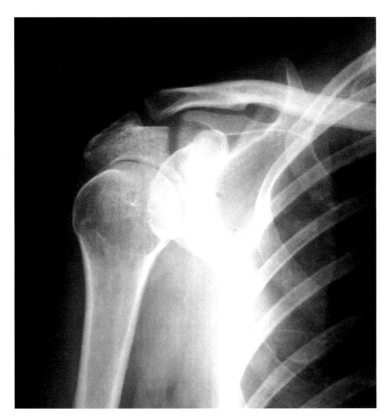

图 1-23　右侧肩胛骨肩峰骨折病例 1
右侧肩胛骨肩峰部纵形骨折,分离的肩峰向外下方移位。

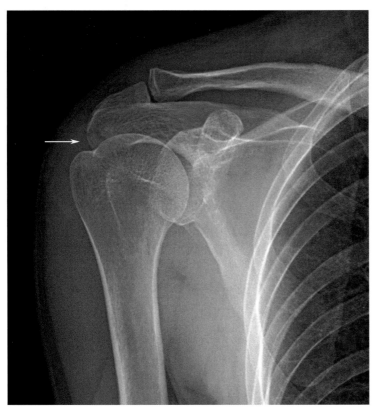

图 1-24　右侧肩胛骨肩峰骨折病例 2
右侧肩胛骨肩峰下缘骨折(白箭),无分离移位。

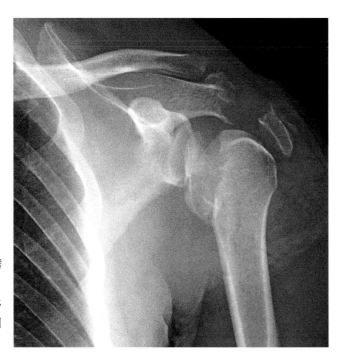

图 1-25　左侧肩胛骨肩峰骨折并肱骨头纵形劈裂骨折

左侧肩胛骨肩峰外侧骨折,骨折块向外下方移位,同时肱骨头内侧纵形粉碎性骨折并向内侧分离移位。

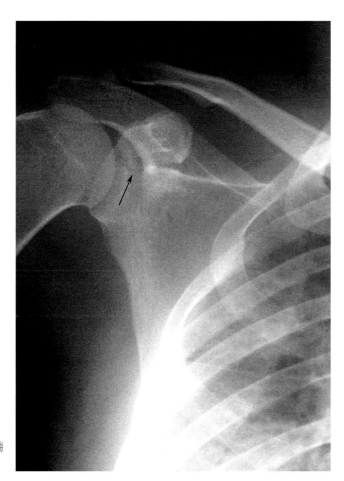

图 1-26　右侧肩胛骨喙突骨折

右侧肩胛骨喙突基底部骨折(黑箭),骨折端无移位。

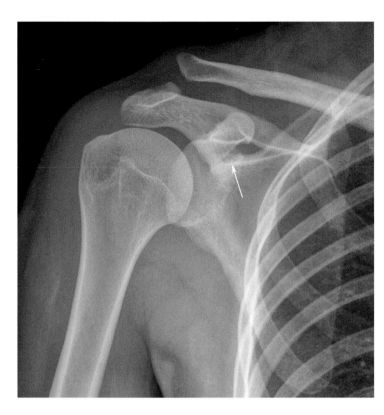

图 1-27   右侧肩胛骨喙突骨折并肩锁关节脱位

右侧肩胛骨喙突骨折(白箭),骨折端分离移位,同时肩锁关节位置关系失常,锁骨肩峰端向上移位。

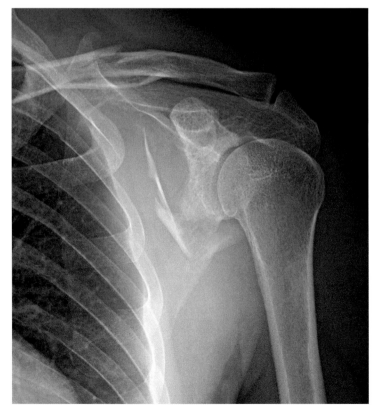

图 1-28   左侧肩胛骨骨折合并锁骨骨折

左侧肩胛体骨折,有致密骨折片分离,同时锁骨中段亦见骨折。肩胛骨骨折有时伴发邻近骨骼损伤,读片时注意不要漏诊。

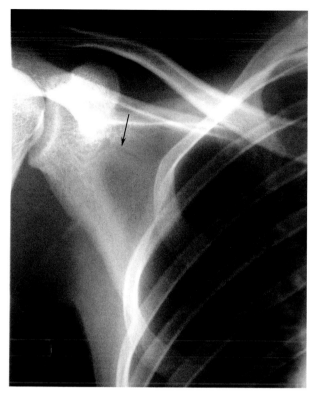

图 1-29 肩胛骨滋养血管沟

肩胛骨滋养血管沟（黑箭）位于肩胛颈，通常呈放射状透亮影，边缘较光滑，勿误诊为线状骨折。

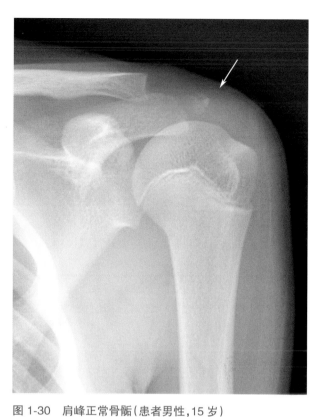

图 1-30 肩峰正常骨骺（患者男性，15 岁）

肩峰骨骺（白箭）大约于 11~13 岁出现，对于肩部外伤患者，勿误诊为肩峰撕脱骨折。诊断有困难时，可拍摄另一侧 X 线片进行对照。

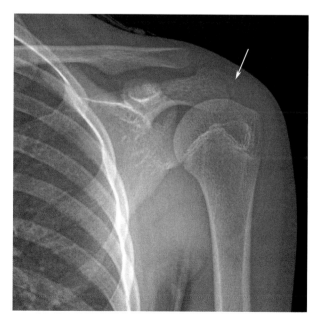

图 1-31 肩峰正常骨骺

肩峰正常骨骺形态（白箭），酷似肩峰撕脱骨折，诊断时注意不要误诊。

三、肱骨外科颈骨折

【创伤类型】

根据创伤机制和X线表现可分为无移位型骨折、外展型骨折、内收型骨折和伸展型骨折。

【诊断要点】

1. **无移位型骨折**　成人表现为裂纹骨折；儿童为青枝骨折，表现为骨皮质局部凹陷成角或皱褶（图1-32）。

2. **外展型骨折**　正位X线片显示内侧皮质分离，外侧皮质重叠或嵌插，骨折端向内成角，穿胸位X线片显示骨折端无向前或向后移位及成角（图1-33、图1-34）。

3. **内收型骨折**　正位X线片显示外侧皮质分离，内侧皮质重叠或嵌插，骨折端向外成角，穿胸位X线片显示骨折端无向前或向后移位及成角（图1-35、图1-36）。

4. **伸展型骨折**　正位X线片显示骨折端无侧方移位，穿胸位X线片则显示骨折远端向前移位，肱骨头后倾，骨折端向前成角（图1-37、图1-38）。

5. 常合并大结节骨折或肩关节脱位（图1-39、图1-40）。

【鉴别诊断】

儿童期肱骨近端骨骺板于外旋位呈人字形，极易诊为肱骨外科颈骨折，诊断时应注意此骨骺板特点（图1-41）。

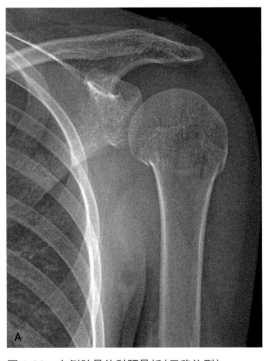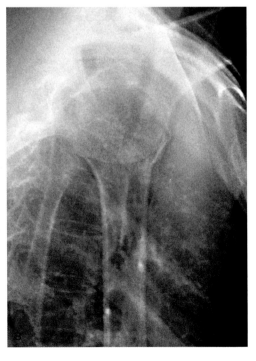

图1-32　左侧肱骨外科颈骨折（无移位型）

A. 正位X线片；B. 穿胸位X线片。左侧肱骨外科颈骨折，骨折端嵌入无移位，关节未见脱位。

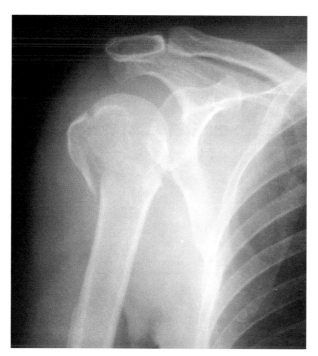

图 1-33 右侧肱骨外科颈骨折（外展型）

右侧肱骨外科颈骨折，骨折端外侧嵌插，内侧分离，骨折端向内成角，外侧尚可见折裂的蝶形骨折片。

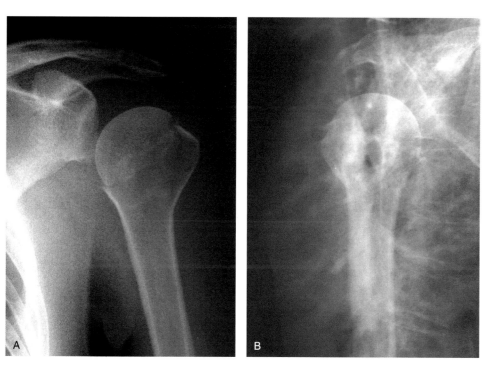

图 1-34 左侧肱骨外科颈骨折（外展型）

A. 正位 X 线片；B. 穿胸位 X 线片。左侧肱骨外科颈骨折，骨折端轻度向内成角，同时大结节折裂。

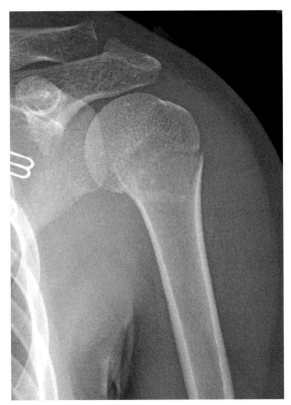

图 1-35　左侧肱骨外科颈骨折(内收型)

左侧肱骨外科颈骨折,骨折端移位重叠并向外成角,远折端内收。

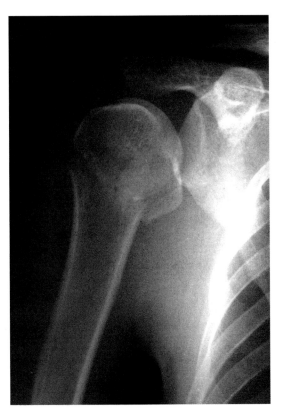

图 1-36　右侧肱骨外科颈骨折(内收型)

右侧肱骨外科颈骨折,内侧骨折端嵌插,而外侧骨折端分离。注意骨折端内侧可见蝶形骨折片,对判断此型骨折有帮助。

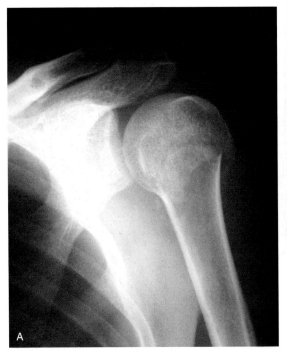

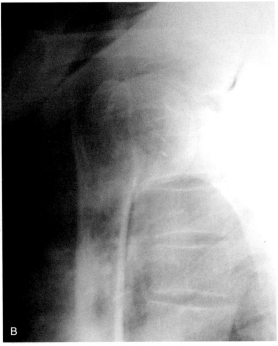

图 1-37　左侧肱骨外科颈骨折(伸展型)

A. 正位 X 线片;B.穿胸位 X 线片。左侧肱骨外科颈骨折,正位 X 线片(A)显示骨折端无明显移位及成角;穿胸位 X 线片(B)显示远折端向前移位,骨折端向前成角。

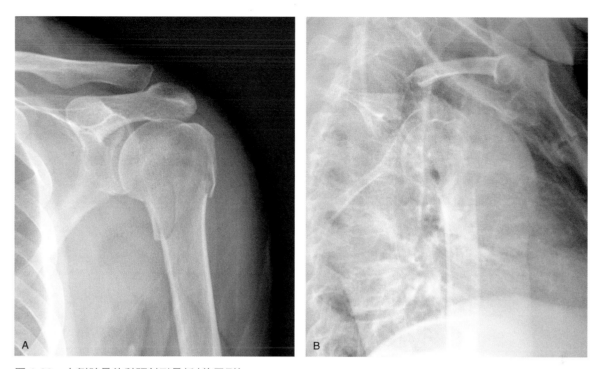

图 1-38 左侧肱骨外科颈斜形骨折(伸展型)

A. 正位 X 线片显示骨折端无明显移位及成角;B. 穿胸位 X 线片显示远折端轻度向前移位,骨折端向前成角。

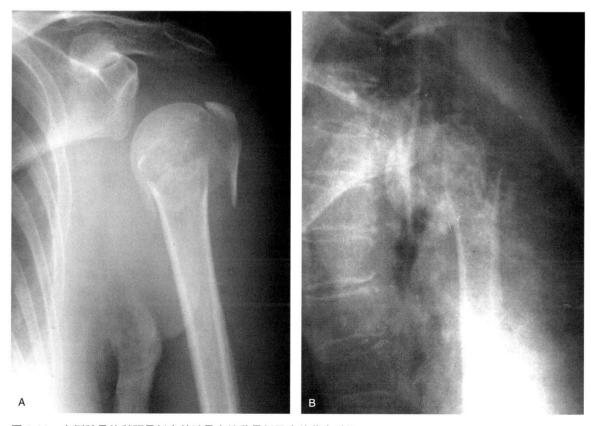

图 1-39 左侧肱骨外科颈骨折合并肱骨大结节骨折及肩关节半脱位

A. 正位 X 线片显示外科颈骨折处无明显移位及成角;B. 穿胸位 X 线片则可见远折端前移,骨折端向前成角。

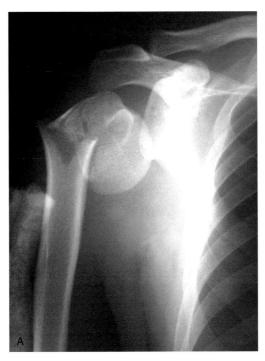 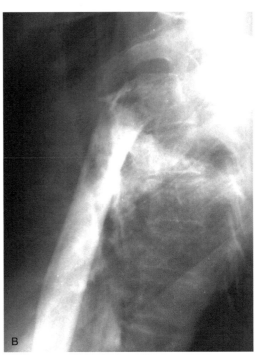

图 1-40　右侧肱骨外科颈骨折合并肩关节脱位

A. 正位 X 线片；B. 穿胸位 X 线片。右侧肱骨外科颈骨折，肱骨头明显旋转后内倾且与关节盂关系失常，远折端向前、向外移位并与近折端重叠，对位严重不良，骨折端向前外成角，大结节同时骨折。

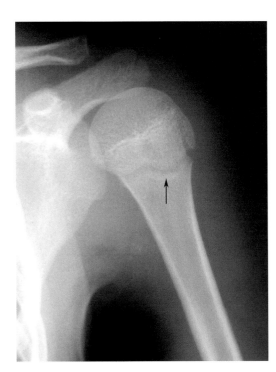

图 1-41　肱骨近端正常骺板

当肱骨头外旋位时，肱骨近端骺板（黑箭）酷似骨质中断，临床常误诊为骨折，读片时请注意此骺板形态特点。

四、肱骨解剖颈骨折

【创伤类型】

根据骨折移位程度分为轻度移位骨折和重度移位骨折。

【诊断要点】

1. 较罕见，大多为老年患者。

2. 骨折的肱骨头有明显的移位，也可合并无移位的肱骨大、小结节线状骨折，移位的肱骨头常产生骨折不愈合或缺血性坏死。

3. 轻度移位骨折，骨折移位 ≤1cm，骨折端成角 ≤45°；重度移位骨折，骨折移位>1cm，骨折端成角>45°。

肱骨解剖颈骨折的 X 线表现见图 1-42、图 1-43。

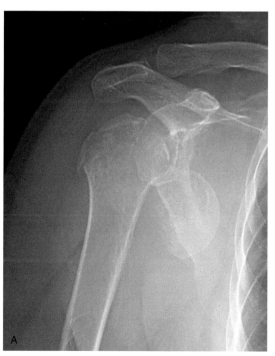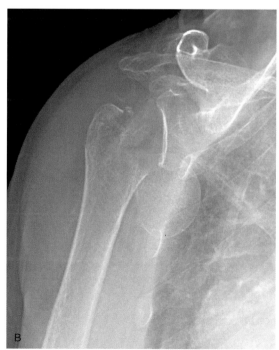

图 1-42　右侧肱骨解剖颈骨折

A. 正位 X 线片；B. 穿胸位 X 线片。右侧肱骨解剖颈骨折，肱骨头向内下方显著移位并与肩胛盂失去正常对应关系。

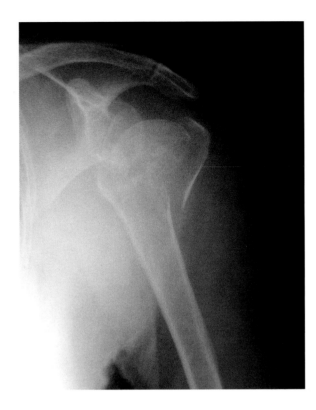

图 1-43　左侧肱骨解剖颈骨折

左侧肱骨解剖颈骨折,远折端向内移位,
同时肱骨大结节骨折并移位。

五、肱骨大结节骨折

【创伤类型】

根据 X 线表现分为单纯肱骨大结节骨折、合并肱骨外科颈骨折的肱骨大结节骨折和合并肩关节脱位
的肱骨大结节骨折。

【诊断要点】

1. **单纯肱骨大结节骨折**　为直接暴力造成的无移位的粉碎性骨折,或是冈上肌收缩造成的撕脱骨
折,此两种骨折折线都为横形,骨折片向上移位,明显的可达肩峰下(图 1-44~图 1-46)。

2. **合并肱骨外科颈骨折的肱骨大结节骨折**　骨折线多表现为大结节顶部纵形劈裂,骨折片也可因冈
上肌收缩而向上移位(图 1-47)。

3. **合并肩关节脱位的肱骨大结节骨折**　可由肩袖撕脱或肩盂撞击引起,前者引起的骨折片一般较
小,因冈上肌收缩可向上移位,后者引起的骨折块较大,一般仍有关节囊、韧带或骨膜与其相连,当脱位的
肱骨头被复位后,大结节也可得到良好的复位(图 1-48)。

【鉴别诊断】

冈上肌肌腱钙化:当冈上肌发生钙化性肌腱炎时,常在肱骨大结节上方出现小块钙化影,勿误诊
为大结节陈旧性撕脱骨折,注意后者常有外伤史,骨折端边缘锐利,肱骨大结节相应区域常有骨质缺损
(图 1-49)。

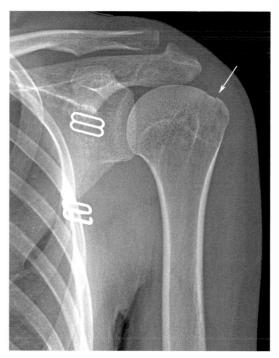

图 1-44　左侧单纯肱骨大结节骨折

左侧肱骨大结节可见骨质中断裂纹（白箭），骨折端无移位。

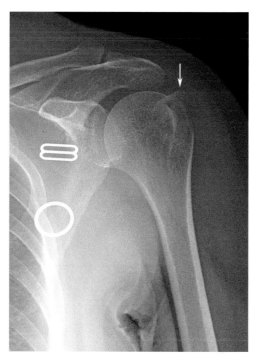

图 1-45　左侧单纯肱骨大结节撕脱骨折

左侧肱骨大结节可见撕脱骨折（白箭），骨折片向上分离移位。

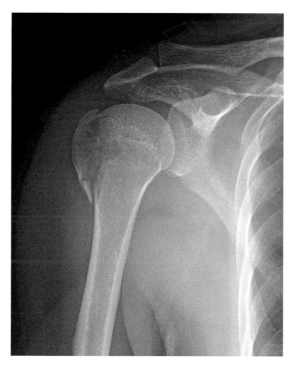

图 1-46　右侧单纯肱骨大结节骨折

右侧肱骨大结节可见纵形劈裂骨折，骨折端轻度分离移位。

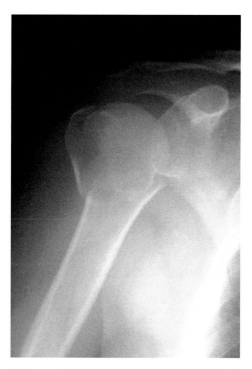

图 1-47　合并肱骨外科颈骨折的肱骨大结节骨折

右侧肱骨外科颈骨折，同时可见肱骨大结节骨折。

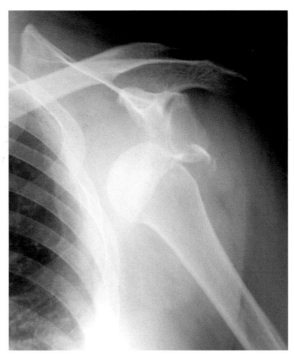

图 1-48　合并肩关节脱位的肱骨大结节骨折

左侧肩关节前脱位,同时肱骨大结节撕脱骨折。

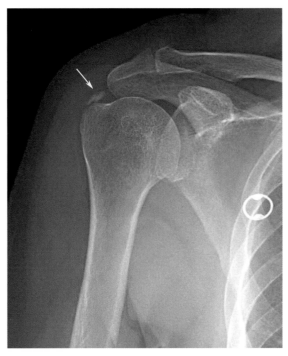

图 1-49　右侧肩关节冈上肌肌腱钙化

右侧肱骨大结节上方可见一钙化影(白箭),为冈上肌肌腱钙化,注意勿误诊为大结节陈旧性撕脱骨折。

六、肩关节半脱位

【诊断要点】

1. 多为外伤后肩关节囊松弛所造成的肱骨头不完全脱位。

2. 肱骨头向下移位,一半在肩胛盂下方,一半对向肩胛盂,呈部分性脱位(图 1-50)。

3. 肱骨头和肩胛盂的关节间隙失去正常相互平行的弧度,而变为间隙上部增宽、下部相对变窄(图 1-51)。

4. 单纯肱骨头向下半脱位,且不与肩胛盂相重叠;如肱骨头向前半脱位,则与肩胛盂部分重叠。

5. 部分肩关节半脱位可合并有大结节骨折(图 1-52)。

【鉴别诊断】

肩关节正常内旋位:当肩关节处于内旋位时,肱骨头与肩峰距离增大,肩关节似呈半脱位状,诊断时应注意此位置特点(图 1-53)。

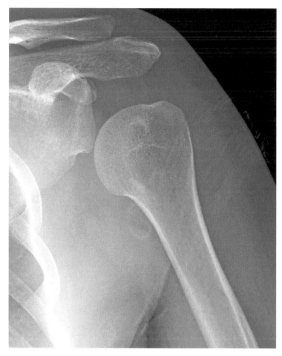

图 1-50　左侧肩关节半脱位

左侧肱骨头向下移位,一半在肩胛盂下方,一半对向肩胛盂,呈部分性脱位。

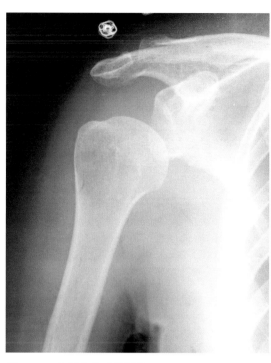

图 1-51　右侧肩关节半脱位

右侧肱骨头向下移位,与肩峰距离增大,同时肱骨头和肩胛盂的关节间隙失去正常相互平行弧度,变为间隙上部增宽、下部相对变窄。

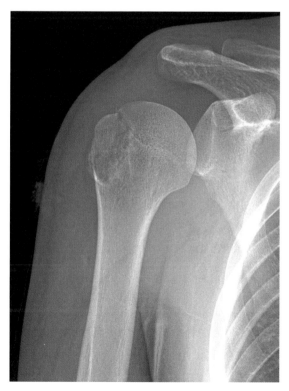

图 1-52　右侧肩关节半脱位合并肱骨大结节骨折

此例除肩关节半脱位外,尚合并有肱骨大结节骨折。

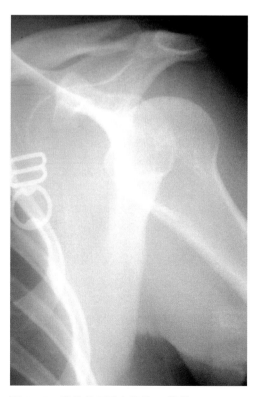

图 1-53　肩关节正常内旋位 X 线片

当外伤采用此位置投照时,肱骨头与肩峰距离增大,临床很易将此表现误诊为脱位,诊断时应注意此位置特点。

七、肩关节前脱位

【创伤类型】

根据脱位后肱骨头的位置分为喙突下型脱位、锁骨下型脱位、盂下型脱位和胸腔内脱位。

【诊断要点】

1. **喙突下型**   正位 X 线片显示肱骨头脱出肩胛盂,位于喙突下方,并与肩胛盂及肩胛颈重叠。肱骨头呈外旋位,肱骨大结节向外,肱骨干外展。穿胸位 X 线片显示肱骨头在肩胛盂前方。有时合并肱骨头后缘凹陷骨折(图 1-54~ 图 1-57)。

2. **锁骨下型**   致伤外力较大,肱骨头脱出肩胛盂后明显内移到锁骨下方,多合并肱骨大结节撕脱骨折(图 1-58)。

3. **盂下型**   肱骨头脱出后明显下移到肩胛盂下方,多合并肱骨大结节撕脱骨折(图 1-59、图 1-60)。

4. **胸腔内脱位**   甚少见,脱出的肱骨头经过肋间隙进入胸腔,多合并肋骨骨折及血气胸。

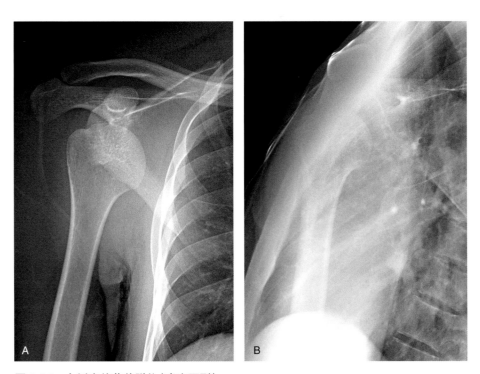

图 1-54   右侧肩关节前脱位(喙突下型)

A. 正位 X 线片显示右侧肱骨头向内下移位至喙突下,并与肩胛颈重叠,呈外旋外展位;

B. 穿胸位 X 线片显示肱骨头位于肩胛盂前下方。

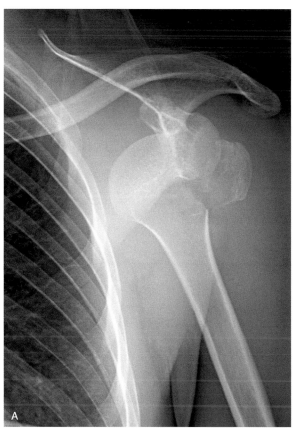
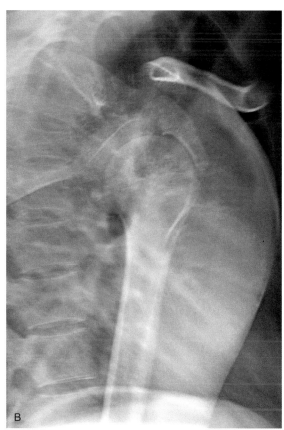

图 1-55 左侧肩关节前脱位（喙突下型）合并肱骨大结节撕脱骨折

A. 正位 X 线片；B. 穿胸位 X 线片。

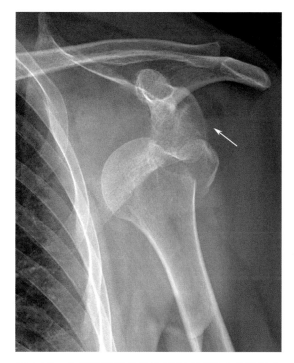
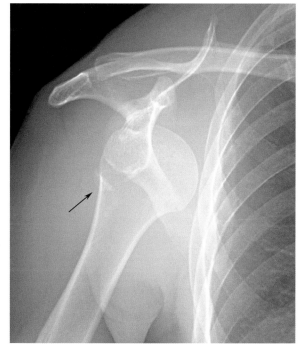

图 1-56 左侧肩关节前脱位（喙突下型）合并肱骨大结节撕脱骨折

此例左侧肩关节前脱位除合并肱骨大结节撕脱骨折外，关节内尚可见脂液平面（白箭）。

图 1-57 右侧肩关节前脱位（喙突下型）合并肩胛盂缘撕裂（黑箭）

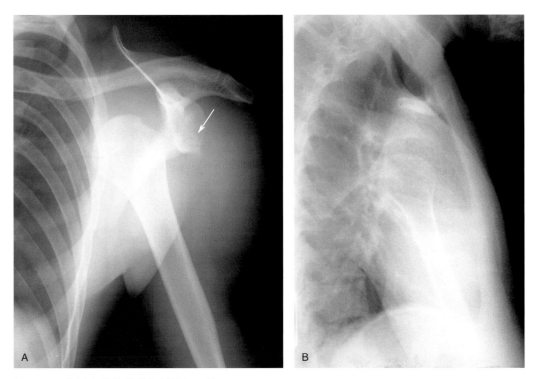

图 1-58　左侧肩关节前脱位（锁骨下型）

A. 正位 X 线片；B. 穿胸位 X 线片。左侧肱骨头向前脱出肩胛盂并向内移位至锁骨下方，肩胛盂处可见肱骨大结节撕脱的骨折片（白箭）。

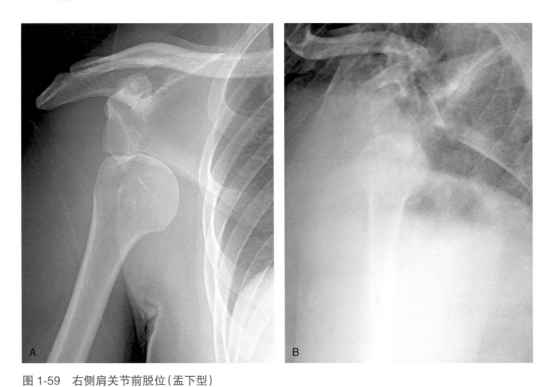

图 1-59　右侧肩关节前脱位（盂下型）

A. 正位 X 线片；B. 穿胸位 X 线片。右侧肱骨头脱出肩胛盂并移至肩胛盂下方，肩胛盂空虚，肩关节未见骨折表现。

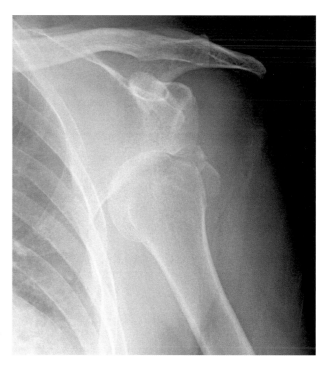

图 1-60 左侧肩关节前脱位（盂下型）

左侧肱骨头脱出肩胛盂并移至肩胛盂下方，同时合并肱骨大结节撕脱骨折。

八、肩关节后脱位

【创伤类型】

根据脱位后肱骨头位置分为肩峰下脱位和肩胛冈下脱位。

【诊断要点】

1. 正位 X 线片显示肱骨轻度外展，肱骨头呈功能位或内旋位，肱骨大小结节重叠。

2. 通常肱骨头向后脱位并不下移，正位 X 线片观察关节对位似乎尚好，关节间隙存在，此时极易漏诊（图 1-61）。

3. 肩关节穿胸位 X 线片或腋位 X 线片显示肱骨头向后方脱出，位于肩峰下或肩胛冈下（图 1-62）。

4. 可合并盂唇软骨损伤或肩胛盂后缘骨折。

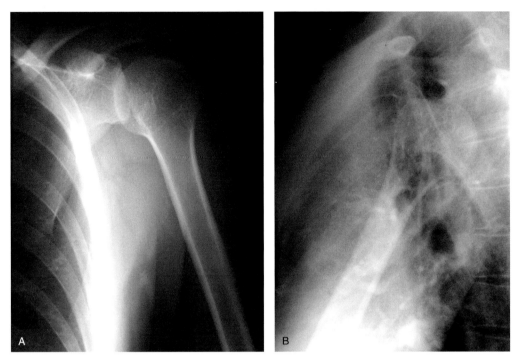

图 1-61　左侧肩关节后脱位病例 1

A. 正位 X 线片显示左侧肱骨轻度外展,肱骨头呈功能位但未下移,似乎位置正常;B. 但穿胸位 X 线片显示肱骨头脱出肩胛盂向后移位。此型骨折甚少见,读片易漏诊。

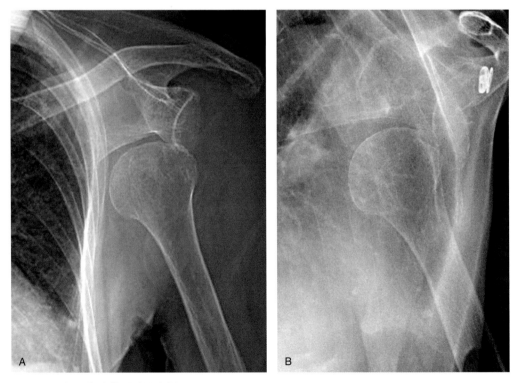

图 1-62　左侧肩关节后脱位病例 2

A. 正位 X 线片显示左侧肱骨外展,肱骨头明显下移,关节盂空虚;B. 穿胸位 X 线片显示肱骨头脱出关节盂向后移位。

九、复发性肩关节脱位

【诊断要点】

1. 肩关节有屡次脱位病史,轻微外力作用可发生脱位,脱位时一般可无疼痛,患者常可自行复位。
2. 复发性肩关节脱位多呈前脱位表现,自行复位后肩关节间隙可呈不匀称增宽。
3. 肱骨头有不同程度的长柄斧状变形,肱骨头外上方后缘变平,呈希尔 - 萨克斯损伤表现。
4. 关节盂前下缘常变平并可见撕裂骨折片呈骨性班卡特损伤表现。
5. 大多数有关节软组织和邻近肌肉的骨化和钙化。
6. 由于长期反复关节脱位,大多合并有肩关节创伤性关节炎。

复发性肩关节脱位的 X 线表现见图 1-63、图 1-64。

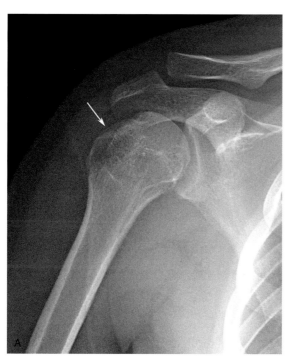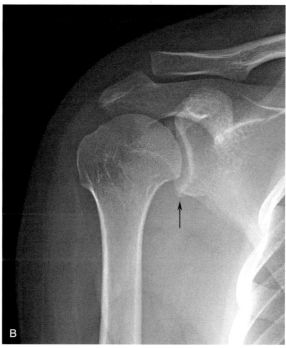

图 1-63　复发性右侧肩关节脱位继发希尔 - 萨克斯损伤及班卡特损伤

患者男性,20 岁。患者既往有多次复发性肩关节前脱位病史。A. 右侧肱骨头外后缘压缩变扁平(白箭);B. 关节盂下缘轻度撕脱骨折(黑箭)。

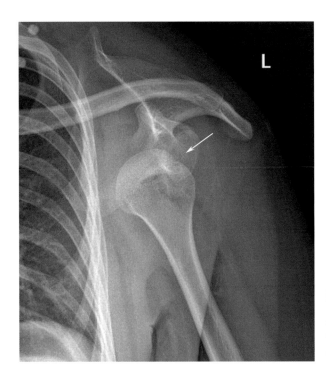

图 1-64　复发性左侧肩关节脱位继发希尔 - 萨克斯损伤

患者既往有左侧肩关节多次脱位病史。X 线片可见左侧肩关节呈喙突下前脱位,肱骨头后外侧压缩扁平(白箭),呈希尔 - 萨克斯损伤表现。

十、肩锁关节脱位

【创伤类型】

按脱位程度分为肩锁关节全脱位和肩锁关节半脱位。

【诊断要点】

1. **肩锁关节半脱位**　因肩锁韧带断裂而喙锁韧带完好,故锁骨肩峰端向上移位不明显,仅见关节稍分离,诊断困难而患者有典型外伤史时,可让患者双手各提 3kg 重物,拍摄双侧肩锁关节正位 X 线片进行对比,可发现患侧锁骨肩峰端较健侧突起(图 1-65、图 1-66)。

2. **肩锁关节全脱位**　锁骨肩峰端明显向上移位,肩峰下移,与肩峰发生完全分离;锁骨肩峰端可见增宽变形,局部软组织增厚(图 1-67)。

3. 有时可合并锁骨肩峰端骨折及肩胛骨喙突或肩峰部撕脱骨折(图 1-68~ 图 1-71)。

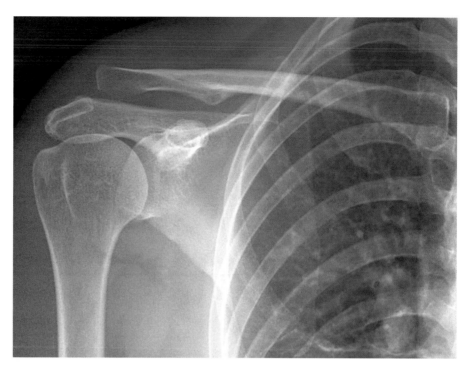

图 1-65 右侧肩锁关节半脱位

右侧锁骨肩峰端轻度上移,肩锁间隙稍增宽,局部软组织略膨隆。

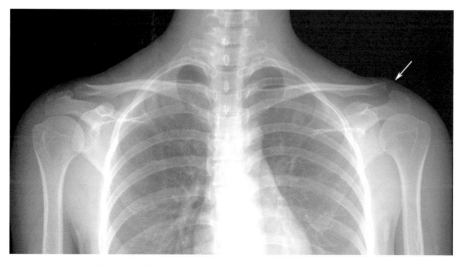

图 1-66 左侧肩锁关节半脱位

当肩锁关节疑有脱位而诊断困难时,可让患者双手持重物拍摄双侧 X 线片进行对比。此例两侧肩锁关节同时拍摄 X 线片进行对比,显示左侧肩锁间隙较右侧增宽,因此可诊断为左侧肩锁关节半脱位(白箭)。

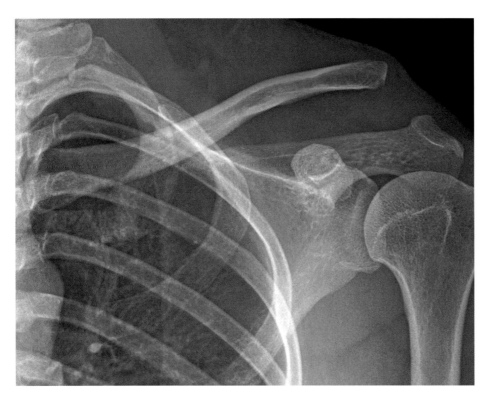

图 1-67　左侧肩锁关节全脱位

左侧锁骨肩峰端显著上移,肩锁间隙及喙锁距离均增宽。

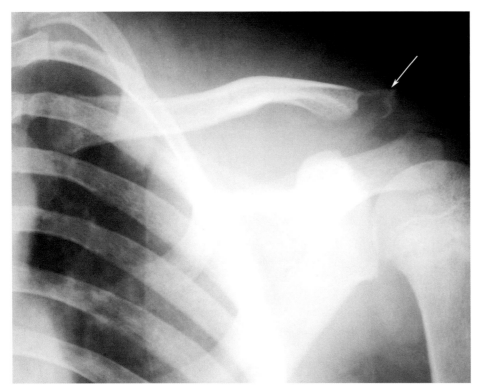

图 1-68　左侧肩锁关节全脱位合并左侧锁骨肩峰端骨折

左侧肩锁关节全脱位,同时并发左侧锁骨肩峰端骨折(白箭)。

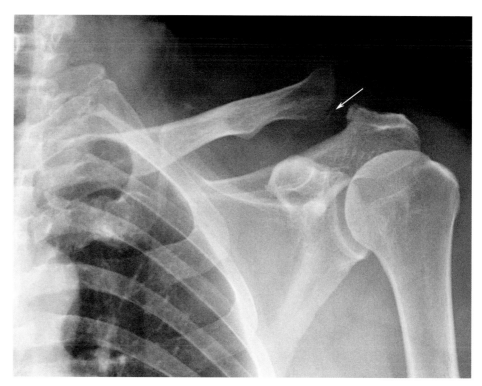

图 1-69　左侧肩锁关节半脱位合并左侧锁骨肩峰端撕脱骨折

左侧锁骨肩峰端轻度上移,肩锁间隙稍增宽,同时左侧锁骨肩峰端可见撕脱骨折(白箭)。

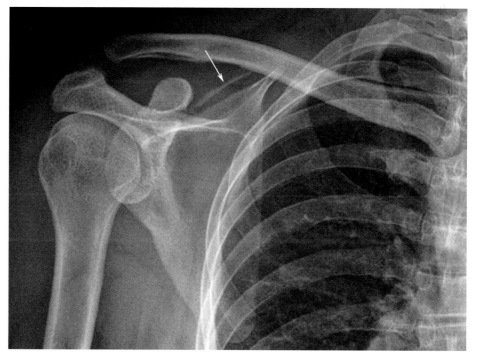

图 1-70　右侧肩锁关节半脱位合并右侧肩胛骨上缘撕脱骨折

右侧锁骨肩峰端轻度上移,肩锁间隙增宽,同时右侧肩胛骨上缘可见撕脱骨折(白箭)。

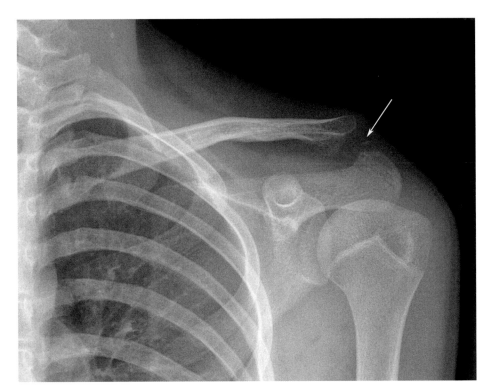

图 1-71   左侧肩锁关节半脱位合并肩胛骨肩峰部撕脱骨折

左侧锁骨肩峰端轻度上移,肩锁间隙增宽,同时左侧肩胛骨肩峰端可见撕脱骨折(白箭)。

十一、肱骨干骨折

【创伤类型】

按骨折部位分为肱骨干上 1/3 骨折、肱骨干中 1/3 骨折及肱骨干下 1/3 骨折。

【诊断要点】

1. 骨折多发生于肱骨干中 1/3 及下 1/3,依暴力不同骨折可为横形、斜形、螺旋形或粉碎性。依骨折线是否贯穿骨的横径分为完全骨折、不完全骨折和青枝骨折。

2. **肱骨干上 1/3 骨折**   近折端受胸大肌、背阔肌牵拉向前内方移位,远折端受三角肌牵拉向外上方移位。

3. **肱骨干中 1/3 骨折**   近折端受三角肌、喙肱肌牵拉向外前方移位,远折端受肱二头肌、肱三头肌牵拉向上移位,致断端重叠缩短。

4. **肱骨干下 1/3 骨折**   移位常因暴力方向、前臂及肘关节的位置而异,多数有成角。

肱骨干骨折的 X 线表现见图 1-72~ 图 1-78。

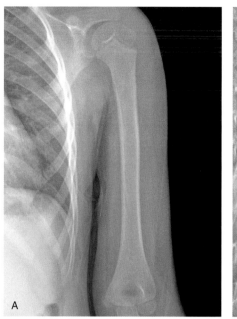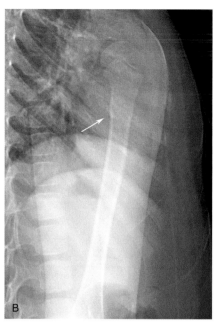

图 1-72　左侧肱骨干上 1/3 青枝骨折

A. 正位 X 线片；B. 穿胸位 X 线片。左侧肱骨干上 1/3 局部皮质皱褶（白箭），骨折端无明显成角。

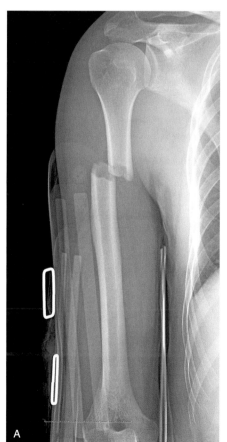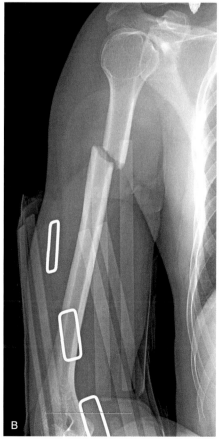

图 1-73　右侧肱骨干上 1/3 骨折

A. 正位 X 线片；B. 斜位 X 线片。右侧肱骨干上 1/3 骨折，近折端受胸大肌、背阔肌牵拉向内方移位，远折端受三角肌牵拉向外上方移位。

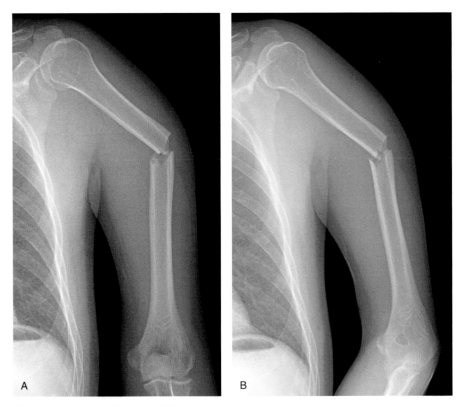

图 1-74 左侧肱骨干中 1/3 骨折

A. 正位 X 线片;B. 斜位 X 线片。左侧肱骨干中 1/3 骨折,远折端向内移位,近折端向后外成角。

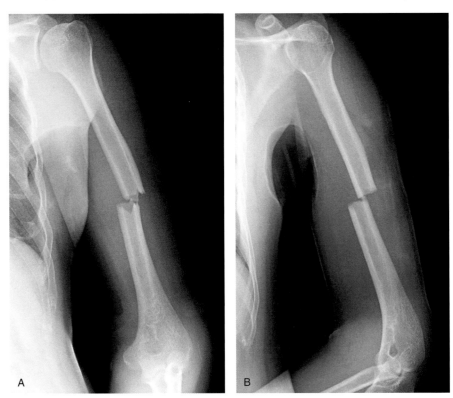

图 1-75 左侧肱骨干中 1/3 骨折

A. 正位 X 线片;B. 斜位 X 线片。左侧肱骨干中 1/3 横形骨折,远折端向前内侧移位,近折端轻度向外成角。

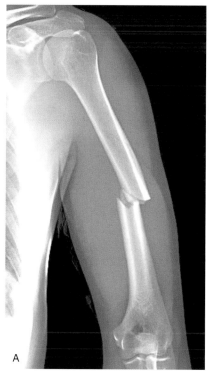
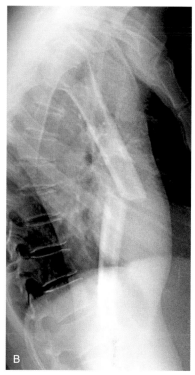

图 1-76 左侧肱骨干中 1/3 骨折

A. 正位 X 线片；B. 穿胸位 X 线片。左侧肱骨干中 1/3 骨折,远折端向后内上方移位与近端重叠,近折端向前外成角。

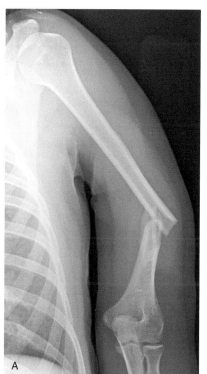
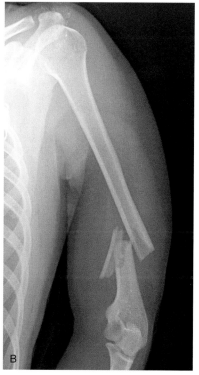

图 1-77 左侧肱骨干下 1/3 粉碎性骨折

A. 正位 X 线片；B. 斜位 X 线片。左侧肱骨干下 1/3 粉碎性骨折,骨折端移位重叠并向后外侧成角,骨折端间前内侧可见粉碎性骨折片。

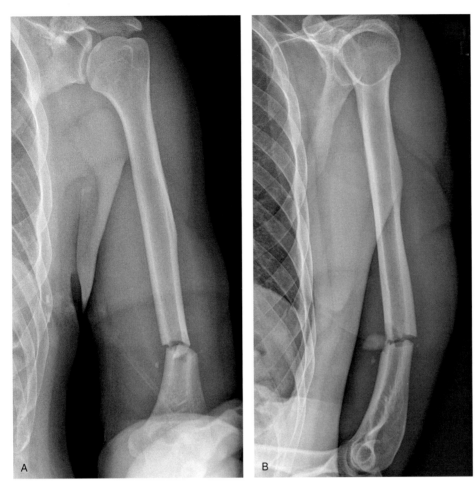

图 1-78　左侧肱骨干下 1/3 骨折

A. 正位 X 线片；B. 斜位 X 线片。左侧肱骨干下 1/3 骨折，骨折内侧可见游离骨碎片，骨折端对位尚可，轻度向后外成角。

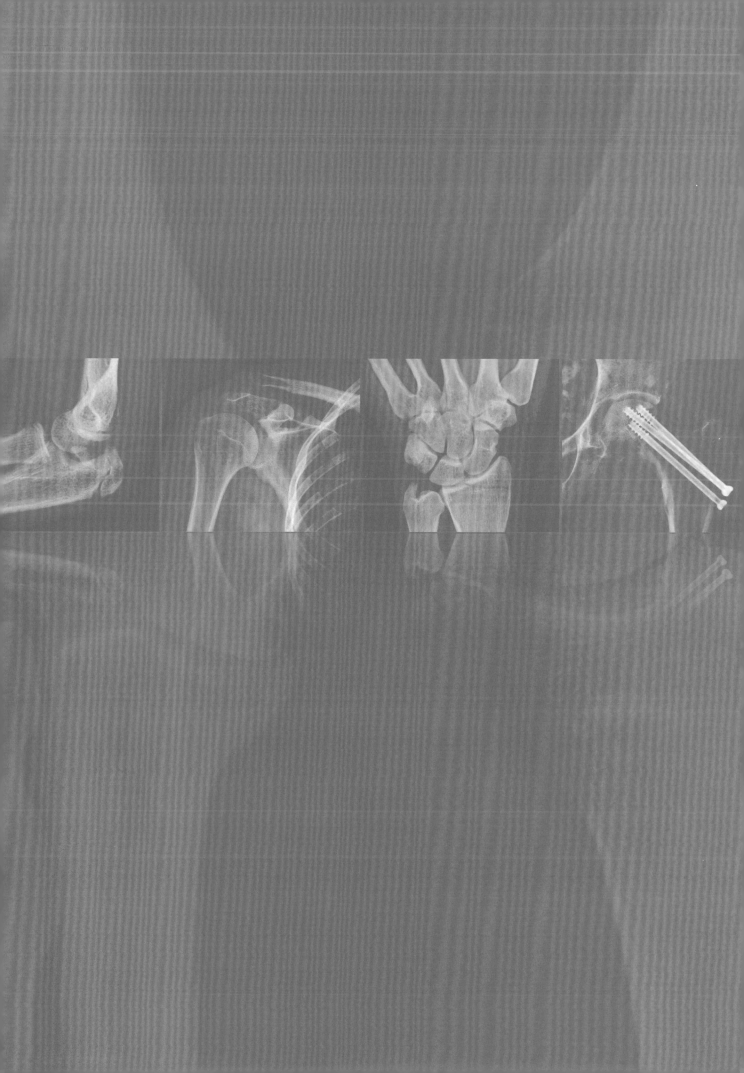

第二章 肘部创伤

正常肘关节 X 线片见图 2-1。

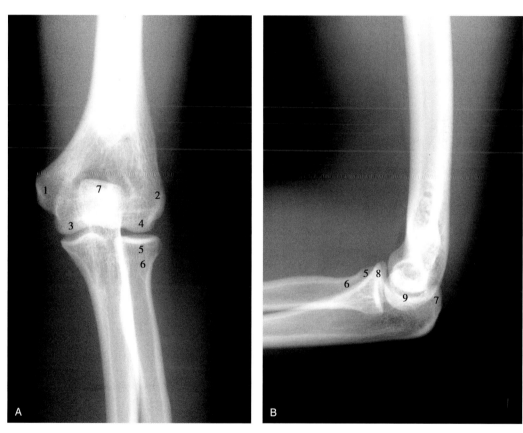

图 2-1 正常肘关节 X 线片

A. 正位 X 线片;B. 侧位 X 线片。1- 内上髁;2- 外上髁;3- 肱骨滑车;4- 肱骨小头;5- 桡骨头;6- 桡骨颈;7- 尺骨鹰嘴;8- 尺骨喙突;9- 半月切迹。

一、肱骨髁上骨折

【创伤类型】

根据创伤机制和 X 线表现分为伸直型骨折、屈曲型骨折、粉碎性骨折和青枝骨折。

【诊断要点】

1. 伸直型骨折（图 2-2~ 图 2-7）

（1）常见，多见于 10 岁以下的儿童。

（2）骨折线通过鹰嘴窝及其上方，骨折线走行多呈前下至后上，少数为横形或粉碎性，也可纵形延至肱骨下段。

（3）远折端向后移位，骨折端向前成角。

（4）依远折端向内或向外移位分为伸直尺偏型和伸直桡偏型。

2. 屈曲型骨折（图 2-8、图 2-9）

（1）多见于大童或老年人。

（2）骨折线多为斜形呈后下至前上，少数为横形。

（3）骨折端向后成角或不明显。

（4）远折端向前移位，一般移位程度较轻。

（5）依远折端向内或向外移位分屈曲尺偏型和屈曲桡偏型。

3. 粉碎性骨折　肱骨髁上骨折处尤其是其内侧可见粉碎性骨折片，并有不同程度的移位（图 2-10、图 2-11）。

4. 青枝骨折（图 2-12~ 图 2-18）

（1）骨折端无明显移位，仅表现为局部皮质皱褶、凹陷、凸起或骨小梁扭曲、中断。

（2）侧位 X 线片可见鹰嘴窝和喙突窝构成的 X 形致密白线断裂或成角。

（3）肱骨远端前倾角增大或变小。

（4）脂肪垫征，尤其是后方脂肪垫征的出现应高度怀疑有骨折存在。

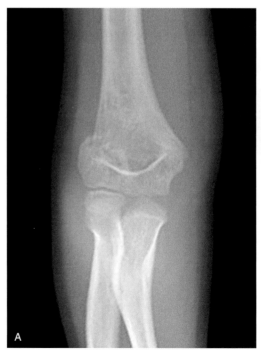
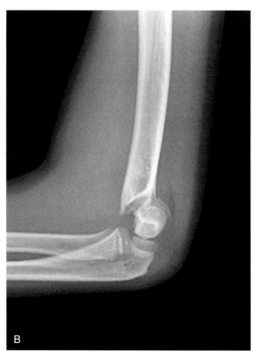

图 2-2　肱骨髁上骨折（伸直桡偏型）

A. 正位 X 线片；B. 侧位 X 线片。肱骨远端髁上骨折，骨折线自前下至后上呈斜形，骨折端向前内侧成角，远折端向后并向桡侧移位。读片时注意骨折线走向特点和移位方向。

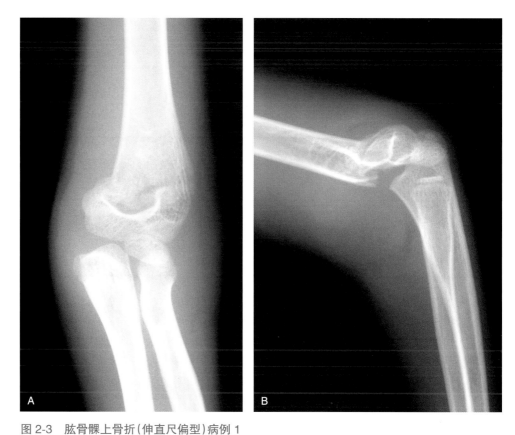

图 2-3 肱骨髁上骨折（伸直尺偏型）病例 1

A. 正位 X 线片；B. 侧位 X 线片。肱骨远端髁上骨质中断，骨折线自前下至后上，远折端呈尺偏，并向后移位，骨折端向前成角。

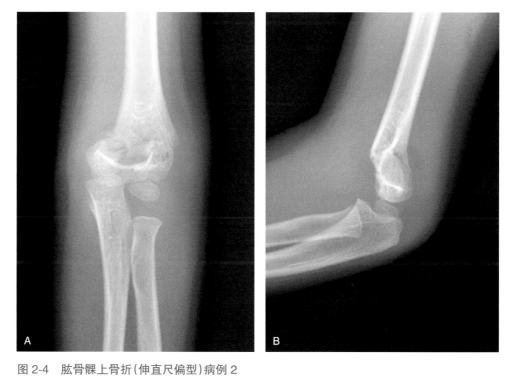

图 2-4 肱骨髁上骨折（伸直尺偏型）病例 2

A. 正位 X 线片；B. 侧位 X 线片。肱骨远端髁上骨折，骨折线自前下至后上，远折端向内侧移位，骨折端向前成角。

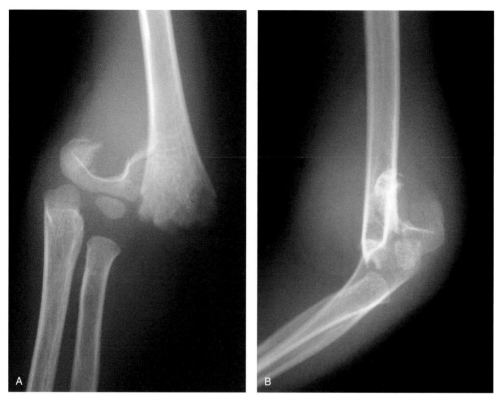

图 2-5 肱骨髁上骨折（伸直尺偏型）病例 3

A. 正位 X 线片；B. 侧位 X 线片。肱骨远端髁上骨折，骨折端移位重叠，远折端呈现严重尺偏，此种移位在读片时须特别强调，因为尺偏移位愈合后常发生肘内翻畸形。

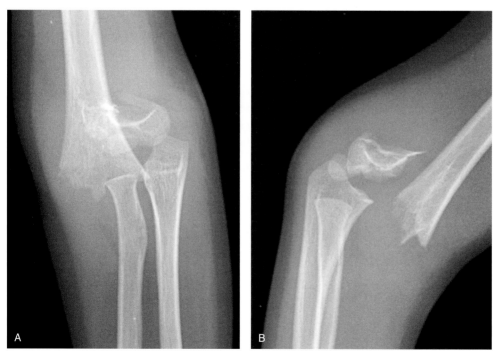

图 2-6 肱骨髁上骨折（伸直尺偏型）病例 4

A. 正位 X 线片；B. 侧位 X 线片。肱骨髁上骨折，骨折线自前下至后上呈斜形，远折端向后内上方移位，骨折端向前成角。

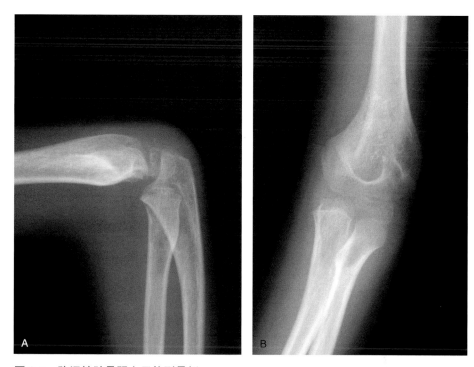

图 2-7 陈旧性肱骨髁上尺偏型骨折

A. 侧位 X 线片;B. 正位 X 线片。骨折后因尺偏未纠正,愈合后致肘内翻畸形。

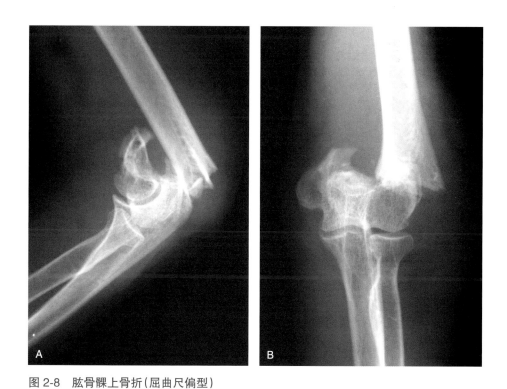

图 2-8 肱骨髁上骨折(屈曲尺偏型)

A. 侧位 X 线片;B. 正位 X 线片。肱骨远端髁上骨折,骨折线自前上至后下,远折端尺偏并向前上方移位,骨折端向后成角。

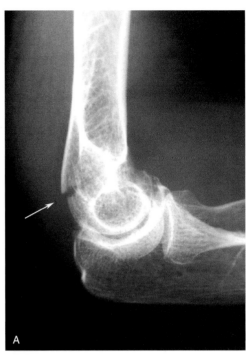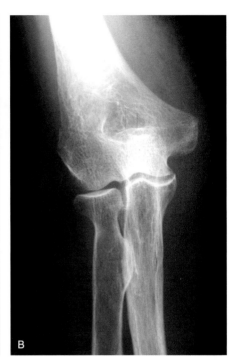

图 2-9　肱骨髁上骨折（屈曲型）

A. 侧位 X 线片；B. 正位 X 线片。肱骨远端髁上骨折（白箭），骨折线自后下至前上呈斜形，移位不明显，但前倾角增大，骨折端向后成角。

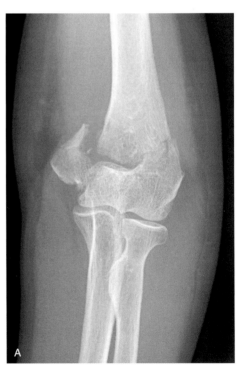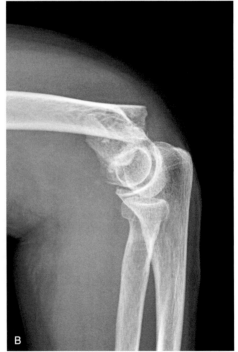

图 2-10　肱骨髁上骨折（粉碎性）

A. 正位 X 线片；B. 侧位 X 线片。肱骨远端髁上骨折，远折端向前上方移位与近折端重叠，骨折端向后成角，骨折端内侧可见粉碎性骨折块。注意虽然骨折呈粉碎性，但骨折线并未通过关节面，与肱骨髁间骨折骨折线通过关节面有别。

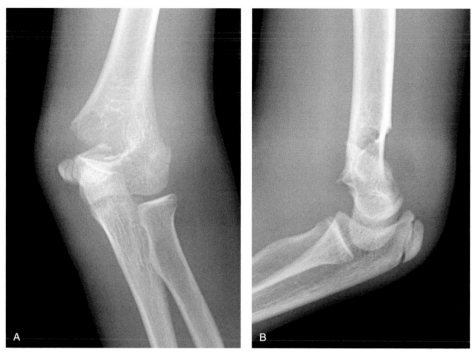

图 2-11 肱骨髁上骨折（粉碎性）

A. 正位 X 线片；B. 侧位 X 线片。肱骨远端髁上骨折，骨折端外侧嵌入，内侧分离并见粉碎性骨折片，骨折线未经过关节面，主要骨折端向前内侧方成角。

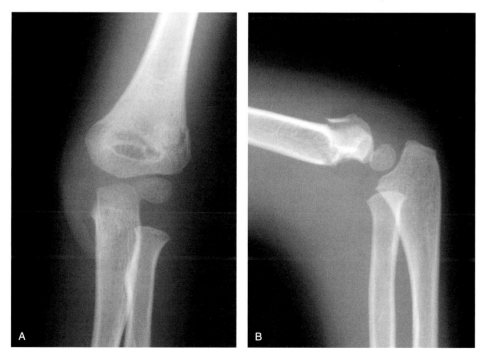

图 2-12 肱骨髁上骨折（青枝骨折）

A. 正位 X 线片；B. 侧位 X 线片。肱骨髁上骨小梁中断，皮质断裂，骨折端后缘可见一骨折片，前倾角消失，后方脂肪垫移位。

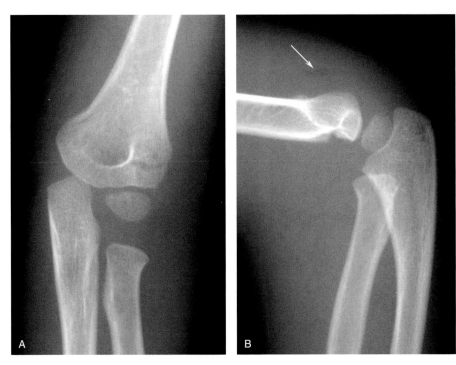

图 2-13　肱骨髁上骨折（青枝骨折）

A. 正位 X 线片；B. 侧位 X 线片。肱骨髁上内侧皮质皱褶，骨小梁扭曲，外侧见骨质中断、有裂缝，前倾角消失，后方可见脂肪垫征阳性（白箭）。

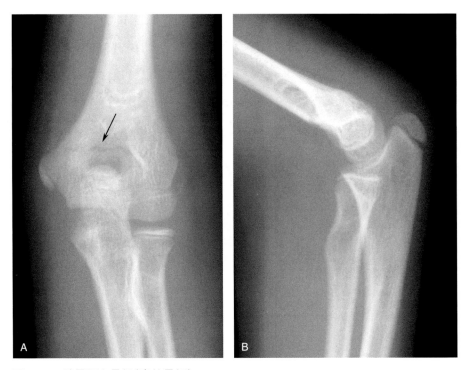

图 2-14　肱骨髁上骨折（青枝骨折）

A. 正位 X 线片中在肱骨远端鹰嘴窝上方可见骨折裂缝（黑箭）；B. 侧位 X 线片显示后缘皮质轻度凸起。

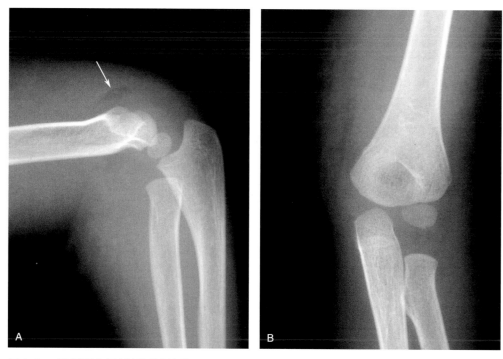

图 2-15 肱骨髁上骨折（青枝骨折）

A. 侧位 X 线片；B. 正位 X 线片。肱骨远端髁上内侧骨小梁扭曲，局部皮质皱褶，邻近软组织肿胀，鹰嘴窝脂肪垫（白箭）向后移位。

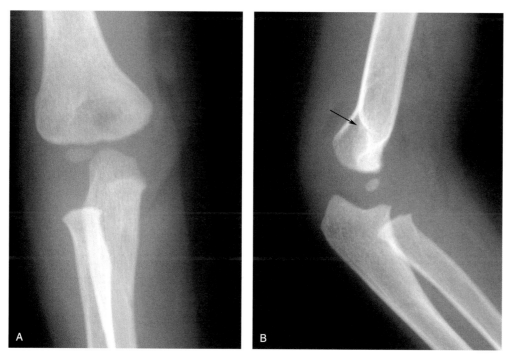

图 2-16 肱骨髁上骨折（青枝骨折）

A. 正位 X 线片；B. 侧位 X 线片。肱骨远端外侧骨小梁扭曲，鹰嘴窝皮质断裂（黑箭），前后脂肪垫均移位，读片时应注意观察这些细微骨折征象。

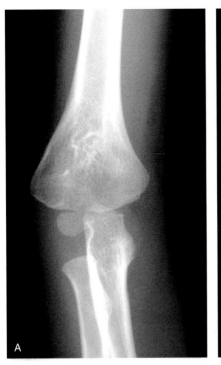
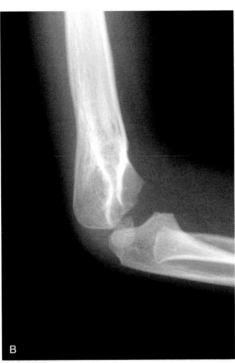

图 2-17 陈旧性肱骨髁上骨折

A. 正位 X 线片；B. 侧位 X 线片。肱骨远端骨小梁紊乱，外侧皮质增长，内侧皮质缩短，弧度加大，关节呈内翻畸形。

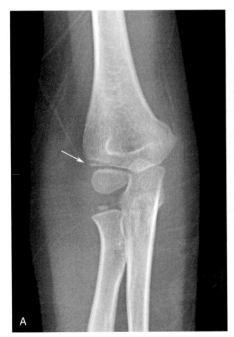
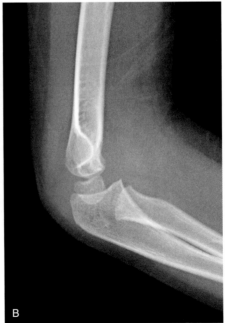

图 2-18 肱骨髁上青枝骨折并外髁骨骺骨折

A. 正位 X 线片；B. 侧位 X 线片。肱骨远端髁上内侧骨小梁扭曲，皮质皱褶，同时肱骨外髁干骺端可见骨折裂缝（白箭），骨折端均无明显移位。

二、肱骨髁间骨折

【创伤类型】

根据创伤机制和侧位 X 线片表现分为伸直型骨折和屈曲型骨折。

【诊断要点】

1. 骨折线从肱骨两髁之间关节面纵形向上,将两髁劈为两半,又在肱骨两髁之上发生横断骨折,整个骨折线呈 T 形或 Y 形。

2. 正位 X 线片,肱骨髁向尺侧偏斜,肱骨干向桡侧移位,在肱骨内髁上方有时可见一三角形骨折块。劈裂的两肱骨髁向两侧分离,并有骨块旋转。

3. 侧位 X 线片,伸直型的骨折线自前下至后上,远折端向后移位,骨折端向前成角;屈曲型的骨折线自后下至前上,远折端向前移位,骨折端向后成角。

4. 因骨折涉及关节面,日后容易并发创伤性关节炎。

肱骨髁间骨折的 X 线表现见图 2-19~ 图 2-22。

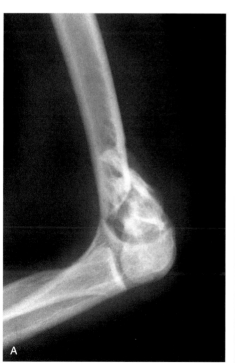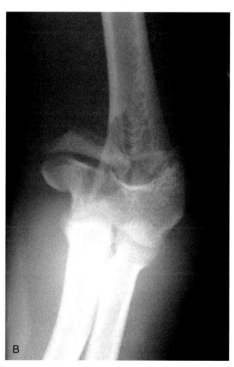

图 2-19 肱骨髁间骨折(伸直型)病例 1

A. 侧位 X 线片;B. 正位 X 线片。肱骨髁间纵形骨折,肱骨髁上骨折自前下至后上斜形,肱骨内髁上方可见三角形骨折块,远折端向后、向内移位,骨折端向前成角。

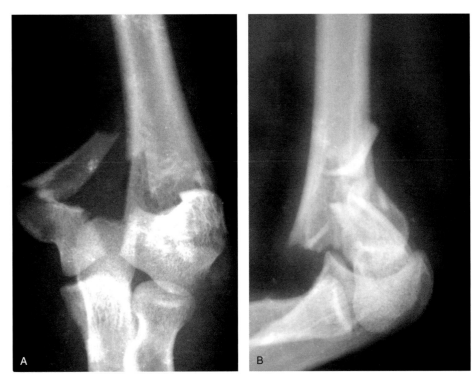

图 2-20   肱骨髁间骨折（伸直型）病例 2

A. 正位 X 线片；B. 侧位 X 线片。肱骨髁间骨折，除了具备骨折的一般特点外，内外髁骨折块远折端分别向两侧分离翻转。

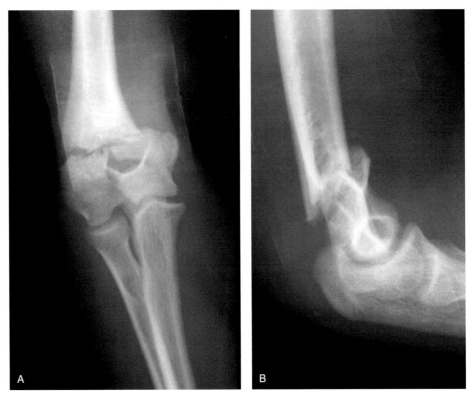

图 2-21   肱骨髁间骨折（屈曲型）病例 1

A. 正位 X 线片显示骨折线呈 T 形；B. 在侧位 X 线片中则自后下至前上呈斜形，远折端向前移位。

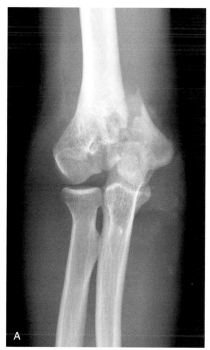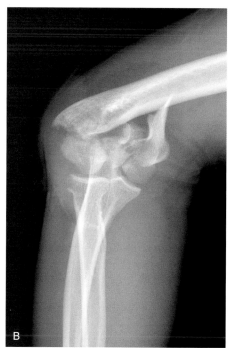

图 2-22　肱骨髁间骨折(屈曲型)病例 2

A. 正位 X 线片显示骨折线呈 T 形;B. 在侧位 X 线片中则由后下至前上呈斜形,主要远折端向前移位并分离。

三、肱骨外髁骨折

【创伤类型】

根据骨折稳定性及 X 线表现分为稳定型骨折和不稳定型骨折。

【诊断要点】

1. 稳定型骨折(图 2-23、图 2-24)

(1)骨折线斜形,从肱骨外上髁向肱骨小头关节面发生撕裂,骨折块较小,包括肱骨外上髁和肱骨小头。

(2)骨折块因伸肌腱的牵拉和收缩向外移位翻转,但无桡尺骨的移位。

(3)骨折相对稳定,仅需闭合复位。

2. 不稳定型骨折(图 2-25)

(1)骨折线也为斜形,但骨折通过肱骨滑车中部,骨折块较大,包括肱骨外上髁、肱骨小头和肱骨滑车桡侧部分。

(2)由于滑车损伤,肱尺关节排列移位,同时桡尺骨容易向外侧滑移,造成肘关节部分性脱位。

(3)骨折不稳定,闭合复位常告失败,通常需要内固定复位。

【鉴别诊断】

肱骨外髁骨骺骨折不愈合:肱骨外髁骨骺骨折不愈合的改变与成人肱骨外髁骨折很相似,因此两者须注意鉴别,前者骨折面较光滑,肱骨内髁相对较大,肘关节呈明显外翻畸形,结合儿童时期外伤史可与成人肱骨外髁骨折相鉴别(图 2-26)。

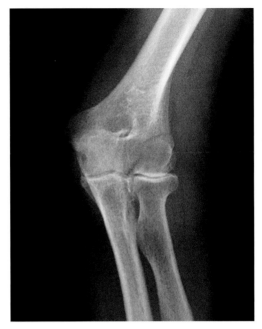

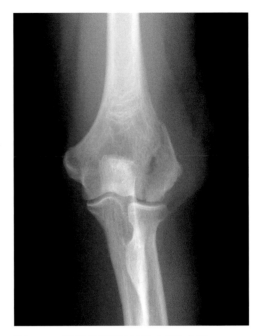

图 2-23　肱骨外髁骨折（稳定型）病例 1

肱骨外髁骨折，骨折线从肱骨外上髁斜形穿过肱骨滑车关节面，骨折端无移位，肱尺关节关系保持正常。

图 2-24　肱骨外髁骨折（稳定型）病例 2

肱骨外髁骨折，骨折线由肱骨外上髁斜向肱骨小头关节面，骨折块主要包括肱骨外上髁及肱骨小头，骨折移位不明显，肱尺关节关系保持正常。

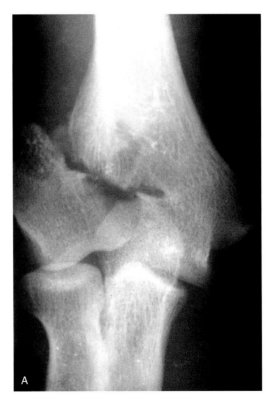

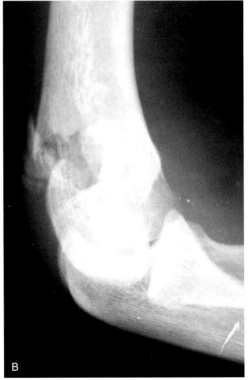

图 2-25　肱骨外髁骨折（不稳定型）

A. 正位 X 线片；B. 侧位 X 线片。肱骨外髁骨折，骨折线由肱骨外上髁斜形穿过肱骨滑车关节面，骨折块较大，向外移位翻转，肱尺关节关系失常。

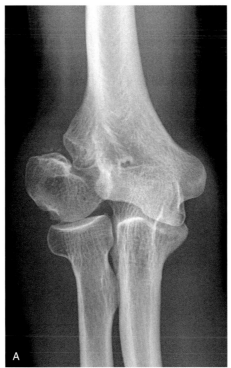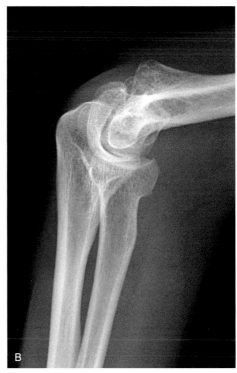

图 2-26　肱骨外髁骨骺骨折不愈合

A. 正位 X 线片；B. 侧位 X 线片。肱骨外髁骨骺骨折不愈合改变在临床经常被误认为是成人肱骨外髁陈旧性骨折，因此两者需注意区分，前者一般在儿童时期有外伤史，骨折面较光滑，肱骨内髁相对较大，有时合并肘外翻畸形。

四、肱骨外上髁骨折

【诊断要点】

1. 肱骨外上髁骨折较少见，属关节囊外骨折。
2. 大多数为撕脱骨折，主要是由于跌倒时前臂过度旋前内收，伸肌急剧收缩所致。
3. 可发生不同程度的移位，偶有骨折片通过撕破的关节囊进入关节内。
4. 个别可并发蒙泰贾骨折（Monteggia fracture）。

肱骨外上髁骨折的 X 线表现见图 2-27。

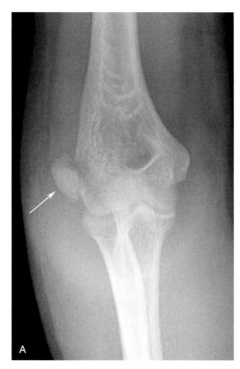
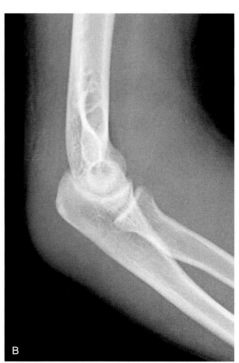

图 2-27　肱骨外上髁撕脱骨折

A. 正位 X 线片 ;B. 侧位 X 线片。肱骨外上髁撕脱骨折,骨折块 (白箭) 向外下方分离移位,
肘关节外侧软组织显著肿胀。

五、肱骨小头骨折

【创伤类型】

根据骨折程度及骨折状况将骨折分为三型。

【诊断要点】

1. 正位 X 线片显示肱骨远端肱骨小头变平坦,骨结构与形态不清,或肱骨小头缺如,有时累及肱骨外
髁骨质 (图 2-28A)。

2. 侧位 X 线片显示肱骨小头压缩或肱骨小头冠状面纵形劈裂骨折线,有移位者于桡骨头前上方可见
半月状分离移位的骨折块 (图 2-28B)。

3. **骨折分三型**

(1) Ⅰ 型:肱骨小头压缩无移位骨折。

(2) Ⅱ 型:肱骨小头无移位劈裂或粉碎性骨折。

(3) Ⅲ 型:肱骨小头劈裂骨折或粉碎性骨折,且骨折端有明显移位。

4. 有时可合并尺骨鹰嘴骨折 (图 2-29) 或桡骨头骨折。

【鉴别诊断】

肱骨外髁骨折:肱骨小头骨折需与肱骨外髁骨折相鉴别。前者属关节内损伤,仅累及肱骨外髁的一部
分,为肱骨外髁前方的小头损伤,骨折线沿肱骨小头冠状面纵形劈裂,骨折块呈半月状向上、向前移位,而
后者骨折累及整个肱骨外髁,骨折线从滑车向外上方呈斜形,骨折块向外方移位。

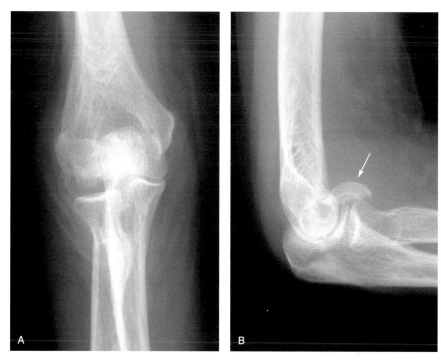

图 2-28　肱骨小头骨折

A. 正位 X 线片；B. 侧位 X 线片。肱骨小头冠状面骨折,半月状骨折块(白箭)向前上方移位,周围软组织肿胀。此骨折甚少见,因属关节内骨折,骨折块发生缺血性坏死不可避免。

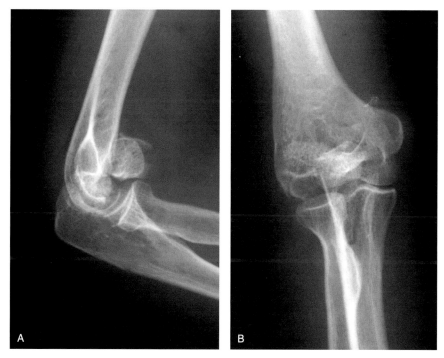

图 2-29　肱骨小头骨折合并尺骨鹰嘴骨折

A. 侧位 X 线片；B. 正位 X 线片。肱骨小头冠状面骨折,骨折块向前上方移位,此外尺骨鹰嘴亦见骨折。

六、肱骨小头 - 滑车联合骨折

【创伤类型】

根据创伤机制分为屈曲型骨折和伸展型骨折。

【诊断要点】

1. 正位 X 线片显示肱骨小头及滑车骨结构轮廓不清,于肱骨远端可见与之重叠呈外高内低倾斜的骨折块(图 2-30A)。
2. 侧位 X 线片显示肱骨远端前上方可见直立骨折块,前缘呈双弧轮廓(图 2-30B)。
3. **屈曲型骨折**　肱骨小头 - 滑车联合骨折骨折块伴随桡尺骨一同向后或向后上移位。
4. **伸展型骨折**　肱骨小头 - 滑车联合骨折骨折块伴随桡尺骨一同向前上移位。

【鉴别诊断】

肱骨髁间骨折:肱骨小头 - 滑车联合骨折主要需要与肱骨髁间骨折相鉴别。肱骨小头 - 滑车联合骨折虽位于肱骨内、外髁之间,但它仅局限于肱骨小头与滑车近关节部分,两者多无分离,且骨折线并不走向两侧肱骨髁部,故其肱骨内、外髁仍安然无恙,而肱骨髁间骨折则并非如此。

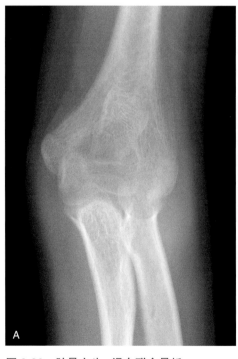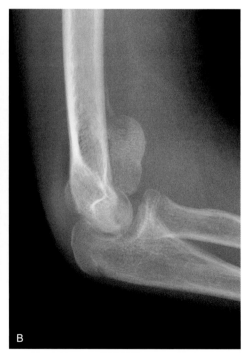

图 2-30　肱骨小头 - 滑车联合骨折

A. 正位 X 线片显示肱骨小头及滑车骨结构轮廓不清,于肱骨远端可见与之重叠呈外高内低倾斜的骨折块;B. 侧位 X 线片显示肱骨远端前上方可见直立骨折块,前缘呈双弧轮廓。

七、肱骨内髁骨折

【创伤类型】

根据骨折后 X 线表现及稳定性分为稳定型骨折和不稳定型骨折。

【诊断要点】

1. 肱骨下端内侧柱骨折,骨折线起自肱骨滑车间沟,向上穿过鹰嘴窝,延至肱骨内髁近侧起始处。
2. **稳定型骨折**　部分骨折无明显移位,肘关节无内翻改变。
3. **不稳定型骨折**　骨折线呈纵形,尺骨伴随滑车的肱骨内髁骨块稍向上移位,肘关节呈内翻状。
4. 特殊的肱骨内髁骨折表现为单纯的肱骨滑车骨折,骨折片长径与肱骨干平行,并常向后上方移位。

肱骨内髁骨折的 X 线表现见图 2-31~ 图 2-33。

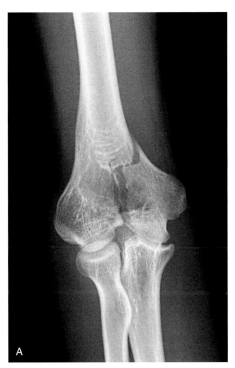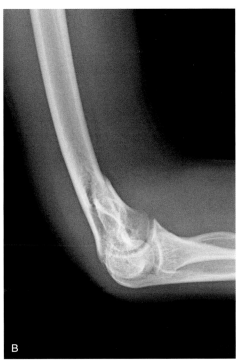

图 2-31　肱骨内髁骨折病例 1

A. 正位 X 线片;B. 侧位 X 线片。肱骨内髁骨折,骨折线穿过滑车关节面,骨折端轻度分离。此种骨折临床甚少见。

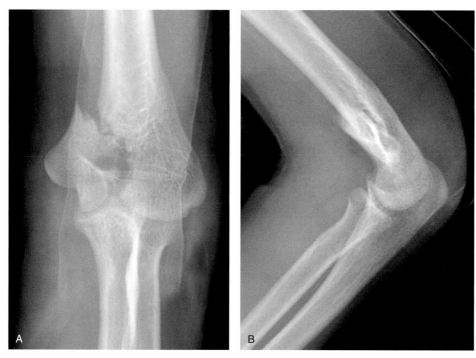

图 2-32 肱骨内髁骨折病例 2

A. 正位 X 线片;B. 侧位 X 线片。肱骨内髁骨折,骨折线自肱骨滑车关节面向上延伸至髁上,骨折块向内移位。

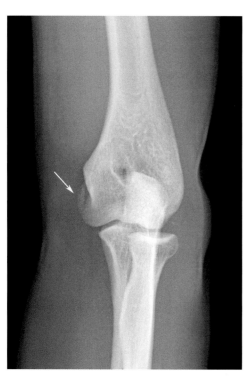

图 2-33 肱骨内髁撕脱骨折

肱骨内髁撕脱骨折,骨折片(白箭)轻度分离移位。

八、肱骨内上髁骨折

【创伤类型】

根据骨折移位程度和是否合并脱位分为四度损伤。

【诊断要点】

1. 骨折多种多样,可为整个肱骨内上髁骨折,或为肱骨内上髁的下缘或前缘部分撕脱骨折。
2. 依据骨折片移位程度分为四度。
(1) Ⅰ度:骨折无移位或轻度分离移位(图2-34~图2-36)。
(2) Ⅱ度:骨折块向下、向前旋转移位,可达肘关节间隙平面(图2-37)。
(3) Ⅲ度:骨折块嵌入关节内侧间隙内,肘关节呈半脱位状态。
(4) Ⅳ度:肘关节向后或向后外侧脱位,撕脱的肱骨内上髁骨折块嵌夹在关节内(图2-38)。
3. 肘内侧软组织可见明显肿胀。
4. 有时可合并桡骨头或桡骨颈骨折(图2-39、图2-40)。

【鉴别诊断】

1. 肱骨内上髁骨骺闭合不全:肱骨内上髁骨折需与肱骨内上髁骨骺闭合不全相鉴别,后者一般位置固定,紧贴肱骨内髁内侧,边缘光滑,结合病史,不难与骨折区分(图2-41)。
2. 肘关节骨化性肌炎:肱骨内上髁骨折有时还需与肘关节骨化性肌炎相鉴别,后者病灶呈条片状骨化影,密度欠均匀,同时肱骨内上髁无骨质缺损(图2-42)。

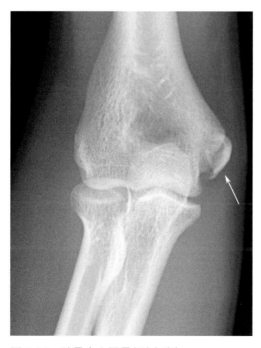

图2-34 肱骨内上髁骨折(Ⅰ度)

肱骨内上髁撕脱骨折,骨折块(白箭)轻度向下移位,关节内侧软组织肿胀。

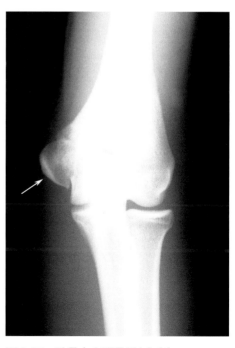

图2-35 肱骨内上髁骨折(Ⅰ度)

此例整个肱骨内上髁(白箭)完全被撕脱,并轻度向下移位。

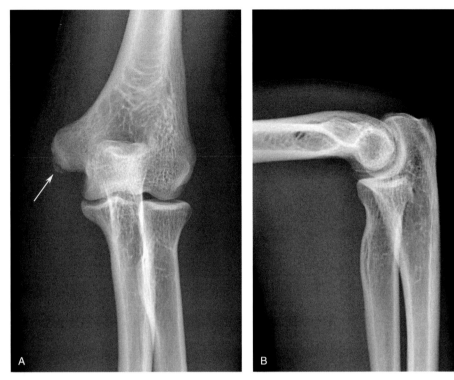

图 2-36 肱骨内上髁骨折（Ⅰ度）

A. 正位 X 线片；B. 侧位 X 线片。成人肱骨内上髁骨折多数不是整个内上髁受累，而是内上髁部分撕裂骨折（白箭），本例即反映此特点。

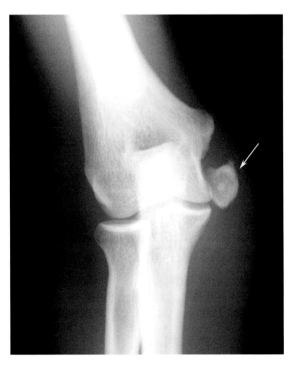

图 2-37 肱骨内上髁骨折（Ⅱ度）

肱骨内上髁撕脱骨折，骨折块（白箭）向下移位至肘关节间隙平面。

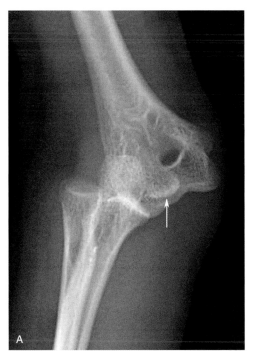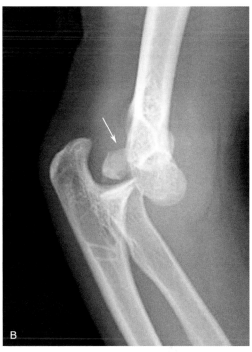

图 2-38　肱骨内上髁骨折合并肘关节脱位（Ⅳ度）

A. 正位 X 线片；B. 侧位 X 线片。肱骨内上髁撕脱骨折（白箭），骨折块向下移位进入关节内，肘关节呈后脱位。

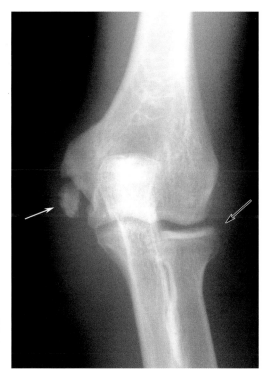

图 2-39　肱骨内上髁陈旧性骨折合并桡骨头骨折

肱骨内上髁骨折（白箭），骨折块分离，断端骨质密度增高硬化，另桡骨头亦见有撕裂的小骨折片（黑箭）。

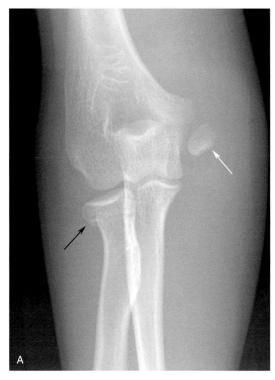

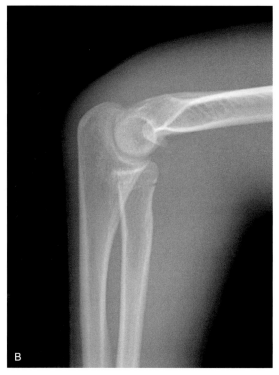

图 2-40 肱骨内上髁骨折合并桡骨颈骨折

A. 正位 X 线片;B. 侧位 X 线片。肱骨内上髁撕脱骨折(白箭),骨折块向外下移位,同时合并桡骨颈骨折(黑箭)。

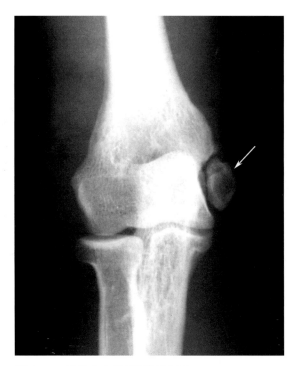

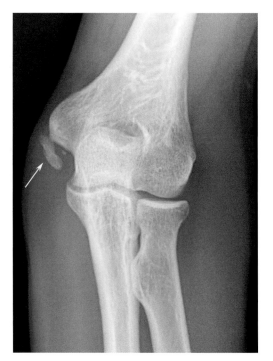

图 2-41 肱骨内上髁骨骺闭合不全

本例为偶然肘部外伤拍摄 X 线片时发现。患者既往无外伤史及肘部不适。闭合不全的骨骺(白箭)一般位置固定,紧贴在肱骨内髁内侧,边缘光滑,肱骨内上髁骨折需与之相鉴别。

图 2-42 肘关节骨化性肌炎

肱骨内上髁内下方可见骨化影(白箭),边缘较光滑,注意勿误诊为肱骨内上髁陈旧性撕脱骨折。

九、桡骨头骨折

【创伤类型】

根据骨折后 X 线改变可分为裂纹骨折、劈裂骨折和粉碎性骨折。

【诊断要点】

1. 裂纹骨折（图 2-43）

（1）桡骨头仅见骨质中断裂纹而无移位，常规正侧位 X 线片有时不能发现，仅为斜位 X 线片所见。

（2）旋后肌脂肪层透亮线发生移位、增宽、模糊或消失等变化，提示存在骨折可能。

2. 劈裂骨折 表现为桡骨头边缘的劈裂，骨折线从关节面斜形向下，侧位 X 线片见骨折片在前方，有时也表现为桡骨头外侧部分塌陷骨折（图 2-44）。

3. 粉碎性骨折 桡骨头可碎裂成多枚骨折块，骨折块向周围不同程度移位（图 2-45）。

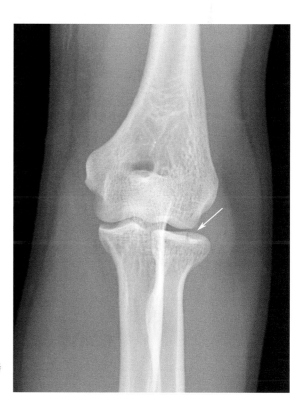

图 2-43 桡骨头裂纹骨折

桡骨头显示骨质中断裂纹（白箭），骨折端无移位，肘外侧软组织肿胀。

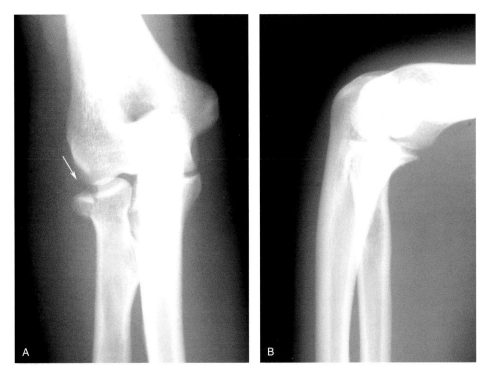

图 2-44   桡骨头劈裂骨折

A. 正位 X 线片；B. 侧位 X 线片。桡骨头外侧关节面纵形劈裂骨折（白箭），关节面塌陷呈台阶样。

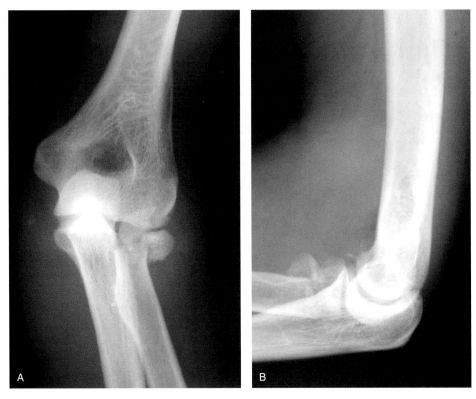

图 2-45   桡骨头粉碎性骨折

A. 正位 X 线片；B. 侧位 X 线片。桡骨头粉碎性骨折，骨折块向前、向外移位。

十、桡骨颈骨折

【创伤类型】

根据 Judet 分型将桡骨颈骨折分为四型。

【诊断要点】

1. 儿童表现为桡骨颈青枝骨折,局部皮质皱褶,关节面倾斜;成人骨折线多完全中断,不累及关节面,桡骨小头常倒向前方及偏向桡侧(图 2-46)。

2. 根据移位及桡骨小头倾斜程度分为四型。

(1)Ⅰ型:桡骨颈骨折,骨折端无移位及倾斜。

(2)Ⅱ型:桡骨颈骨折,骨折端移位小于断面横径的 1/2、倾斜<30°。

(3)Ⅲ型:桡骨颈骨折,骨折端移位大于断面横径的 1/2、倾斜角度 30°~60°。

(4)Ⅳ型:桡骨颈骨折,骨折端完全移位,倾斜角度 60°~90°。

桡骨颈骨折的 X 线表现见图 2-47~ 图 2-51。

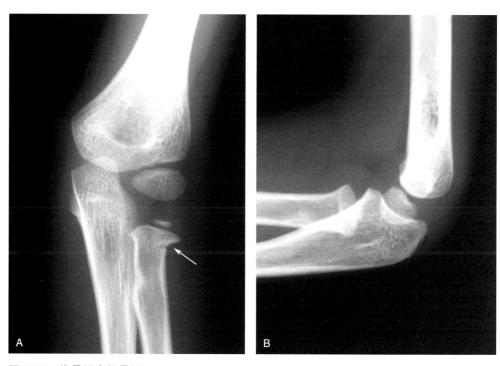

图 2-46 桡骨颈青枝骨折

A. 正位 X 线片;B. 侧位 X 线片。桡骨颈外侧局部骨质中断凹陷(白箭),关节面轻度向外倾斜。

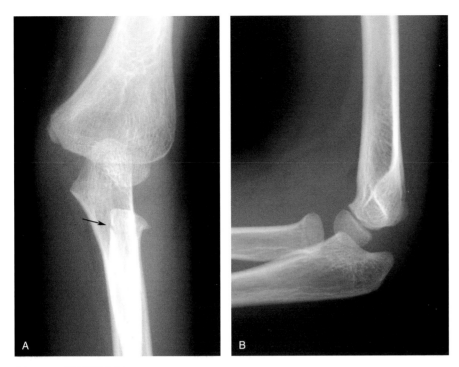

图 2-47　桡骨颈骨折

A. 正位 X 线片;B. 侧位 X 线片。桡骨颈内侧不完全性骨折(黑箭),关节面向外侧倾斜。

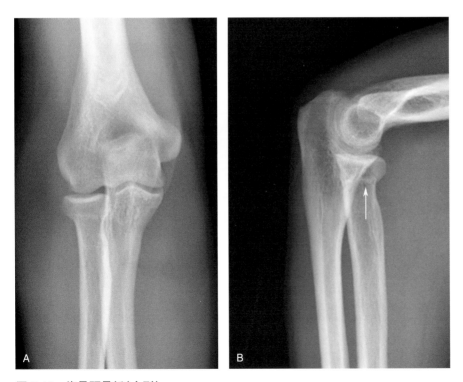

图 2-48　桡骨颈骨折(Ⅰ型)

A. 正位 X 线片;B. 侧位 X 线片。桡骨颈骨折,骨折处可见断端相嵌造成致密骨折线
(白箭)。

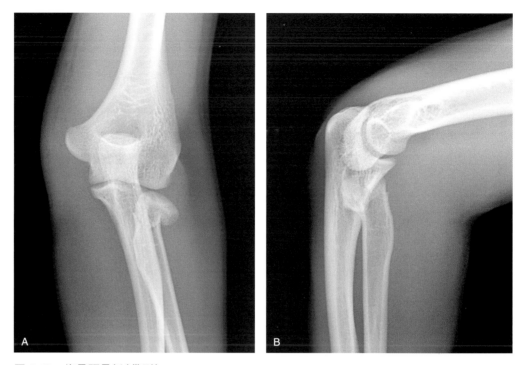

图 2-49　桡骨颈骨折（Ⅲ型）

A. 正位 X 线片；B. 侧位 X 线片。桡骨颈骨折，桡骨头向后外倾斜移位呈"歪戴帽"征。

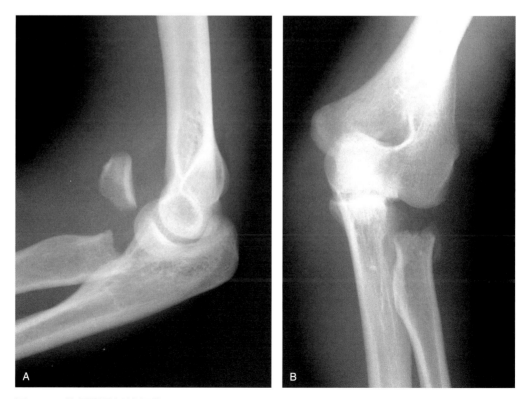

图 2-50　桡骨颈骨折（Ⅳ型）

A. 侧位 X 线片；B. 正位 X 线片。桡骨颈骨折，桡骨头向前方移位。

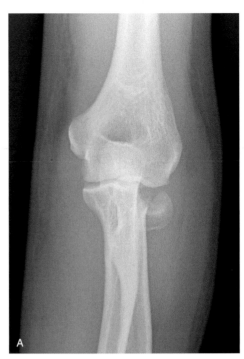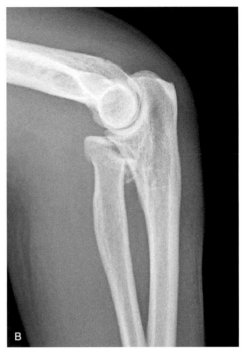

图 2-51 桡骨颈骨折合并桡骨头脱位

A.正位 X 线片;B.侧位 X 线片。桡骨颈骨折,有骨折块移位,同时伴桡骨头向前方脱位。

十一、尺骨鹰嘴骨折

【创伤类型】

根据 X 线表现分为无移位骨折、撕脱骨折、横形或斜形骨折及粉碎性骨折。

【诊断要点】

1. **无移位骨折** 表现为骨质中断裂纹或裂缝,多呈不完全性骨折,骨折端无移位及成角(图 2-52)。

2. **撕脱骨折** 多在接近肱三头肌肌腱止点处发生,骨折块通常甚小,仅为肱三头肌肌腱止点处的一小骨片,骨折一般不累及关节(图 2-53~ 图 2-55)。

3. **横形或斜形骨折** 多为间接暴力所致,骨折呈横形或斜形,骨折线经过关节面,骨折端有不同程度的分离、移位(图 2-56、图 2-57)。

4. **粉碎性骨折** 多为直接暴力所致。骨折端可见多个骨折块,多伴有软组织损伤,并有不同程度的分离、移位,骨折不稳定,多合并肘关节前脱位(图 2-58~ 图 2-61)。

【鉴别诊断】

1. **尺骨鹰嘴未完全闭合骨骺线** 尺骨鹰嘴骨骺发育成熟后有时可遗留未完全闭合骨骺线,与骨折线类似,读片时注意不要误诊为骨折(图 2-62)。

2. **肘髌骨** 尺骨鹰嘴撕脱骨折需与肘髌骨相鉴别。肘髌骨为尺骨鹰嘴次级化骨核未与尺骨融合、遗留在肱三头肌肌腱内的籽骨,通常位于肘关节后方,边缘光滑,多为双侧性,结合外伤史可与尺骨鹰嘴撕脱骨折区分(图 2-63)。

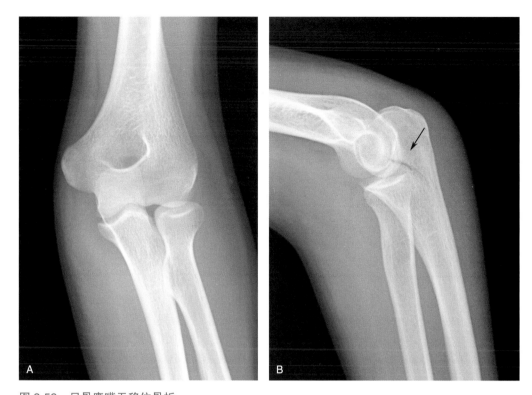

图 2-52　尺骨鹰嘴无移位骨折

A. 正位 X 线片 ; B. 侧位 X 线片。尺骨鹰嘴可见斜形的、不完全性的骨质中断裂缝 (黑箭), 邻近软组织肿胀。

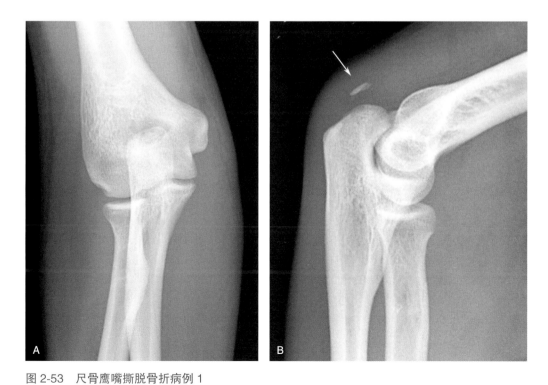

图 2-53　尺骨鹰嘴撕脱骨折病例 1

A. 正位 X 线片 ; B. 侧位 X 线片。尺骨鹰嘴撕脱骨折 (白箭), 骨折片向后上方分离移位, 局部软组织肿胀。

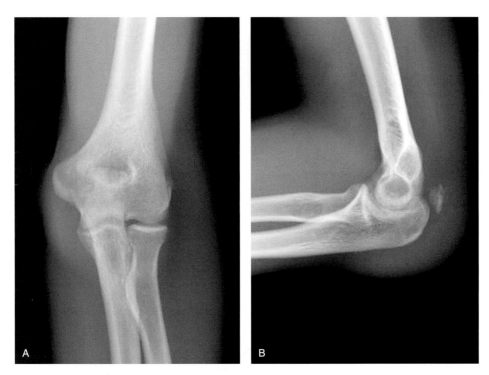

图 2-54 尺骨鹰嘴撕脱骨折病例 2

A. 正位 X 线片；B. 侧位 X 线片。尺骨鹰嘴可见撕脱骨折块，相应部位软组织显著肿胀。

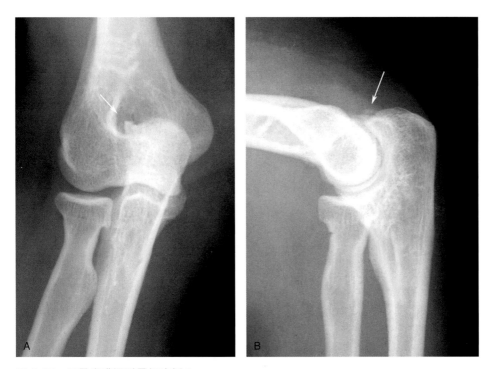

图 2-55 尺骨鹰嘴撕脱骨折病例 3

A. 正位 X 线片；B. 侧位 X 线片。尺骨鹰嘴撕脱骨折（白箭），骨折块较小，仅为肱三头肌肌腱止点处的一小片骨片，此种骨折因骨折片较小，容易被忽视。

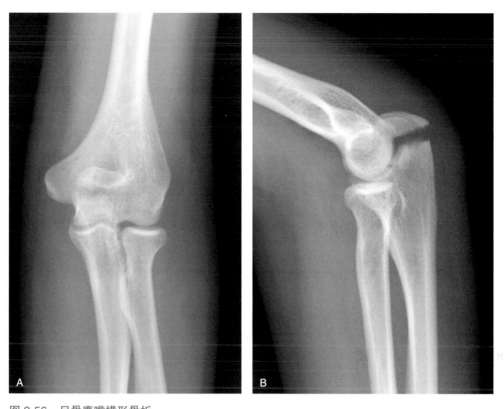

图 2-56 尺骨鹰嘴横形骨折

A. 正位 X 线片;B. 侧位 X 线片。尺骨鹰嘴撕脱骨折,骨折线横形通过关节面,骨折块向上移位。此种骨折因涉及关节面,因此必须达到解剖复位。

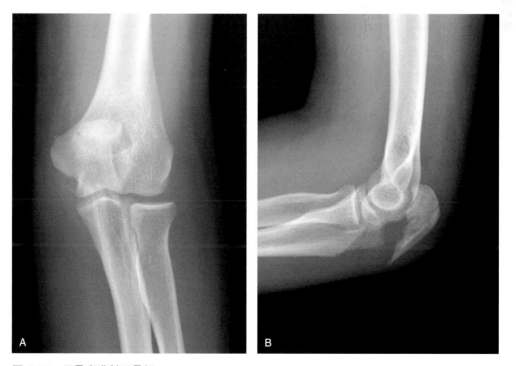

图 2-57 尺骨鹰嘴斜形骨折

A. 正位 X 线片;B. 侧位 X 线片。尺骨鹰嘴斜形骨折,骨折线通过关节面,骨折端分离、移位。

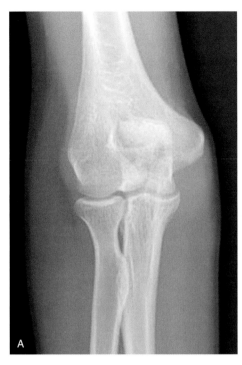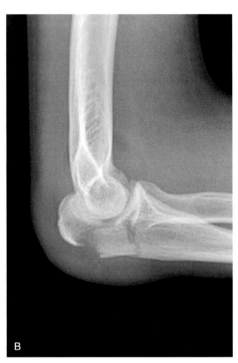

图 2-58　尺骨鹰嘴粉碎性骨折病例 1

A. 正位 X 线片；B. 侧位 X 线片。尺骨鹰嘴粉碎性骨折，骨折端分离、移位，周围软组织明显肿胀。

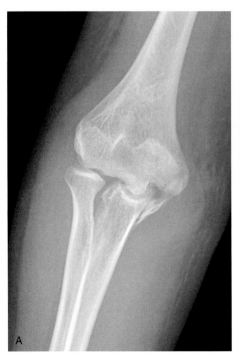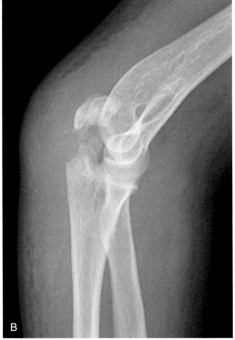

图 2-59　尺骨鹰嘴粉碎性骨折病例 2

A. 正位 X 线片；B. 侧位 X 线片。尺骨鹰嘴粉碎性骨折，骨折端分离，其间可见多个粉碎性骨折片。

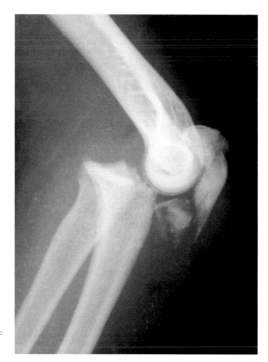

图 2-60 尺骨鹰嘴粉碎性骨折病例 3

尺骨鹰嘴粉碎性骨折合并肘关节前脱位。
此型骨折多为直接暴力所致。

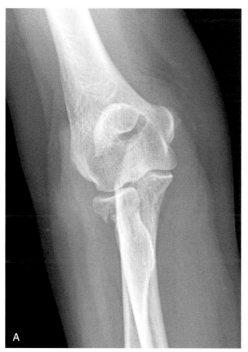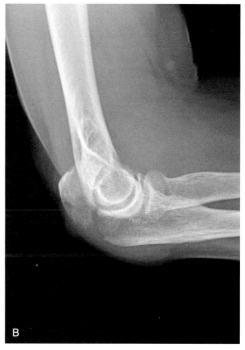

图 2-61 尺骨鹰嘴粉碎性骨折合并桡骨颈骨折

A. 正位 X 线片；B. 侧位 X 线片。尺骨鹰嘴粉碎性骨折，骨折端分离，同时桡骨颈亦见骨折。

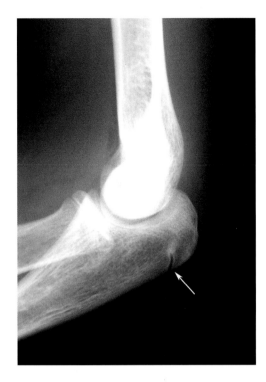

图 2-62 尺骨鹰嘴未完全闭合骺线

尺骨鹰嘴未完全闭合骺线（白箭）类似骨折,读片时请注意鉴别。

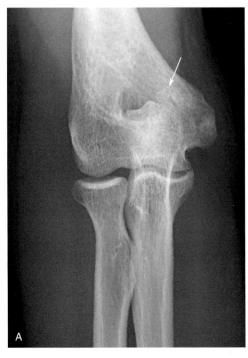

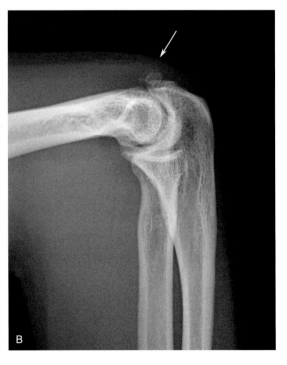

图 2-63 肘髌骨

A. 正位 X 线片;B. 侧位 X 线片。肘髌骨（白箭）是尺骨鹰嘴次级骨化核未与尺骨融合,遗留在肱三头肌肌腱内的籽骨,诊断时注意不要误认为是尺骨鹰嘴撕脱骨折。

十二、尺骨冠突骨折

【创伤类型】

根据骨折移位程度及稳定性将骨折分为三型。

【诊断要点】

1. 正位 X 线片易漏诊,侧位 X 线片显示较好,骨折片较小时可加照斜位 X 线片。

2. 骨折可发生于冠突尖或冠突基底部,骨折线呈纵形、斜形或横形,骨折片可发生不同程度的分离移位。

3. 根据骨折移位程度及稳定性将骨折分三型

(1) Ⅰ型:骨折块很小,仅冠突尖骨折,骨折端分离或无分离(图 2-64、图 2-65)。

(2) Ⅱ型:骨折涉及整个冠突的一半以上,合并或不合并肱尺关节不稳定(图 2-66)。

(3) Ⅲ型:骨折累及整个冠突,骨折线呈纵形或为粉碎性骨折,常伴有肘关节后脱位。

4. 部分尺骨冠突骨折合并桡骨头骨折(图 2-67)。

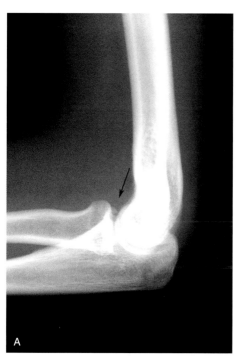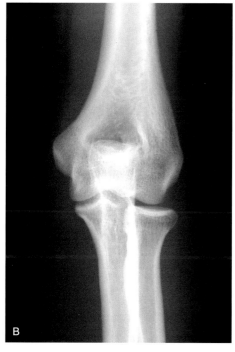

图 2-64 尺骨冠突骨折Ⅰ型

尺骨冠突骨折,仅涉及冠突尖,骨折片(黑箭)很小且无分离移位。尺骨冠突骨折通常于侧位 X 线片或斜位 X 线片可显示(图 A),而正位 X 线片不见(图 B),骨折片较小时易被漏诊。

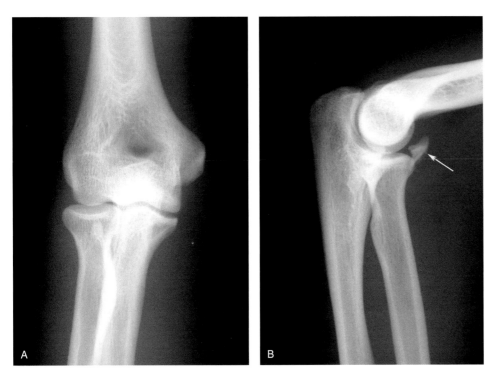

图 2-65　尺骨冠突骨折Ⅰ型

A. 正位 X 线片未见异常;B. 侧位 X 线片显示尺骨冠突纵形骨折,骨折块(白箭)向前上方分离移位。

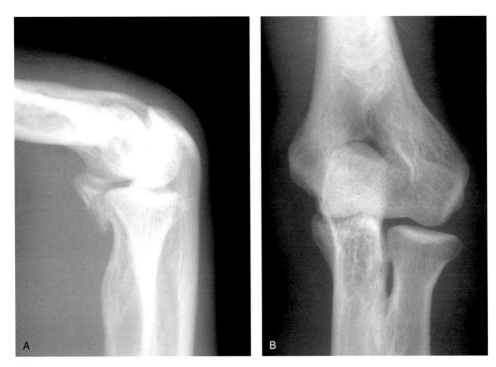

图 2-66　尺骨冠突骨折Ⅱ型

A. 侧位 X 线片;B. 正位 X 线片。此例骨折块较大,骨折线累及尺骨切迹关节面。

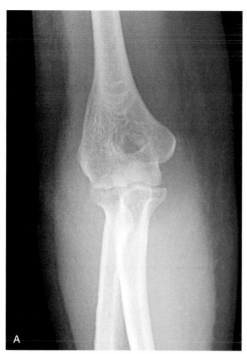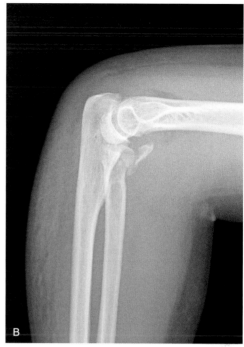

图 2-67 尺骨冠突骨折合并桡骨头骨折

A. 正位 X 线片;B. 侧位 X 线片。尺骨冠突骨折,骨折片向前分离移位,同时桡骨头亦可见骨折。

十三、肘关节脱位

【创伤类型】

根据创伤后 X 线所见分为肘关节后脱位、肘关节前脱位和肘关节侧方脱位。

【诊断要点】

1. 肘关节后脱位

(1)最常见,正位 X 线片可见桡尺骨上端与肱骨下端相重叠,显示密度增高,正常肘关节间隙消失;侧位 X 线片可见桡骨头和尺骨鹰嘴向后上方移位,肱骨下端则移向前下方,尺骨冠突常居于肱骨鹰嘴窝内(图 2-68)。

(2)除了肘关节后脱位外,还可同时伴有桡尺骨向外或向内移位。

(3)常合并桡骨头、尺骨冠突、肱骨内上髁、肱骨外髁等部位的骨折(图 2-69~图 2-73)。

2. 肘关节前脱位 少见,侧位 X 线片可见尺桡骨脱位至肱骨下端的前方,常合并尺骨鹰嘴粉碎性骨折(图 2-74)。

3. 肘关节侧方脱位 甚少见,正位 X 线片可见肘关节呈明显的外翻畸形,尺桡骨向外方移位;侧位 X 线片仅见肱骨髁与尺桡骨重叠,无前后脱位现象,偶可合并尺骨半月切迹或肱骨外髁骨折(图 2-75、图 2-76)。

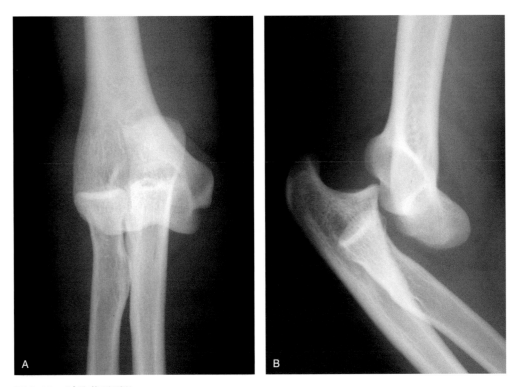

图 2-68　肘关节后脱位

A. 正位 X 线片可见桡尺骨近端与肱骨下端相重叠,正常肘关节间隙消失;B. 侧位 X 线片可见桡骨头和尺骨鹰嘴向后上方移位,而肱骨下端则移向前下方,尺骨冠突居于肱骨鹰嘴窝内。

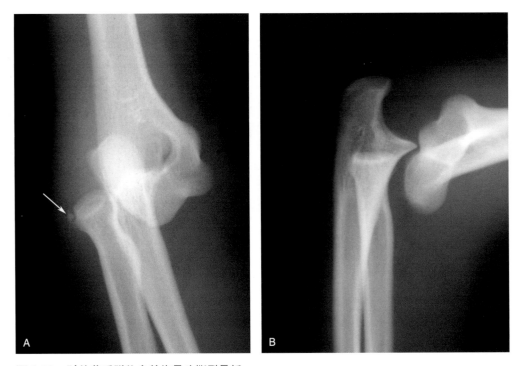

图 2-69　肘关节后脱位合并桡骨头撕裂骨折

A. 正位 X 线片;B. 侧位 X 线片。桡尺骨上端相对肱骨下端向后外上方移位,同时桡骨头撕裂骨折(白箭)。

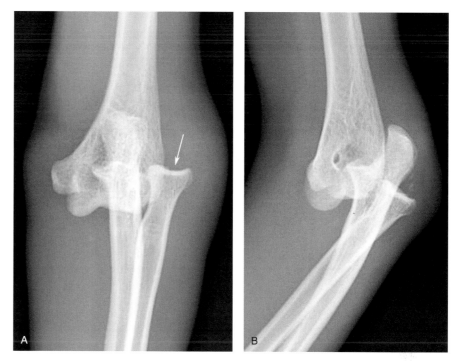

图 2-70 肘关节后脱位合并桡骨头及肱骨头骨折

A. 正位 X 线片；B. 侧位 X 线片。桡尺骨上端相对肱骨下端向后外上方移位，同时桡骨头关节面轻度塌陷（白箭），肱骨头撕裂骨折，多枚小骨碎片向后外上方分离移位。

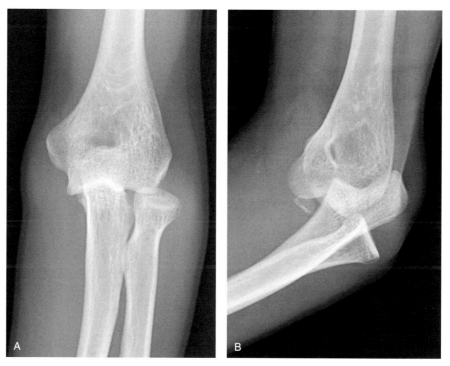

图 2-71 左侧肘关节后脱位合并尺骨冠突骨折

A. 正位 X 线片；B. 侧位 X 线片。桡尺骨上端向后外上方移位，关节位置关系失常，同时合并尺骨冠突骨折并分离移位。

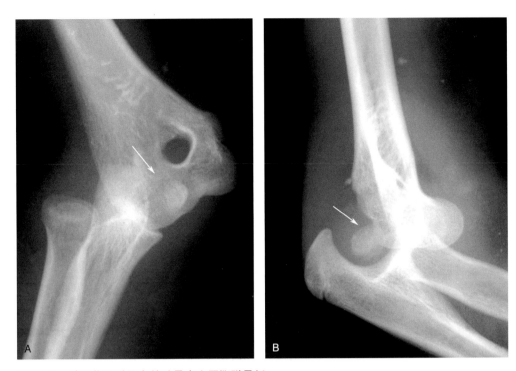

图 2-72　肘关节后脱位合并肱骨内上髁撕脱骨折

A. 正位 X 线片；B. 侧位 X 线片。桡尺骨上端向后外上方移位，关节关系失常，肱骨内上髁撕脱骨折，骨折块（白箭）移位至关节内。

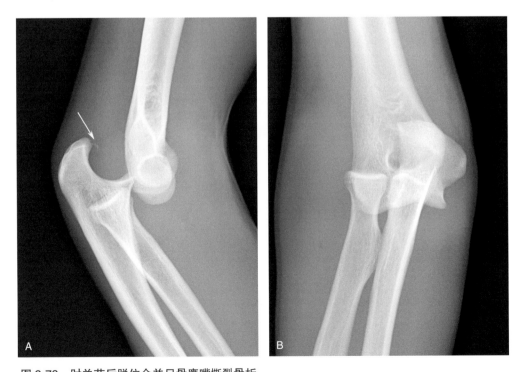

图 2-73　肘关节后脱位合并尺骨鹰嘴撕裂骨折

A. 侧位 X 线片；B. 正位 X 线片。桡尺骨上端相对肱骨下端向后外上方移位，尺骨鹰嘴前方可见撕裂小骨折片（白箭）。

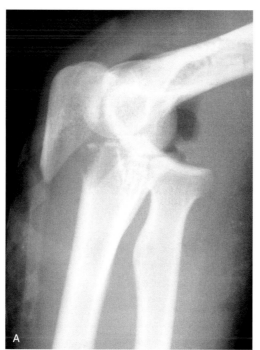
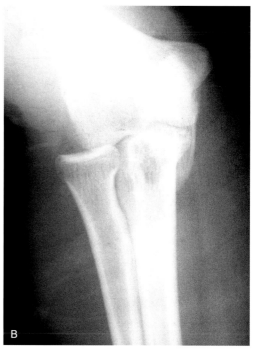

图 2-74 肘关节前脱位

A. 侧位 X 线片;B. 正位 X 线片。尺骨鹰嘴骨折,近折端和桡骨头一并向前外移位,与肱骨近端失去正常对应关系。注意此例关节内尚见气体影,为开放性骨折造成。

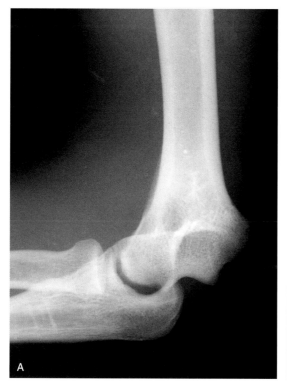
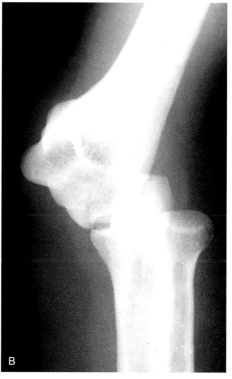

图 2-75 肘关节侧方脱位病例 1

尺骨鹰嘴和桡骨头向外侧方脱位,关节呈外翻畸形。

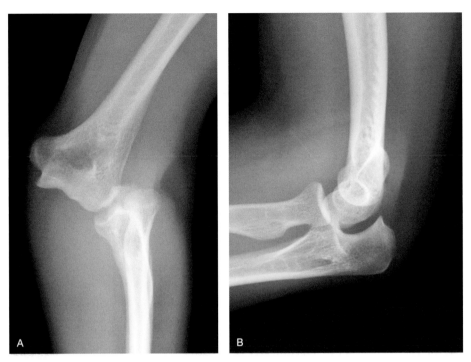

图 2-76 肘关节侧方脱位病例 2

A. 正位 X 线片；B. 侧位 X 线片。尺骨鹰嘴和桡骨头向外侧方脱位，关节呈外翻畸形。

十四、肘关节恐怖三联征

【诊断要点】

1. 肘关节恐怖三联征是指肘关节后脱位同时伴有桡骨头及冠突骨折。

2. 桡骨头骨折表现为桡骨头边缘无移位的小片骨折、桡骨头部分骨折伴移位及桡骨头完全粉碎性骨折。

3. 冠突骨折表现为冠突尖部骨折、涉及整个冠突一半以上的骨折并累及整个尺骨冠突的纵形骨折或粉碎性骨折。

肘关节恐怖三联征的 X 线表现见图 2-77、图 2-78。

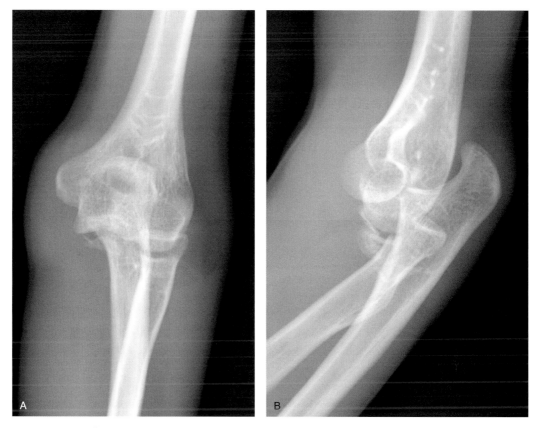

图 2-77　左侧肘关节恐怖三联征病例 1

A. 正位 X 线片；B. 侧位 X 线片。左侧桡尺骨上端相对肱骨下端向后外上方移位，同时桡骨头及冠突均见骨折，骨折片分离移位。

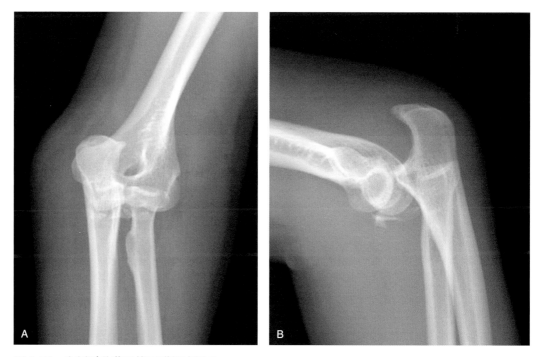

图 2-78　左侧肘关节恐怖三联征病例 2

A. 正位 X 线片；B. 侧位 X 线片。左侧桡尺骨上端相对肱骨下端向后内上方移位，同时桡骨头及冠突均见骨折，骨折片分离移位。

十五、肘关节爆裂性脱位

【创伤类型】

根据脱位方向可分为前后分离型脱位和内外分离型脱位。

【诊断要点】

1. 肱尺关节、肱桡关节及上尺桡关节位置关系失常，尺桡骨近端分离增宽，肱骨下端位于尺桡骨之间。
2. **前后分离型脱位**　尺骨及冠突向后脱位并停留在鹰嘴窝中，桡骨头向前脱位进入冠状窝内。
3. **内外分离型脱位**　桡尺骨在向后脱位的同时，桡骨头向外分离，而尺骨近端向内侧移位。
4. 可合并肱骨远端或桡尺骨近端关节面骨折。

肘关节爆裂性脱位的 X 线表现见图 2-79、图 2-80。

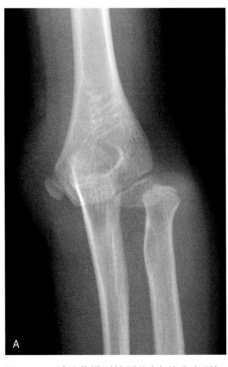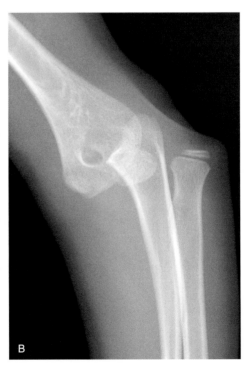

图 2-79　肘关节爆裂性脱位（内外分离型）

A. 正位 X 线片；B. 侧位 X 线片。肱尺关节、肱桡关节及上尺桡关节位置关系失常，尺桡骨
近端向后移位，同时桡骨头向外分离，而尺骨近端向内移位。

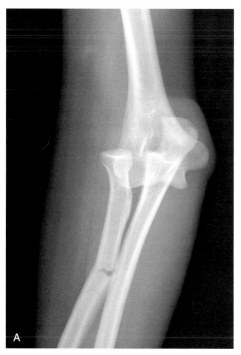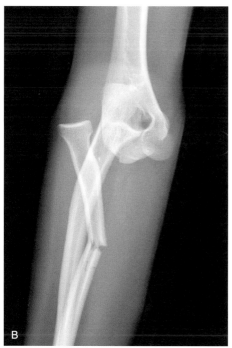

图 2-80　肘关节爆裂性脱位

A. 正位 X 线片;B. 侧位 X 线片。肱尺关节、肱桡关节及上尺桡关节位置关系失常,呈脱位表现,同时桡骨上段骨折,骨折端向前内侧成角。

十六、单纯桡骨头脱位

【创伤类型】

根据创伤后 X 线所见分为前脱位及后脱位。

【诊断要点】

1. 肱桡位置关系失常,桡骨头颈的纵轴线未能通过肱骨小头中心。
2. 前脱位者,桡骨头向前移位;后脱位者,桡骨头向后移位。
3. 尺骨未见骨折征象。

【鉴别诊断】

蒙泰贾骨折:单纯桡骨头脱位应与蒙泰贾骨折(Monteggia 骨折)相鉴别,后者为尺骨上 1/3 骨折合并桡骨头脱位,除桡骨头脱位外,尚合并有尺骨上段骨折。

单纯桡骨头脱位的 X 线表现见图 2-81~ 图 2-83。

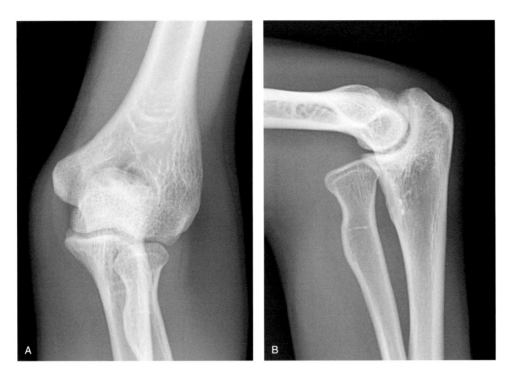

图 2-81　单纯桡骨头脱位病例 1

A. 正位 X 线片;B. 侧位 X 线片。桡骨头向前明显移位,桡骨干轴线完全偏离肱骨小头中心。

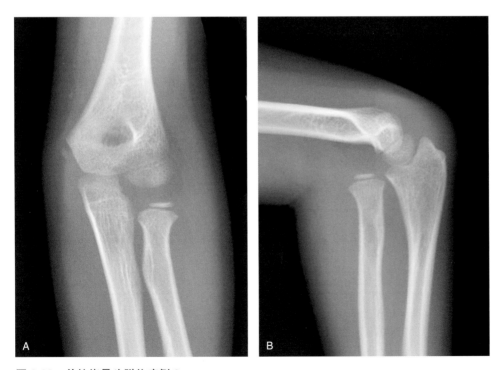

图 2-82　单纯桡骨头脱位病例 2

A. 正位 X 线片;B. 侧位 X 线片。桡骨头向前明显移位,桡骨干轴线未通过肱骨小头中心。

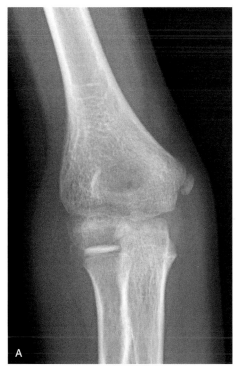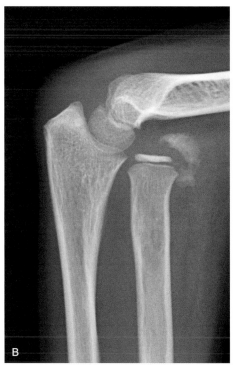

图 2-83 单纯桡骨头脱位并发骨化性肌炎

A. 正位 X 线片;B. 侧位 X 线片。桡骨头向前移位,与肱骨头失去正常的对应关系,桡骨头前上方尚见骨化影。

十七、桡骨头半脱位

【诊断要点】

1. 也称"牵拉肘",常见于 4 岁以下小儿,多数有上肢突然牵拉病史。

2. 桡骨头向外轻度移位,桡骨干轴线不再通过肱骨小头中心。

3. 对于 1 岁以下肱骨小头骨化中心未出现的小儿,仅表现为桡骨头与肱骨小头的间隙稍增宽,诊断有困难时可拍摄双侧肘关节 X 线片进行对照观察。

桡骨头半脱位的 X 线表现见图 2-84、图 2-85。

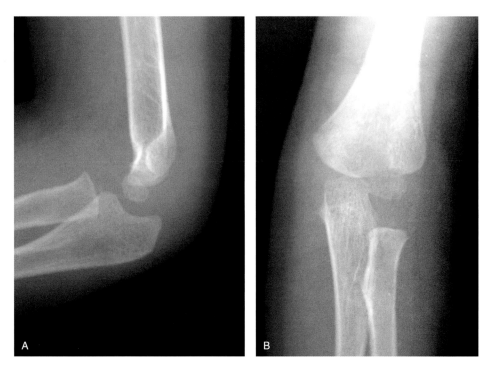

图 2-84　桡骨头半脱位病例 1

A. 侧位 X 线片;B. 正位 X 线片。患儿男,3 岁。桡骨头轻度向前移位,桡骨干轴线未通过肱骨小头中心。

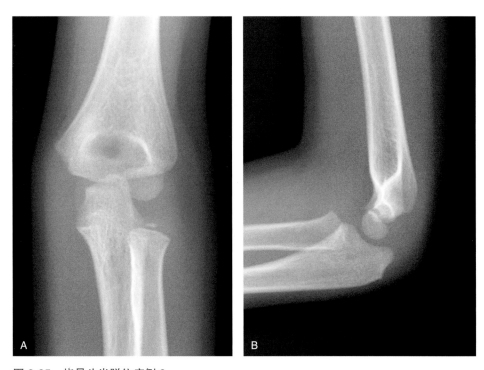

图 2-85　桡骨头半脱位病例 2

A. 正位 X 线片;B. 侧位 X 线片。桡骨头轻度向外移位,桡骨干轴线未通过肱骨小头中心。

十八、Hume 骨折

【诊断要点】

1. Hume 骨折是指尺骨鹰嘴骨折合并桡骨头脱位。
2. 尺骨鹰嘴骨折发生在冠突平面以上，骨折端移位不明显。
3. 桡骨头向前移位，桡骨干轴线通过肱骨小头中心。

【鉴别诊断】

蒙泰贾骨折：Hume 骨折需与蒙泰贾骨折相鉴别。两者最大的区别在于尺骨骨折的部位不同，前者骨折发生冠突平面以上，损害了半月切迹的关节软骨面，属于关节内骨折；后者骨折发生在尺骨干的上 1/3，并未涉及鹰嘴的关节面，所以属于关节外骨折，但两者桡骨头脱位表现是相同的。

Hume 骨折的 X 线表现见图 2-86。

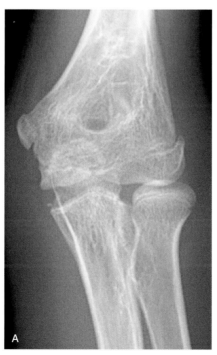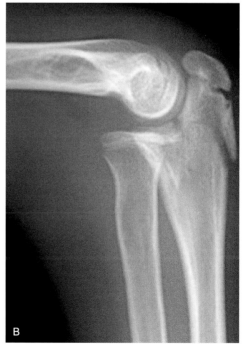

图 2-86　左侧 Hume 骨折

A. 正位 X 线片；B. 侧位 X 线片。左侧尺骨鹰嘴骨折，骨折端轻度分离，同时桡骨头向前移位，与肱骨头失去正常对应关系。

第三章 前臂创伤

正常前臂 X 线片见图 3-1。

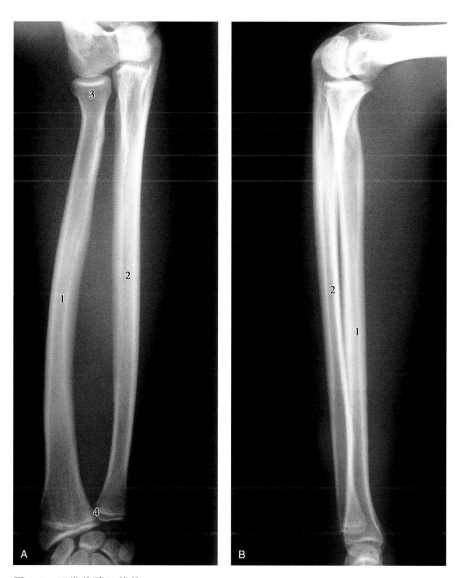

图 3-1 正常前臂 X 线片

A. 正位 X 线片；B. 侧位 X 线片。1- 桡骨干；2- 尺骨干；3- 桡骨头；4- 下尺桡关节。

一、尺桡骨双骨折

【诊断要点】

1. 直接暴力造成的骨折,骨折线常在同一平面,成人多为横形、蝶形或粉碎性骨折(图 3-2)。儿童多表现为青枝骨折(图 3-3、图 3-4)。

2. 间接暴力造成的骨折,骨折线在不同水平,可呈斜形或螺旋形(图 3-5、图 3-6)。

3. 尺桡骨骨折后断端可发生重叠、旋转、成角和侧方移位四种畸形,由于前臂的主要功能活动是旋转,因此必须重视对于断端旋转的判断(图 3-7)。

4. 尺桡骨双骨折有时可合并上、下尺桡关节的脱位,若前臂一骨为不完全骨折,另一骨为完全骨折合并有严重成角或重叠移位时,必发生上、下尺桡关节的损伤或脱位;而前臂双骨折合并尺骨茎突骨折时,一般都有下尺桡关节脱位。

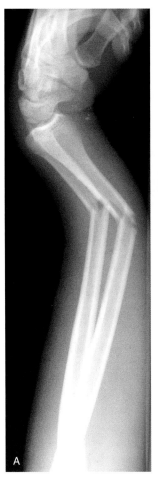
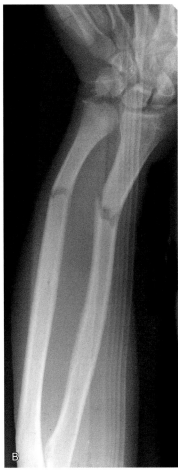

图 3-2 尺桡骨双骨折病例 1

A. 侧位 X 线片;B. 正位 X 线片。尺桡骨下段同一平面骨折,骨折端同时向前向内成角,移位不明显。此种骨折多为直接暴力所致。

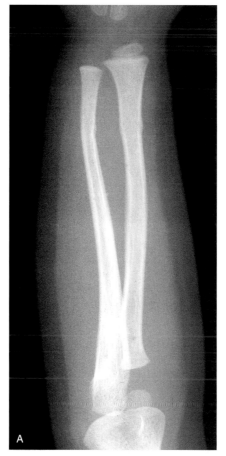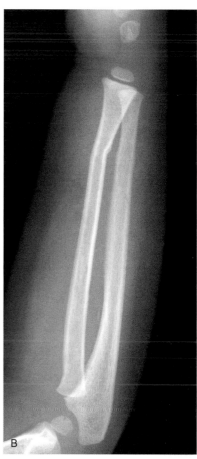

图 3-3　尺桡骨青枝骨折病例 1

A. 正位 X 线片;B. 侧位 X 线片。尺桡骨下段青枝骨折,表现为骨小梁扭曲、皱褶和凹陷成角。有时骨折改变很轻微,需观察仔细方不会漏诊。

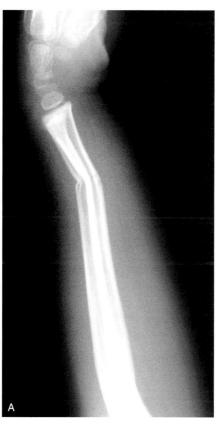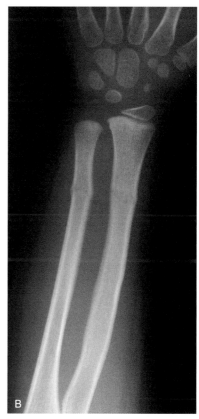

图 3-4　尺桡骨青枝骨折病例 2

A. 侧位 X 线片;B. 正位 X 线片。本病例为尺桡骨同一水平面青枝骨折且向同一方向成角,这种情况临床并不少见。

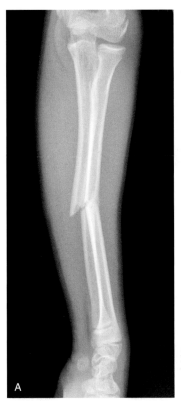
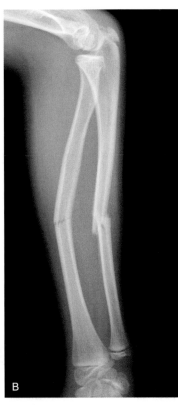

图 3-5　尺桡骨双骨折病例 2

A.正位 X 线片;B.侧位 X 线片。尺桡骨中段双骨折,尺骨骨折线呈斜形,断端移位重叠并向前内侧成角;桡骨骨折端对位好,但骨折端亦向前内侧成角。

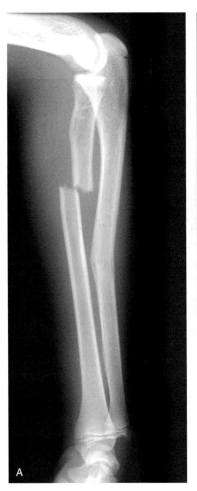
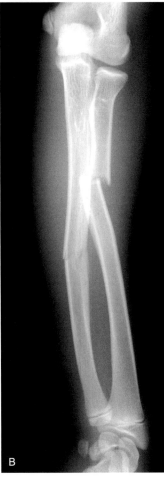

图 3-6　尺桡骨双骨折病例 3

A.侧位 X 线片;B.正位 X 线片。尺桡骨双骨折,断面不在同一水平面,桡骨断面高而尺骨断面低,骨折线呈短斜形,为间接暴力所致。

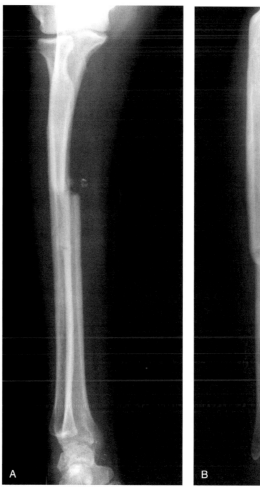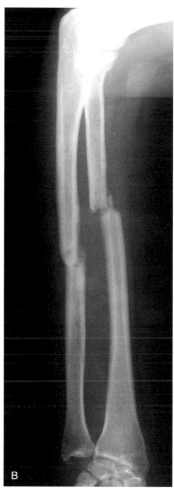

图 3-7　尺桡骨双骨折病例 4

A. 侧位 X 线片；B. 正位 X 线片。此例尺桡骨双骨折病例 X 线片中除观察到骨折端的侧方移位外，还需注意到桡骨近端较直、远端仍保持弯曲弧度，而且断端宽度不等，因此判断骨折尚存在旋转移位。

二、桡骨干单骨折

【诊断要点】

1. 桡骨干单骨折可发生在桡骨干的任何部位，以桡骨中、下 1/3 交界处为多见。

2. 骨折可为横形、斜形或粉碎性。

3. 儿童常为青枝骨折或不完全性骨折，骨折端无移位，仅出现轻度成角畸形（图 3-8、图 3-9）。

4. 桡骨干上 1/3 骨折时，附着于桡骨上端的肱二头肌及旋后肌牵拉骨折近端向后旋转移位，而附着于桡骨干中、下段的旋前圆肌和旋前方肌牵拉骨折远端向前旋转移位；桡骨干中、下 1/3 骨折时，骨折近端处于中立位，而骨折远端因旋前方肌的牵拉可向前旋转移位（图 3-10~ 图 3-13）。

【鉴别诊断】

桡骨干上段的线状骨折有时需与滋养血管沟相鉴别，后者走向较固定，呈内下至外上，边缘也较光滑，结合有无外伤史，可与骨折相鉴别（图 3-14）。

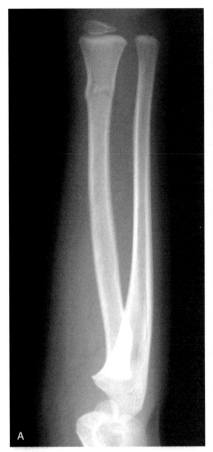
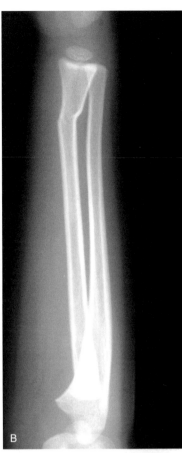

图 3-8 桡骨干青枝骨折

A. 正位 X 线片;B. 侧位 X 线片。桡骨干下段骨小梁扭曲,皮质皱褶,骨折端向前成角,尺骨未见异常。

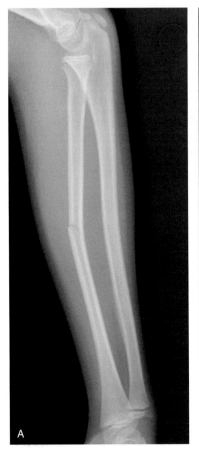
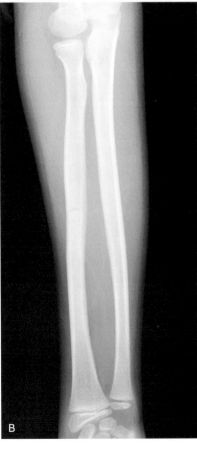

图 3-9 桡骨干不完全性骨折

A. 侧位 X 线片;B. 正位 X 线片。桡骨干中段不完全性骨折,对位尚好,骨折端向前成角。

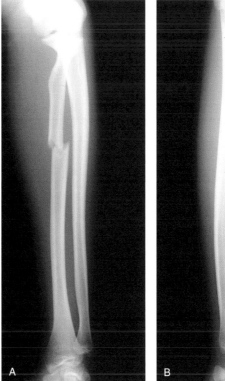
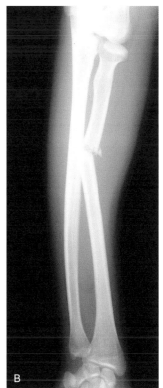

图 3-10 桡骨干上 1/3 骨折

A. 侧位 X 线片；B. 正位 X 线片。本病例 X 线片可见骨折端除了侧方移位及成角外，还需注意其断端宽度不一致，由此判断还存在旋转移位。一般桡骨上 1/3 骨折旋转移位都有规律性，因附着于桡骨上端的肱二头肌及旋后肌牵拉骨折近端向后旋转移位，而附着于桡骨中、下段的旋前圆肌和旋前方肌牵拉骨折远端向前旋转移位。

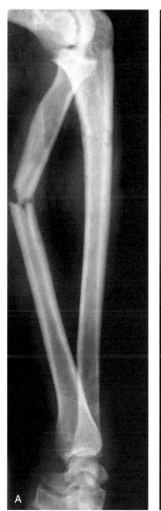
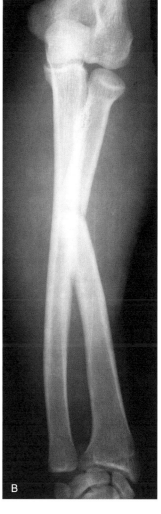

图 3-11 桡骨干上 1/3 骨折合并桡骨头半脱位

A. 侧位 X 线片；B. 正位 X 线片。当前臂其中一骨骨折且明显成角时，必合并有桡骨头或下尺桡关节的脱位。

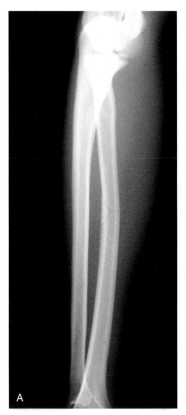
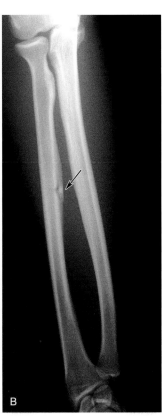

图 3-12 桡骨干中段裂纹骨折

A. 侧位 X 线片;B. 正位 X 线片。本例为桡骨干中段蝶形裂纹骨折(黑箭),此类骨折较少见。

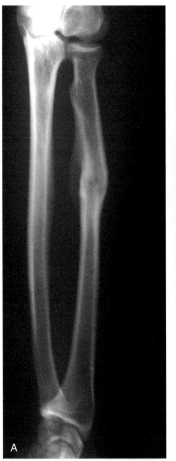
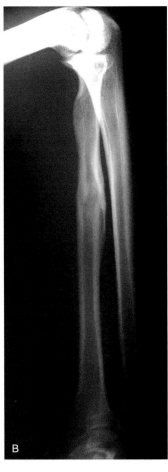

图 3-13 桡骨干上 1/3 陈旧性骨折

A. 正位 X 线片;B. 侧位 X 线片。对于桡骨干骨折端的旋转,在整复时必须给予纠正,不然会导致前臂部分旋转功能丧失。此例桡骨干上段骨折已愈合,但桡骨正常弧度消失,且侧位桡骨结节向前,下尺桡关节分开,说明断端存在旋转畸形。

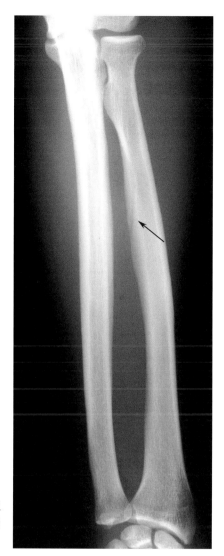

图 3-14　桡骨干上段滋养血管沟

桡骨干上段滋养血管沟(黑箭)走向呈内下至外上,边缘较光滑,易误诊为骨折。

三、尺骨干单骨折

【诊断要点】

1. 尺骨干单骨折多见于尺骨干下段,可为横形、斜形或粉碎性骨折。

2. 尺骨干下 1/3 骨折,受旋前圆肌的牵拉,骨折远端可发生旋转并向桡侧移位,尺桡两骨并拢,常可合并下尺桡关节脱位。

3. 桡骨头未见脱位表现。

尺骨干单骨折的 X 线表现见图 3-15~ 图 3-21。

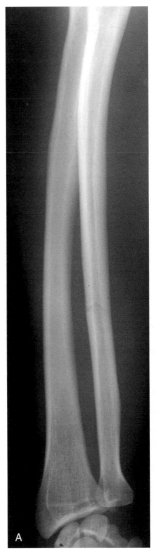
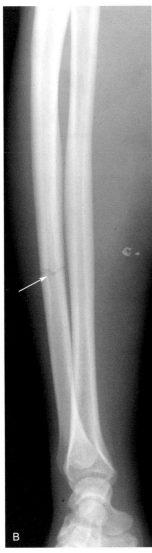

图 3-15　尺骨干中段骨折

A. 正位 X 线片;B. 侧位 X 线片。尺骨干中段见骨质中断裂纹(白箭),桡骨骨质未见异常。

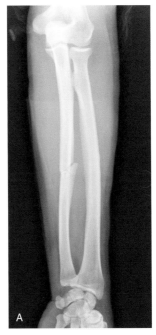
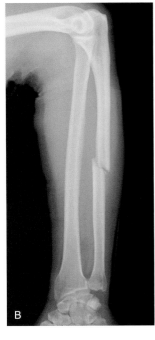

图 3-16　尺骨干中段粉碎性骨折

A. 正位 X 线片;B. 侧位 X 线片。尺骨干中段骨折,呈粉碎性,主要远折端向前外侧移位,对位好,骨折端无明显成角。

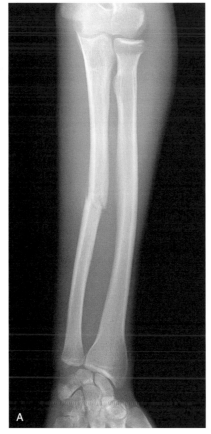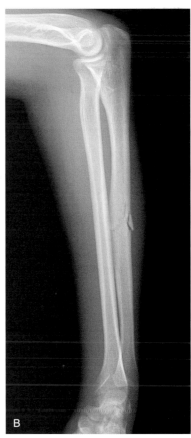

图 3-17 左侧尺骨干蝶形骨折

A. 正位 X 线片;B. 侧位 X 线片。尺骨干中段骨折,背侧可见蝶形骨折片,主要骨折端对位好,骨折端轻度向外成角。

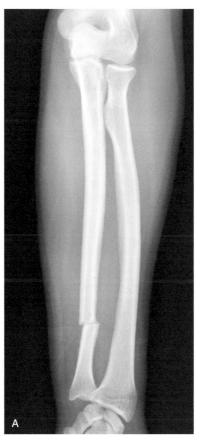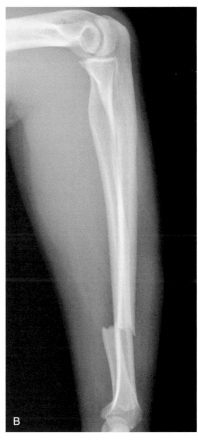

图 3-18 尺骨干下段骨折

A. 正位 X 线片;B. 侧位 X 线片。尺骨干下段骨折,骨折线呈横形,多为直接暴力所致。

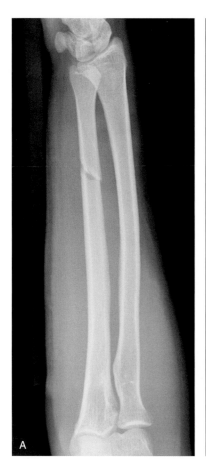
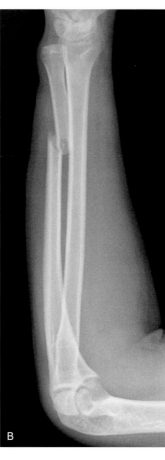

图 3-19 尺骨干下段骨折

A. 正位 X 线片；B. 侧位 X 线片。尺骨干下段斜形骨折，远折端向前移位，骨折端重叠并向前成角。

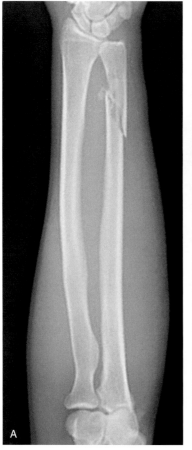
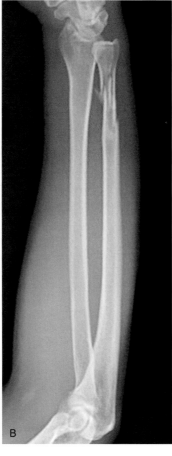

图 3-20 尺骨干下段粉碎性骨折

A. 正位 X 线片；B. 侧位 X 线片。骨折呈粉碎性，多为直接暴力所致。

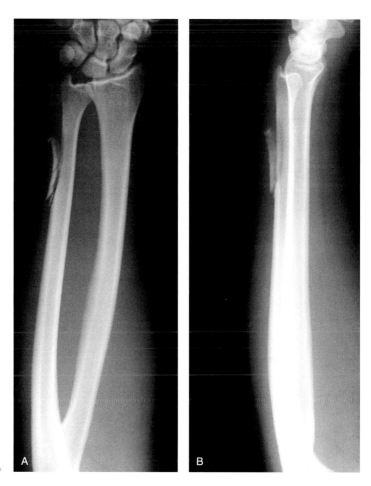

图 3-21　尺骨干下段骨折

尺骨干下段纵形劈裂骨折,为刀伤所致。

四、蒙泰贾骨折

【创伤类型】

根据尺骨损伤的类型和桡骨头的位置,将此类骨折分为伸直型骨折、屈曲型骨折、内收型骨折和特殊型骨折。

【诊断要点】

1. 蒙泰贾骨折(Monteggia 骨折)指的是尺骨干上 1/3 骨折合并桡骨头脱位。

2. **伸直型骨折**　最常见,骨折发生于尺骨干上 1/3,呈斜形或蝶形,骨折端主要向前成角,桡骨头向前脱位(图 3-22~ 图 3-24)。

3. **屈曲型骨折**　较少见,尺骨干上 1/3 骨折,骨折端向后成角,桡骨头后脱位(图 3-25)。

4. **内收型骨折**　较多见,常见于儿童,骨折发生于尺骨干近端,表现为喙突下纵形劈裂骨折,骨折端向桡侧成角弯曲,桡骨头多向外呈半脱位(图 3-26、图 3-27)。

5. **特殊型骨折**　少见,桡骨头向前脱位,伴尺桡骨双骨折(图 3-28)。

6. 蒙泰贾骨折的诊断,最常漏诊的是桡骨头脱位,因此确定有无桡骨头脱位是诊断的关键。一般地说,单纯的尺骨干上段骨折较少见,若尺骨干上段发生骨折,特别是骨折端有较明显的移位畸形者,应想到桡骨头脱位的可能,此时拍摄 X 线片时应包括肘关节,以免漏诊(图 3-28)。

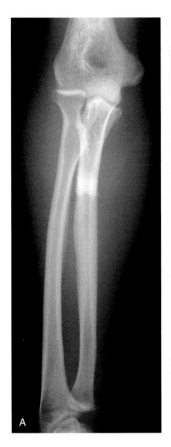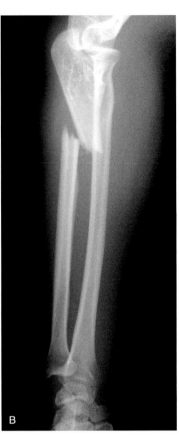

图 3-22　蒙泰贾骨折(伸直型)病例 1

A. 正位 X 线片;B. 侧位 X 线片。尺骨干上 1/3 短斜形骨折,骨折端向前成角,桡骨头向前上方脱位。此型骨折较多见。

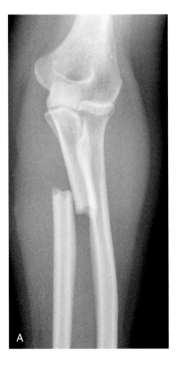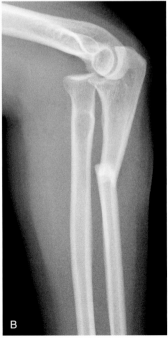

图 3-23　蒙泰贾骨折(伸直型)病例 2

A. 正位 X 线片;B. 侧位 X 线片。尺骨干上段骨折,骨折端移位并向前外成角,桡骨头向前上方脱位。

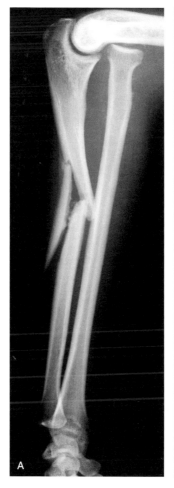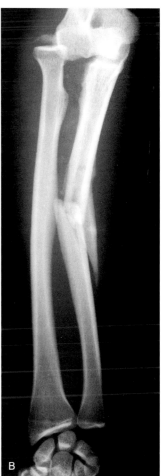

图 3-24 陈旧性蒙泰贾骨折（伸直型）

A. 侧位 X 线片；B. 正位 X 线片。尺骨干上 1/3 骨折，骨折呈蝶形粉碎性，骨折端向前外成角，已见骨痂生长，桡骨头向前外脱位，注意骨折成角方向总是与桡骨头脱位的方向一致。

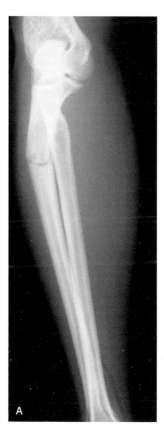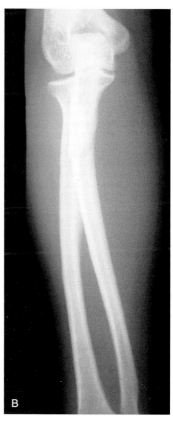

图 3-25 蒙泰贾骨折（屈曲型）

A. 侧位 X 线片；B. 正位 X 线片。此型较少见，本病例尺骨干上 1/3 骨折，骨折端向后外成角，桡骨头向后外脱位。

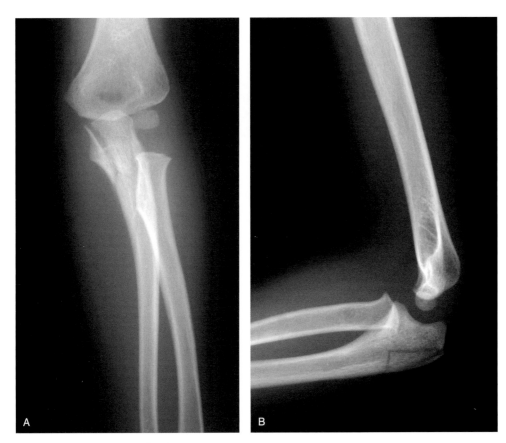

图 3-26　蒙泰贾骨折(内收型)

A. 正位 X 线片;B. 侧位 X 线片。患儿女,3 岁。尺骨干近端青枝骨折并向外弯曲成角,桡骨头则向外呈半脱位。此型多见于儿童,诊断时桡骨头脱位常被忽视而被误诊为单纯尺骨干近端青枝骨折。

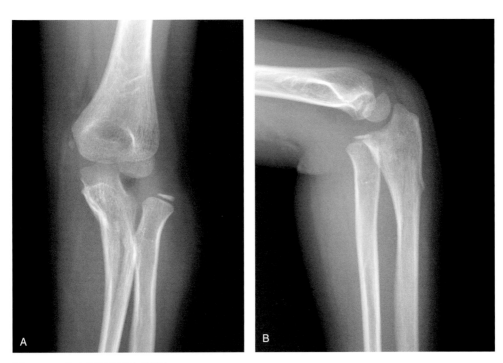

图 3-27　蒙泰贾骨折(内收型)

A. 正位 X 线片;B. 侧位 X 线片。尺骨干近端青枝骨折,桡骨头向前外脱位。

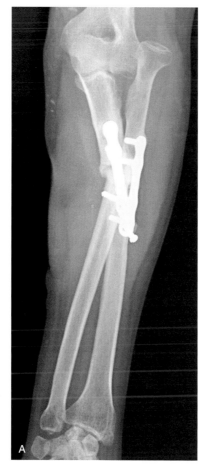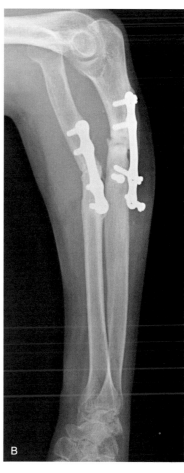

图 3-28 陈旧性蒙泰贾骨折(特殊型)

A. 正位 X 线片;B. 侧位 X 线片。尺骨干上 1/3 陈旧性骨折,骨折端向外成角,桡骨头向前上外方脱位,同时桡骨干中上段亦见陈旧性骨折,部分螺钉已松脱。

五、加莱亚齐骨折

【诊断要点】

1. 加莱亚齐骨折(Galeazzi 骨折)是指桡骨干中下 1/3 骨折合并下尺桡关节脱位。

2. 骨折发生在桡骨干中下 1/3 交界处,骨折线为横形或短斜形,多非严重粉碎性,远折端向上移位与近折端重叠并向掌桡侧或尺背侧移位,下尺桡关节脱位。

3. 儿童可表现为桡骨下段青枝骨折,合并尺骨干下端骨骺分离。

4. 部分可合并尺骨干骨折或尺骨茎突骨折。

加莱亚齐骨折的 X 线表现见图 3-29~ 图 3-31。

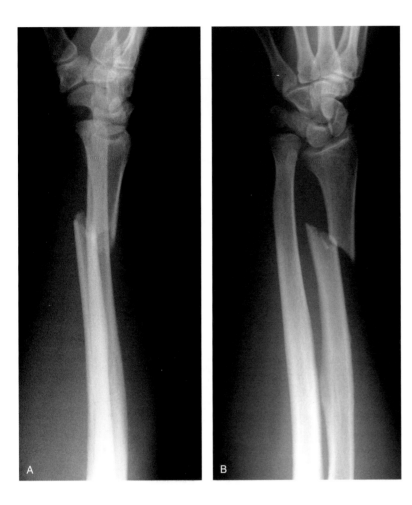

图 3-29　加莱亚齐骨折病例 1
A. 侧位 X 线片；B. 正位 X 线片。桡骨干下 1/3 骨折，骨折线呈斜形，下尺桡关节脱位。

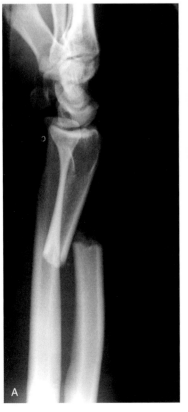
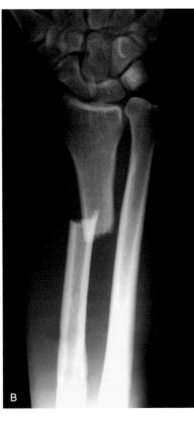

图 3-30　加莱亚齐骨折病例 2
A. 侧位 X 线片；B. 正位 X 线片。左侧桡骨干下 1/3 短斜形骨折，远折端向前内上方移位与近折段重叠，骨折端向前内侧成角，下尺桡关节呈半脱位。

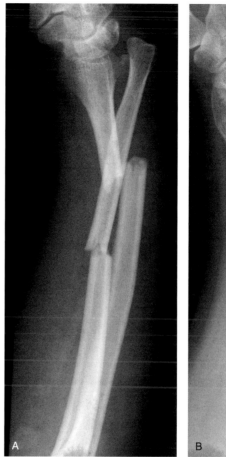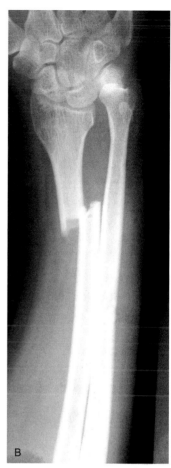

图 3-31　加莱亚齐骨折病例 3

A. 侧位 X 线片；B. 正位 X 线片。桡骨干下 1/3 骨折，桡骨骨折端明显移位重叠并向背侧成角，下尺桡关节完全脱位，尺骨中段及尺骨茎突同时合并骨折。

六、Essex-Lopresti 骨折

【诊断要点】

1. Essex-Lopresti 骨折是指桡骨头骨折合并下尺桡关节脱位。

2. 桡骨头骨折，呈粉碎性，骨折端明显嵌入、压缩，下尺桡关节分离导致关节间隙增宽，桡骨向上移位。

3. 部分可合并腕舟骨骨折或脱位。

Essex-Lopresti 骨折的 X 线表现见图 3-32。

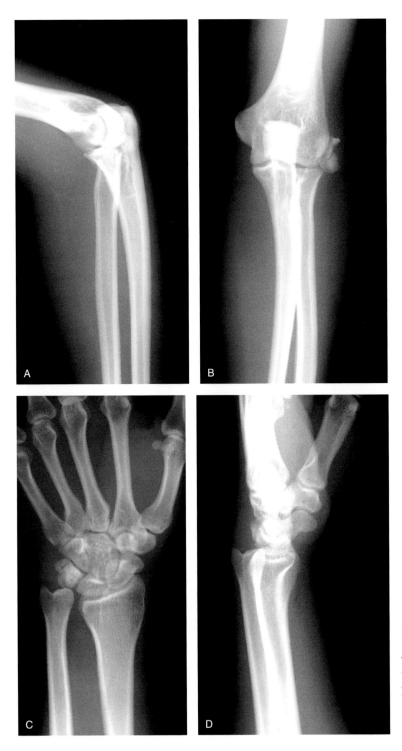

图 3-32 Essex-Lopresti 骨折

A. 肘关节侧位 X 线片 ; B. 肘关节正位 X 线片 ; C. 腕关节正位 X 线片 ; D. 腕关节侧位 X 线片。左侧桡骨头骨折, 骨折块旋转并向外移位, 对位不良, 同时左侧下尺桡关节显示脱位。

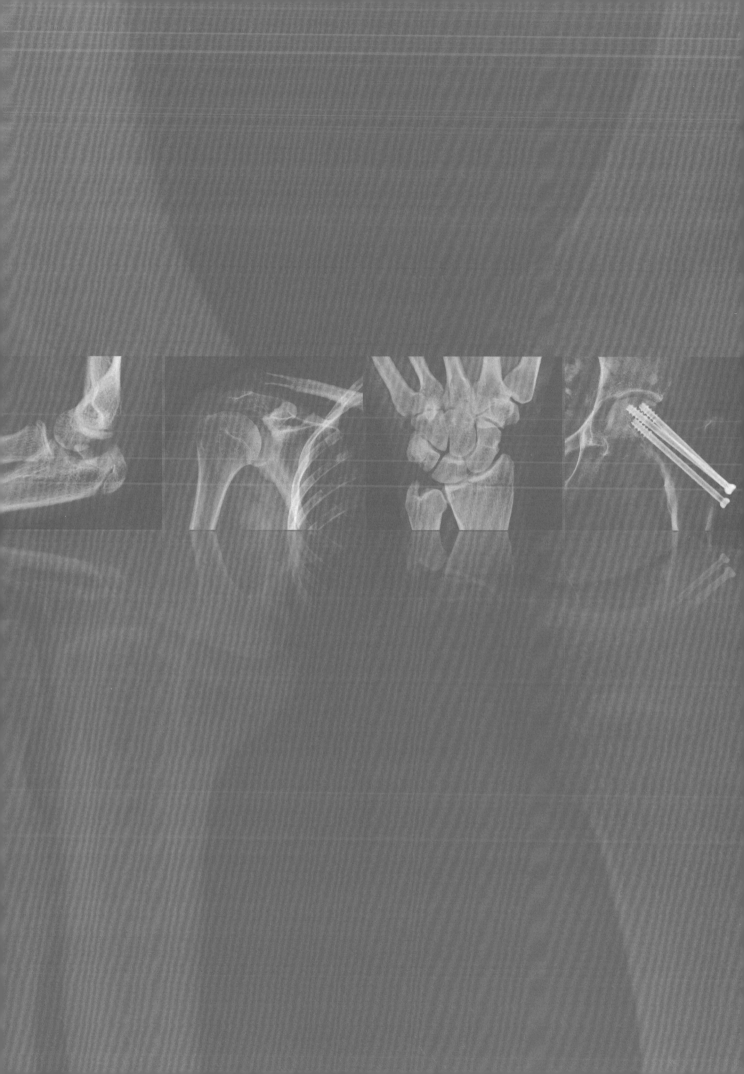

第四章　腕部创伤

正常腕关节 X 线片见图 4-1。正常舟骨位 X 线片见图 4-2。

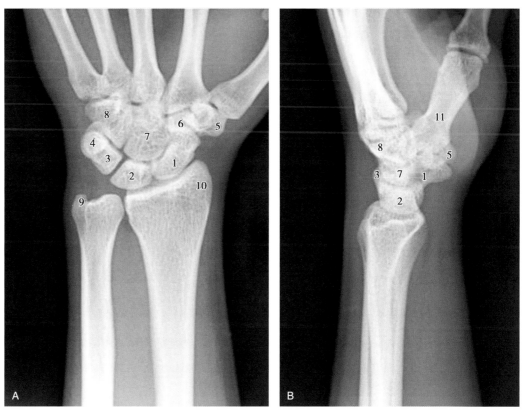

图 4-1　正常腕关节 X 线片

A. 正位 X 线片；B. 侧位 X 线片。1- 舟骨；2- 月骨；3- 三角骨；4- 豌豆骨；5- 大多角骨；6- 小多角骨；7- 头状骨；8- 钩骨；9- 尺骨茎突；10- 桡骨茎突；11- 第 1 掌骨。

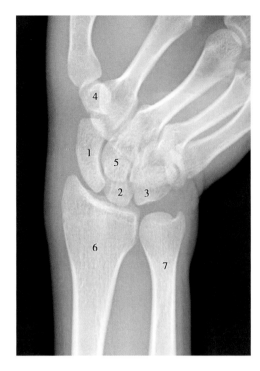

图 4-2 正常舟骨位 X 线片

1- 舟骨;2- 月骨;3- 三角骨;4- 大多角骨;
5- 头状骨;6- 桡骨;7- 尺骨。

一、Colles 骨折

【创伤类型】

根据骨折部位及移位情况分为关节外无移位型骨折、关节外移位型骨折、关节受累型骨折和关节碎裂型骨折。

【诊断要点】

1. Colles 骨折为桡骨干远端距关节面 2~3cm 以内的骨折,骨折线多为横形,骨折端向掌侧成角。

2. 远折端向背侧移位,背侧缘骨皮质嵌压,产生劈裂骨片,骨片直立可插入髓腔内。

3. 远折端向桡侧移位并绕纵轴外旋,骨折端嵌插、短缩、皮质重叠。

4. 内倾角及前倾角变小或成负角。

5. 有时远折端可裂成数块,骨折线伸入关节面,严重者关节面可塌陷。

6. 常合并下尺桡关节脱位,另外约 2/3 的病例伴尺骨茎突骨折,少数合并三角骨或舟骨骨折。

7. 根据骨折部位及移位情况分为四型

(1)关节外无移位型骨折:骨折线不波及关节面,远折端亦无明显移位,桡骨远端关节面力线正常。

(2)关节外移位型骨折:骨折线不侵犯关节面,但骨折端程度不同向背侧及桡侧移位,关节面力线变形,尺骨茎突可伴或不伴有骨折。

(3)关节受累型骨折:骨折线波及关节面,但关节对位正常无移位。

(4)关节碎裂型骨折:关节面的完整性及外形受到破坏。

Colles 骨折的 X 线表现见图 4-3~ 图 4-12。

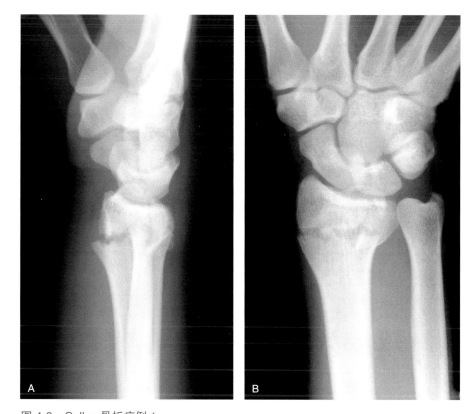

图 4-3 Colles 骨折病例 1

A. 侧位 X 线片；B. 正位 X 线片。桡骨干远端横形骨折，远折端向背侧移位，骨折端向掌侧成角，前倾角消失成负角，内倾角变小。

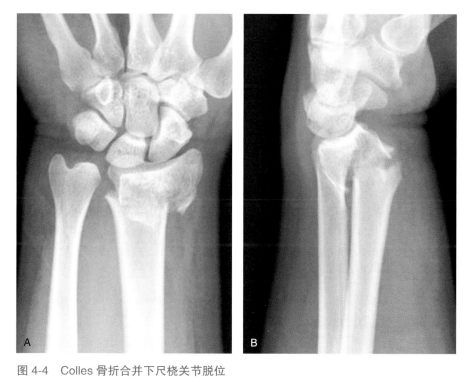

图 4-4 Colles 骨折合并下尺桡关节脱位

A. 正位 X 线片；B. 侧位 X 线片。左侧桡骨干远端横形骨折，远折端向后外侧移位，骨折端向掌侧成角，下尺桡关节间隙增宽。

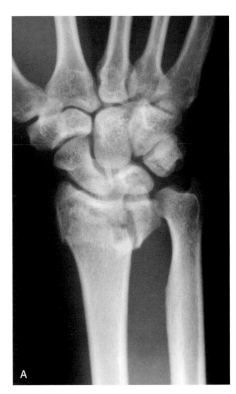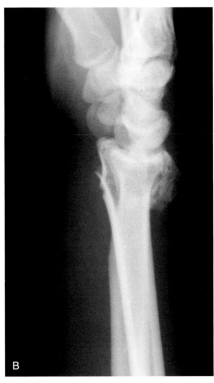

图 4-5　Colles 骨折病例 2

A. 正位 X 线片;B. 侧位 X 线片。桡骨干远端骨折,远折端向背侧移位,有纵形骨折线通过桡骨远端关节面,骨折端向前成角。此类骨折日后易并发创伤性关节炎。

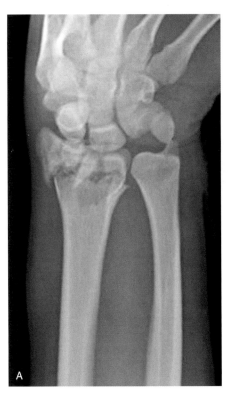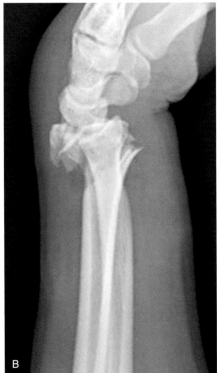

图 4-6　Colles 骨折病例 3

A. 正位 X 线片;B. 侧位 X 线片。桡骨干远端粉碎性骨折,远折端碎裂成多个骨折块,骨折线伸入关节面,主要远折端向背外侧移位,前倾角消失成负角,内倾角变小。

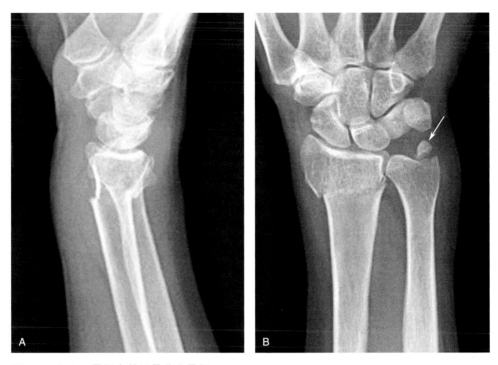

图 4-7　Colles 骨折合并尺骨茎突骨折

A. 侧位 X 线片;B. 正位 X 线片。桡骨干远端横形骨折,远折端向背桡侧移位,骨折端向掌侧成角,尺骨茎突同时骨折(白箭)。

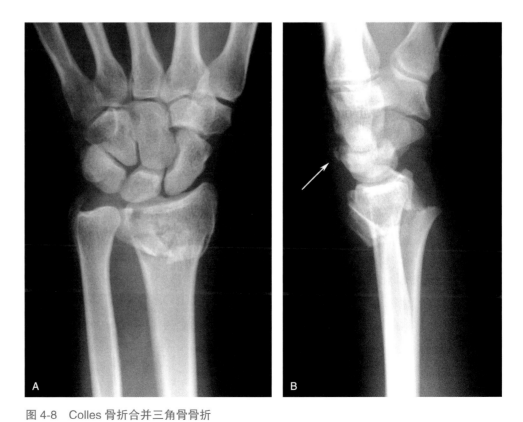

图 4-8　Colles 骨折合并三角骨骨折

A. 正位 X 线片;B. 侧位 X 线片。桡骨干远端横形骨折,远折端向背侧移位,骨折端向掌侧成角,三角骨背侧缘可见撕裂骨折(白箭)。

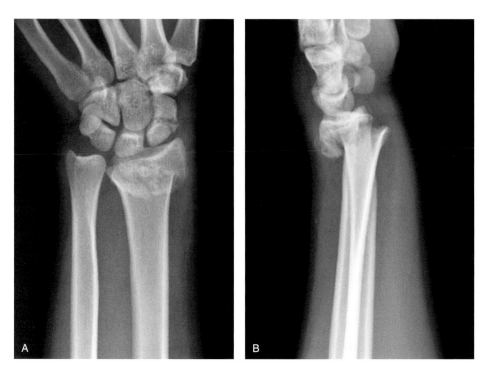

图 4-9　Colles 骨折合并舟骨骨折

A. 正位 X 线片;B. 侧位 X 线片。桡骨干远端骨折,远折端向后外侧移位,前倾角成负角,同时舟骨腰部显示骨折。

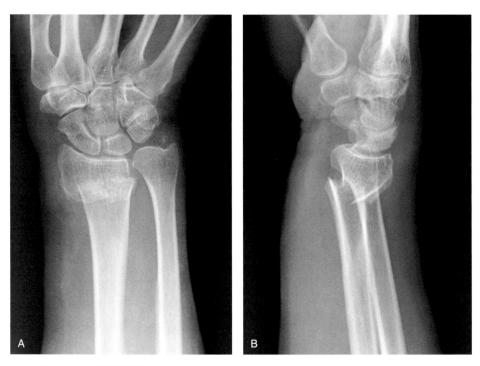

图 4-10　Colles 骨折病例 4

A. 正位 X 线片;B. 侧位 X 线片。桡骨干远端骨折,有时骨折端成角和移位缩短可比较明显。

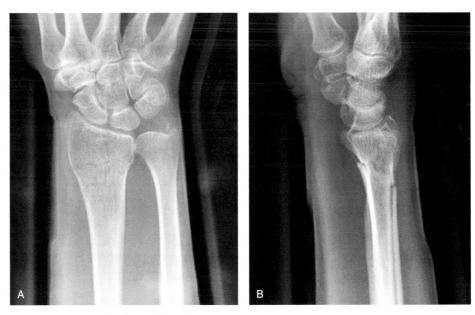

图 4-11 Colles 骨折病例 4 整复后

A. 正位 X 线片;B. 侧位 X 线片。Colles 骨折的治疗除了矫正侧方移位外,还必须恢复前倾角和内倾角。此为图 4-10 病例整复后的改变,其移位和成角均得到矫正。

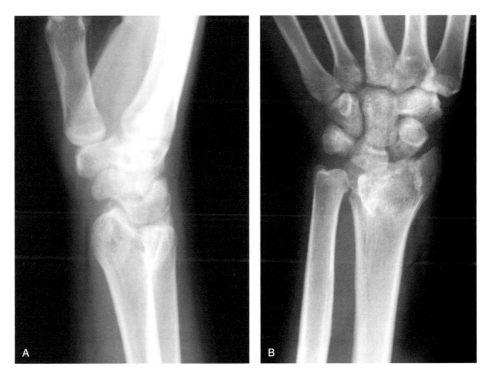

图 4-12 Colles 骨折愈合后畸形改变

A. 侧位 X 线片;B. 正位 X 线片。桡骨干远端骨折已愈合,但远端关节面仍向后倾斜,前倾角未得到矫正,此种畸形改变将导致腕关节部分活动功能障碍。

二、史密斯骨折

【创伤类型】

按骨折线形态,Thomas 将史密斯骨折(Smith 骨折)分为三型。

【诊断要点】

1. 为桡骨干远端横形骨折或远端前缘劈裂骨折,与 Colles 骨折移位方向相反,远折端向掌侧及近侧移位,骨折端向背侧成角,前倾角增大。

2. 骨折线可通过关节面,腕关节可向前脱位。

3. 有时可并发尺骨茎突骨折。

4. 按照骨折线形态,将骨折分为三型。

(1)Ⅰ型:骨折线横形,自背侧通达掌侧,未波及关节面,远折端连同腕骨向掌侧移位,向背侧成角。

(2)Ⅱ型:骨折线斜形,自背侧关节面的边缘斜向近侧和掌侧,远折端连同腕骨一并向掌侧及近侧移位。

(3)Ⅲ型:为桡骨下端掌侧缘骨折,骨折线斜向通达关节面,远折端为三角形,连同腕骨向掌侧及近侧移位,腕关节呈脱位状。

史密斯骨折的 X 线表现见图 4-13~ 图 4-16。

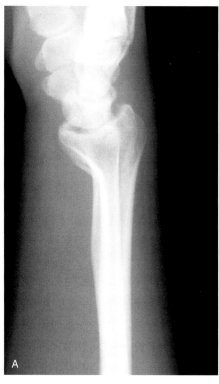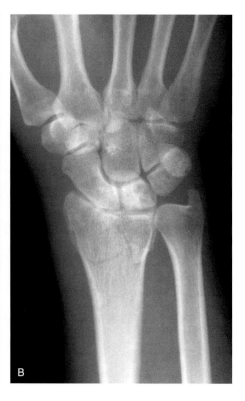

图 4-13 史密斯骨折病例 1

A. 侧位 X 线片;B. 正位 X 线片。桡骨远端骨折,侧方移位不明显,但前倾角增大,导致桡骨远端关节面向掌侧倾斜更明显。

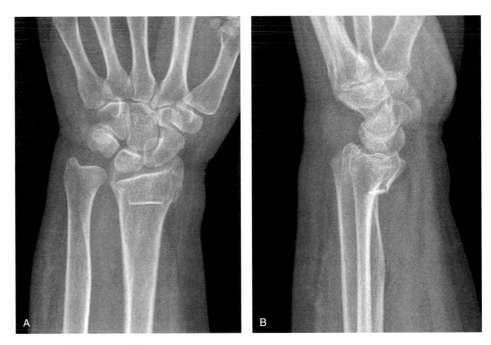

图 4-14 史密斯骨折病例 2

A. 正位 X 线片;B. 侧位 X 线片。桡骨干远端骨折,骨折后改变与上例相似,但此例骨折端前侧可见劈裂游离骨折片。

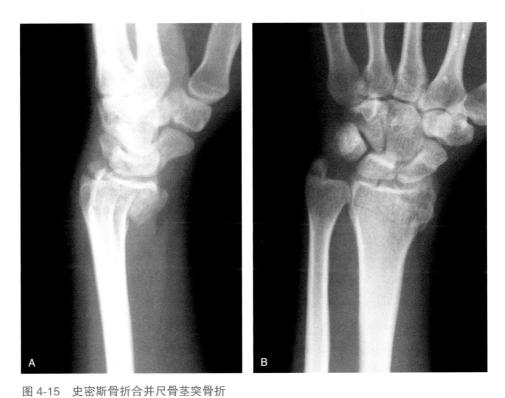

图 4-15 史密斯骨折合并尺骨茎突骨折

A. 侧位 X 线片;B. 正位 X 线片。桡骨干远端骨折,与 Colles 骨折移位方向相反,远折端向掌侧移位,前倾角增大,同时合并尺骨茎突骨折。

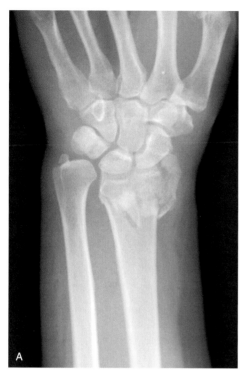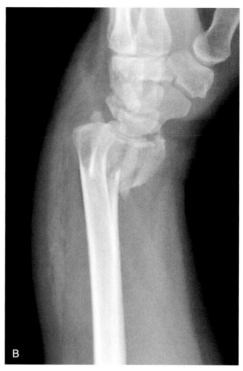

图 4-16   史密斯骨折病例 3

A. 正位 X 线片;B. 侧位 X 线片。桡骨干远端骨折,远折端向前外侧移位,前倾角增大,下尺桡关节呈半脱位,同时合并尺骨茎突骨折。

三、巴顿骨折

【创伤类型】

根据骨折表现分为背侧缘骨折和掌侧缘骨折。

【诊断要点】

1. 巴顿骨折主要需要通过侧位 X 线片观察。

2. **背侧缘骨折**   骨折位于桡骨干远端背侧缘,骨折块呈楔形,包括了关节面的 1/3,楔形骨折片与腕骨一起向背侧及近侧移位,腕关节呈半脱位(图 4-17)。

3. **掌侧缘骨折**   桡骨干远端掌侧缘撕脱骨折,骨折块较背侧缘骨折的骨折块小,向近侧及掌侧移位,腕骨随之半脱位(图 4-18、图 4-19)。

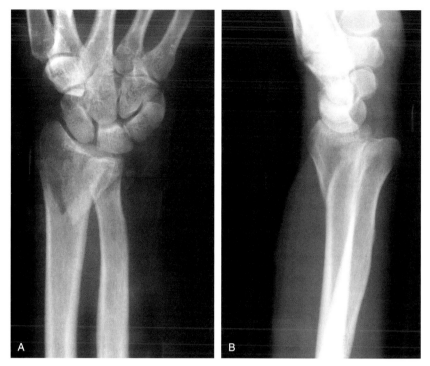

图 4-17　背侧缘巴顿骨折

A. 正位 X 线片;B. 侧位 X 线片。桡骨干远端背侧缘斜形骨折,撕脱的楔形骨折块与腕骨一起向背侧轻度移位。

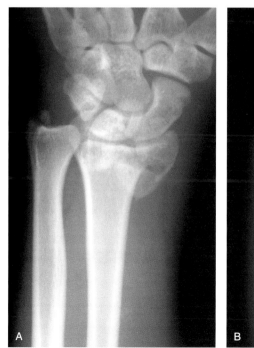
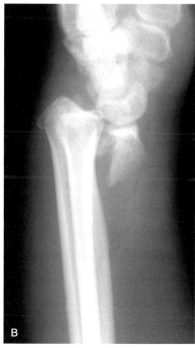

图 4-18　掌侧缘巴顿骨折

A. 正位 X 线片;B. 侧位 X 线片。桡骨干远端掌侧缘纵形骨折,撕脱的骨折块连同腕骨一起向掌侧及近外侧移位,腕关节呈半脱位,尺骨茎突亦见骨折。

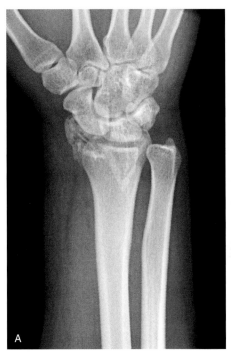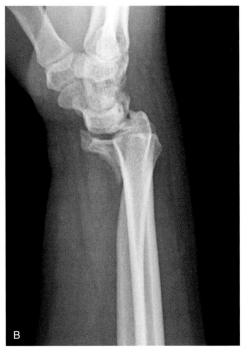

图 4-19 掌侧缘巴顿骨折

A. 正位 X 线片;B. 侧位 X 线片。桡骨干远端掌侧缘撕脱骨折,撕脱的骨折块连同腕骨向前上方移位。

四、桡骨干远端尺侧缘骨折

【创伤类型】

根据 X 线表现,将桡骨远端尺侧缘骨折分为两型。

【诊断要点】

1. 桡骨干远端尺侧缘骨折也称月骨压迫性骨折,可单独存在,也可合并腕骨脱位。
2. **骨折分两型**
(1)Ⅰ型:桡骨远端尺侧缘骨折,骨折块压缩或呈游离状向近侧移位,下尺桡关节同时合并损伤。
(2)Ⅱ型:桡骨远端尺侧缘劈裂骨折,骨折块与桡骨分离,下尺桡关节关系保持正常(图 4-20)。

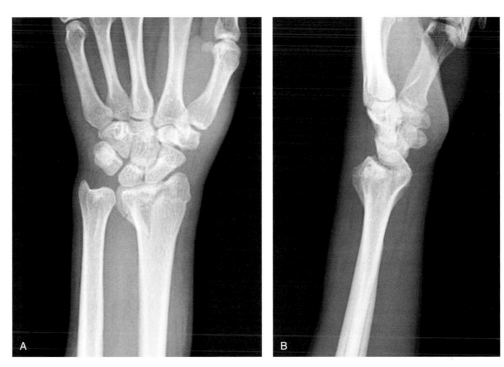

图 4-20　桡骨远端尺侧缘骨折Ⅱ型

A. 正位 X 线片；B. 侧位 X 线片。桡骨干远端尺侧缘骨折,骨折块向后内侧移位,下尺桡关节保持正常。

五、桡骨茎突骨折

【创伤类型】

根据骨折部位分为桡骨茎突尖部骨折和桡骨茎突基底部骨折。

【诊断要点】

1. **桡骨茎突尖部骨折**　桡骨茎突尖部横形撕脱或斜形劈裂骨折,骨折片多无移位。

2. **桡骨茎突基底部骨折**　骨折横形,骨折线起于腕舟骨、月骨关节面相交处,向外走行止于桡骨茎突顶端近侧约 1cm 处；远侧骨折片为三角形,移位不明显或轻度向桡、背侧移位。

桡骨茎突骨折的 X 线表现见图 4-21~图 4-23。

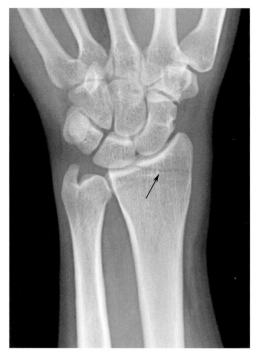

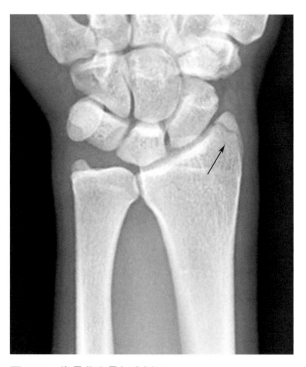

图4-21　桡骨茎突骨折病例1

桡骨茎突裂缝骨折（黑箭），骨折线通过腕关节面，骨折无移位。

图4-22　桡骨茎突骨折病例2

桡骨茎突骨折（黑箭），骨折线通过腕关节面，骨折无移位。

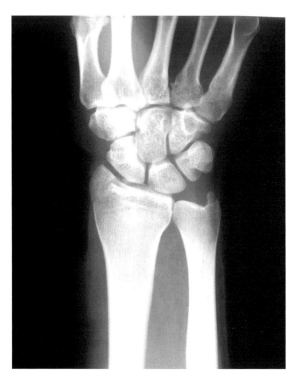

图4-23　桡骨茎突骨折合并尺骨茎突骨折

桡骨茎突及尺骨茎突同时骨折，骨折端均无移位。

六、尺骨茎突骨折

【诊断要点】

单纯的尺骨茎突骨折少见,骨折可发生在尺骨茎突末端或基底部,通常为横形骨折,少数呈粉碎性,骨折端可发生不同程度的分离移位(图 4-24、图 4-25)。

【鉴别诊断】

尺骨远端副骨:尺骨远端副骨通常位于尺骨茎突末端,呈游离圆形或椭圆形,边缘较光滑,与尺骨茎突骨折边缘锐利有别(图 4-26、图 4-27)。

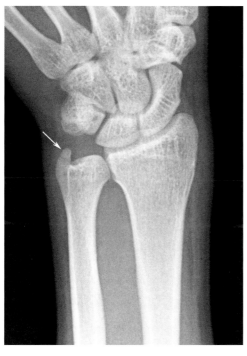

图 4-24　尺骨茎突骨折病例 1

本例尺骨茎突骨折(白箭),骨折端无移位。

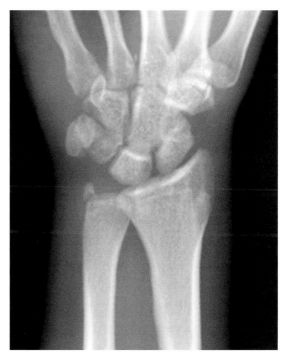

图 4-25　尺骨茎突骨折病例 2

尺骨茎突骨折,远折端向内侧移位。

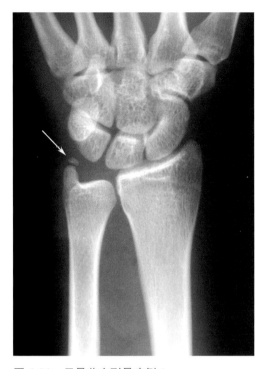 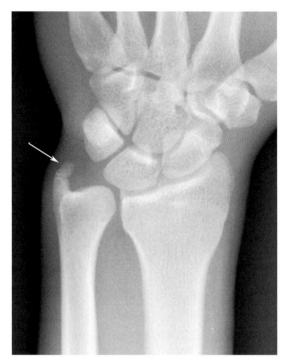

图 4-26 尺骨茎突副骨病例 1

尺骨茎突副骨(白箭)位于尺骨茎突下方,呈边缘光滑的圆形或卵圆形,读片时注意勿误诊为尺骨茎突骨折。

图 4-27 尺骨茎突副骨病例 2

尺骨茎突副骨(白箭)与尺骨茎突形成假关节,此种情形请注意勿误诊为尺骨茎突陈旧性骨折。

七、腕舟骨骨折

【创伤类型】

按骨折部位分为近段骨折、腰部骨折、远段骨折和结节部骨折。

【诊断要点】

1. X 线片对诊断起关键作用,但骨折在正侧位 X 线片中不易被发现,必须拍摄腕舟骨位 X 线片进行观察。

2. 典型腕舟骨骨折诊断不难,可根据骨折部位做出相应诊断。

3. 细微裂纹骨折易漏诊,须着重观察下列 X 线征象。

(1)舟骨结节处皮质有无断裂,或出现薄层骨片。

(2)头舟关节间隙内有无游离小薄骨片。

(3)舟骨一侧或两侧关节面上出现小的阶梯改变。

(4)舟骨的头状骨关节面上有无与关节面相垂直的细裂缝。

(5)舟骨外侧缘与其相平行的透亮带消失即舟骨脂肪线征阳性。诊断困难者须在短期内复查。

4. 复查时要注意观察是否出现不愈合或缺血性坏死。

【鉴别诊断】

正位投照腕关节时,正常舟骨近远段重叠可造成腰部密度增高之致密线,容易诊断为舟骨腰部陈旧性骨折,需注意鉴别。

腕舟骨骨折及其鉴别诊断的X线表现见图4-28~图4-39。

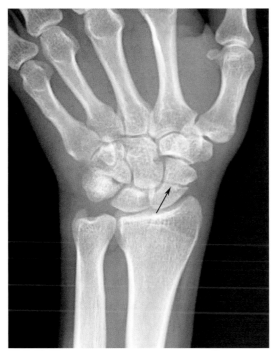

图4-28 舟骨腰部骨折

舟骨腰部见骨质中断裂缝(黑箭),骨折端无移位。

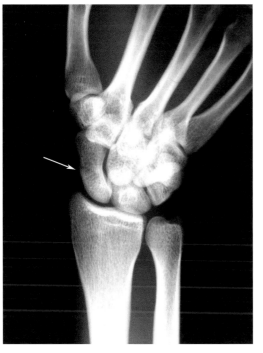

图4-29 舟骨腰部细微骨折病例1

舟骨腰部仅见纤细骨折裂纹(白箭),骨折端无移位。

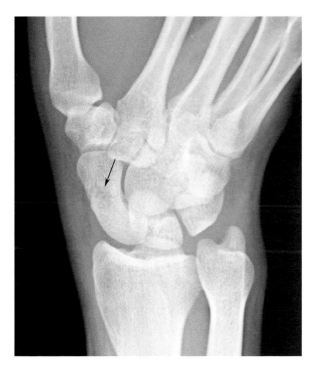

图4-30 舟骨腰部细微骨折病例2

舟骨腰部隐约见骨折裂纹(黑箭),舟骨外侧缘与其平行的透亮带模糊消失。

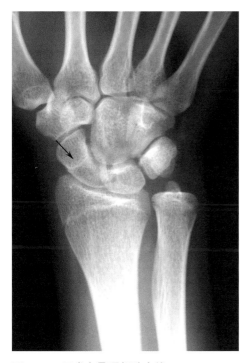

图4-31 正常舟骨腰部致密线

对腕关节进行正位投照时,舟骨腰部有时可见致密线(黑箭),不要误诊为舟骨腰部陈旧性骨折。

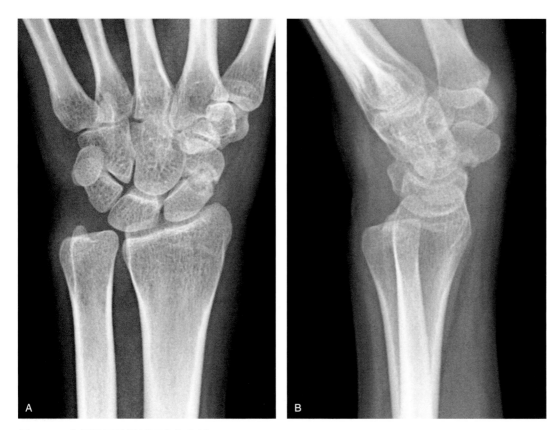

图 4-32　舟骨陈旧性骨折不愈合病例 1

A. 正位 X 线片;B. 侧位 X 线片。舟骨腰部骨折,其断面硬化,未见骨痂连接,呈不愈合表现。

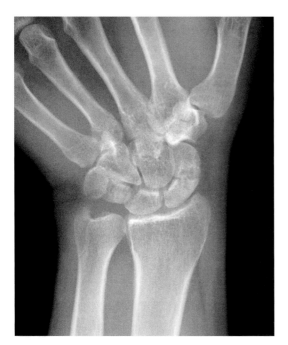

图 4-33　舟骨陈旧性骨折不愈合病例 2

舟骨腰部陈旧性骨折,骨折端不愈合,近折端密度
均匀增高,提示已发生缺血性坏死。

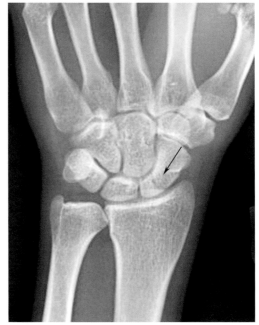

图 4-34　舟骨近段骨折

舟骨近段骨折(黑箭),骨折端无移位。

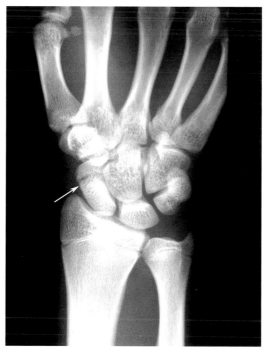

图 4-35　舟骨远段骨折

舟骨远段骨折(白箭),无移位。此型骨折较少见。

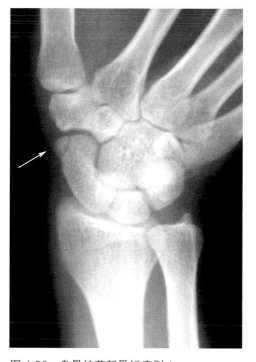

图 4-36　舟骨结节部骨折病例 1

舟骨结节部骨折(白箭),骨折端对位尚好,无分离移位。此型骨折也较少见,因结节部血运较丰富,一般愈合均较良好,较少出现缺血性坏死。

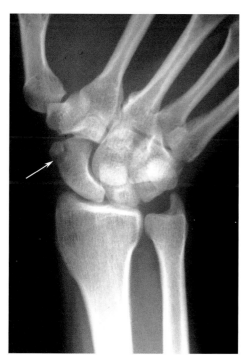

图 4-37　舟骨结节部骨折病例 2

舟骨结节部骨折(白箭),骨折端分离移位。

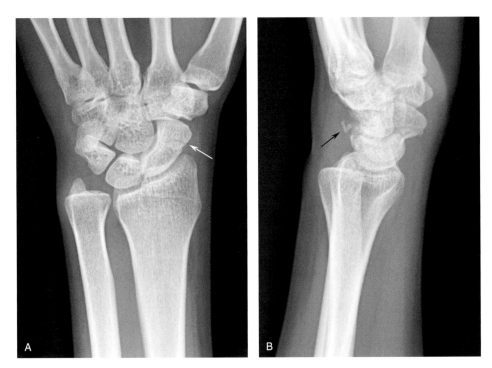

图 4-38　舟骨骨折合并三角骨骨折

A. 正位 X 线片;B. 侧位 X 线片。舟骨远段骨折(白箭),同时三角骨亦见骨折分离移位(黑箭)。

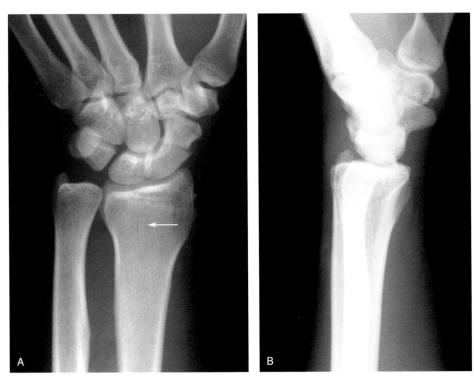

图 4-39　舟骨骨折合并桡骨远端骨折

A. 正位 X 线片;B. 侧位 X 线片。舟骨腰部骨折,同时桡骨远端显示多条骨质中断裂纹(白箭)。

八、三角骨骨折

【创伤类型】

根据创伤机制及 X 线表现分为背侧撞击型骨折、掌侧撞击型骨折、横折型骨折和纵折型骨折。

【诊断要点】

1. **背侧撞击型骨折** 此型常见,腕关节正位 X 线片不能显示骨折,只有侧位 X 线片才能显示,表现为三角骨背侧缘绿豆大小撕脱骨折片,可有约 2mm 分离间隙(图 4-40)。

2. **掌侧撞击型骨折** 在腕旋后 30° 的斜位片显示,于豆-三角骨关节的下方,三角骨掌侧缘,可见形态不规整骨块影。

3. **横折型骨折** 常合并于过伸性腕骨骨折和月骨周围脱位,正位片可显示横形骨折线,侧位片由于相互重叠难以辨认(图 4-41)。

4. **纵折型骨折** 正位可见纵形骨折线,或侧位呈粉碎性骨折(图 4-42)。

【鉴别诊断】

月骨上小骨:为月骨后上方小骨性密度影,属正常变异,勿误诊为三角骨背侧缘骨折,后者的发生有明确外伤史,边缘锐利,三角骨背侧缘有缺损区,背侧软组织也有肿胀(图 4-43)。

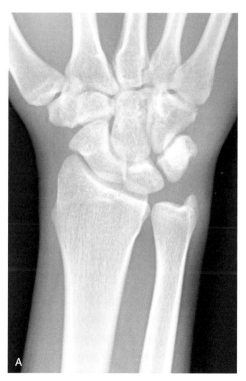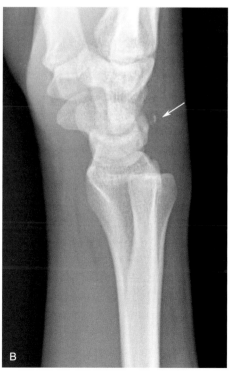

图 4-40 三角骨骨折(背侧撞击型)

A. 正位 X 线片未见骨折;B. 侧位 X 线片可见三角骨背侧撕裂分离的小骨折片(白箭),注意不要误诊为月骨骨折。

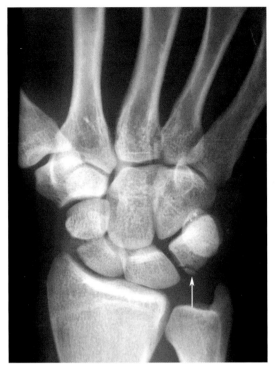

图 4-41 三角骨骨折（横折型）

正位 X 线片显示三角骨下部横形骨折线（白箭），无明显分离。舟骨腰部尚见骨折。

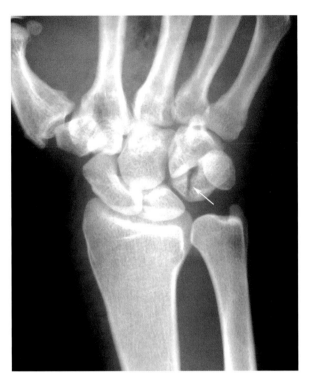

图 4-42 三角骨骨折（纵折型）

三角骨中央可见纵形骨折线（白箭），骨折端轻度分离。第一掌骨基底部尚可见陈旧性骨折。

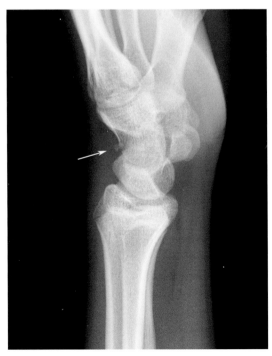

图 4-43 月骨上小骨

月骨后上方可见小骨性密度影（白箭），其边缘光滑，为月骨上小骨，属正常变异，勿误诊为三角骨背侧缘骨折。

九、月骨骨折

【创伤类型】

根据 X 线表现分为撕脱骨折、裂隙骨折和粉碎性骨折。

【诊断要点】

1. **撕脱骨折**　背面的桡月韧带撕裂,造成月骨后角骨折。
2. **裂隙骨折**　月骨中部可见纵形裂缝(图 4-44)。
3. **粉碎性骨折**　少见,主要发生于月骨体部,表现为体部粉碎性骨折。

月骨骨折的 X 线表现见图 4-44。

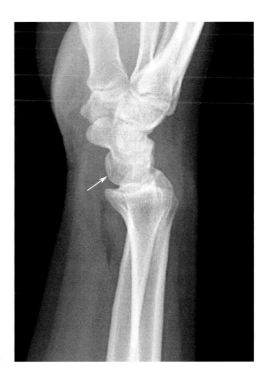

图 4-44　月骨骨折

月骨可见骨质中断裂纹,骨折端无移位(白箭)。

十、豌豆骨骨折

【创伤类型】

根据 X 线表现分为裂隙骨折和撕脱骨折。

【诊断要点】

1. **裂隙骨折**　为直接暴力引起,腕关节前后斜位 X 线片表现为豌豆骨裂隙状骨折线,骨折端可轻度分离移位。

2. **撕脱骨折**　为尺侧腕屈肌牵拉所致,以手旋后 20° 腕部侧位及腕管切线位 X 线片观察效果最好。

3. 豌豆骨骨折有时可伴有豌豆骨脱位或其他腕骨骨折。

豌豆骨骨折的 X 线表现见图 4-45~ 图 4-47。

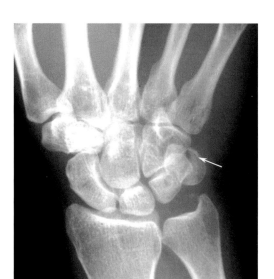

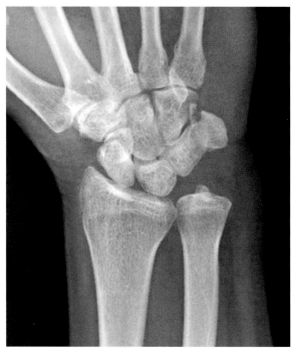

图 4-45　豌豆骨骨折病例 1

豌豆骨可见纵形裂缝(白箭),骨折端仅轻度分离。

图 4-46　豌豆骨骨折病例 2

豌豆骨纵形骨折,骨折端分离移位。

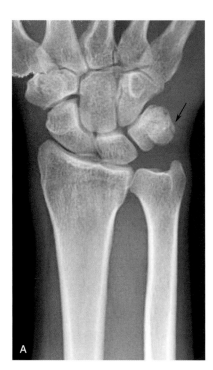

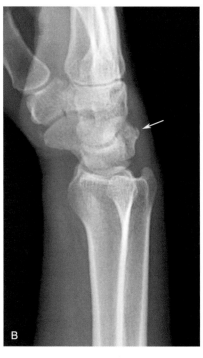

图 4-47　豌豆骨骨折合并三角骨骨折

A. 正位 X 线片可见豌豆骨骨折裂缝(黑箭);B. 侧位 X 线片可见三角骨背侧缘骨折(白箭)。

十一、大多角骨骨折

【诊断要点】

1. 大多角骨骨折多为直接暴力压迫所致。
2. 骨折多发生在大多角骨体部,骨折端分离移位。
3. 部分可合并第 1 掌腕关节脱位。

大多角骨骨折的 X 线表现见图 4-48。

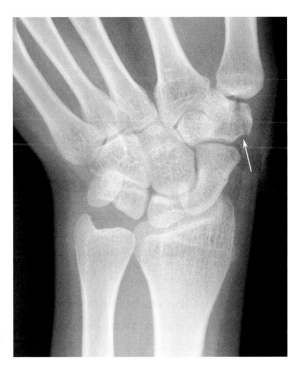

图 4-48　大多角骨骨折

大多角骨骨折(白箭),骨折端轻度分离,此骨折较为少见。

十二、钩骨骨折

【创伤类型】

根据骨折部位分为钩突部骨折和体部骨折。

【诊断要点】

1. 骨折主要可以通过正侧位 X 线片显示,必要时可加照斜位 X 线片或腕管轴位 X 线片进行观察。
2. 钩突部骨折较体部骨折多见,于相应部位可见骨折裂缝,一般移位不大。
3. 体部骨折容易愈合,而钩突部骨折不易愈合(图 4-49、图 4-50)。

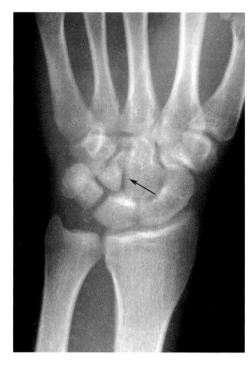

图 4-49　钩骨骨折病例 1

钩骨体部可见骨折裂缝(黑箭),分离移位不明显。

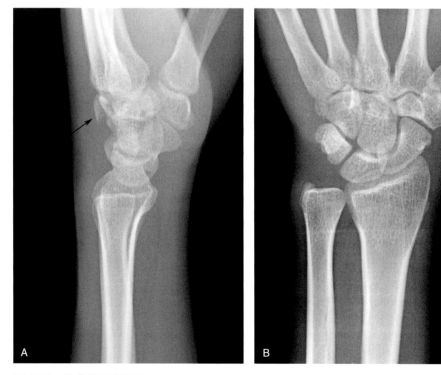

图 4-50　钩骨骨折病例 2

A. 侧位 X 线片可见钩骨体部纵形骨折(黑箭),骨折块向后上方分离移位;B.正位 X 线片可见第 4 掌骨基底部纵形无移位骨折。

十三、舟月骨分离

【创伤类型】

舟月骨分离分为单纯型舟月骨分离及复合型舟月骨分离。

【诊断要点】

1. 单纯型舟月骨分离   舟月骨间隙增宽,分离间隙>3mm,远极舟骨皮质出现皮质环征。

2. 复合型舟月骨分离   除了单纯型舟月骨分离表现外,尚合并有舟骨骨折、月骨脱位、月骨周围脱位等损伤。

舟月骨分离的 X 线片见图 4-51、图 4-52。

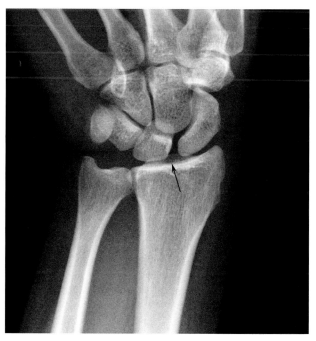

图 4-51 舟月骨分离

右侧舟月骨间隙增宽(黑箭),各骨未见骨折征象。

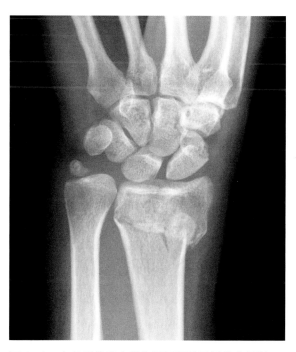

图 4-52 舟月骨分离合并桡骨远端及尺骨茎突骨折

右侧舟月骨间隙增宽,同时合并桡骨远端及尺骨茎突骨折。

十四、月骨前脱位

【诊断要点】

1. 正位 X 线片可见月骨旋转呈三角形与头状骨重叠,头月关节及桡月关节间隙消失(图 4-53A)。

2. 侧位 X 线片可见月骨向掌侧脱位,其窝状关节面向前甚至向下,头状骨占据原月骨位置,而舟骨位置、头状骨与桡骨轴线关系保持不变(图 4-53B)。

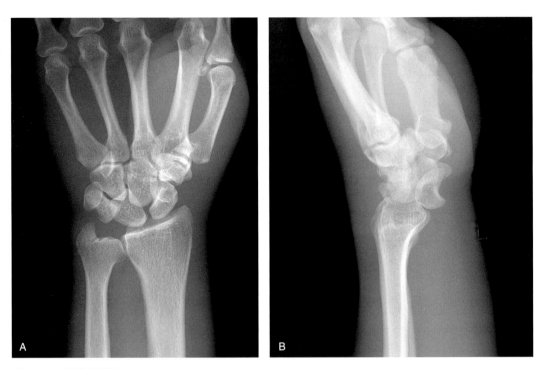

图 4-53 月骨前脱位

A. 正位 X 线片可见月骨旋转呈三角形与头状骨重叠,头月关节及桡月关节间隙消失;B. 侧位 X 线片可见月骨向掌侧脱位,其窝状关节面向前,而舟骨位置、头状骨与桡骨轴线关系保持不变。

十五、经茎突的月骨脱位

【诊断要点】

1. 经茎突的月骨脱位是指月骨脱位合并尺骨茎突骨折或桡骨茎突骨折(图 4-54)。

2. 正位 X 线片可见尺骨茎突骨折或桡骨茎突骨折;月骨旋转呈三角形与头状骨重叠,头月关节及桡月关节间隙消失。

3. 侧位 X 线片可见月骨多向掌侧脱位,窝状关节面向前,严重者月骨可向前移位至桡骨远端掌侧软组织内,窝状关节面朝下、头状骨上移,占据原月骨位置,舟骨原位置不变。

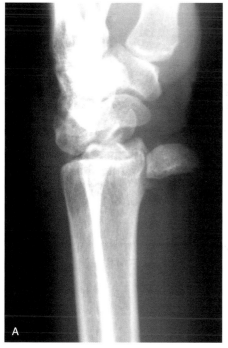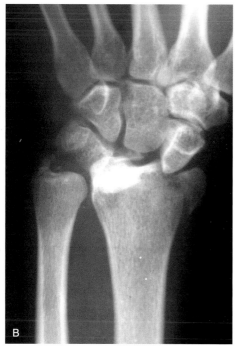

图 4-54 经茎突的月骨脱位

A. 侧位 X 线片；B. 正位 X 线片。月骨失去与头状骨和桡骨的正常对应关系，向前移位至桡骨远端掌侧软组织内，月骨窝状关节面朝下，头状骨头部移至原月骨占据的桡骨窝内，桡骨茎突同时合并骨折。

十六、经舟骨和茎突的月骨脱位

【诊断要点】

1. 经舟骨和茎突的月骨脱位是指月骨脱位合并舟骨骨折及尺骨或桡骨茎突骨折（图 4-55）。

2. 正位 X 线片显示舟骨骨折及尺骨或桡骨茎突骨折；月骨旋转呈三角形与头状骨重叠，头月关节、桡月关节间隙消失（图 4-55A）。

3. 侧位 X 线片显示月骨多向掌侧脱位，窝状关节面朝前，严重者月骨向前移位至桡骨远端掌侧软组织内，同时窝状关节面朝下，头状骨上移，占据原月骨位置，舟骨原位置不变（图 4-55B）。

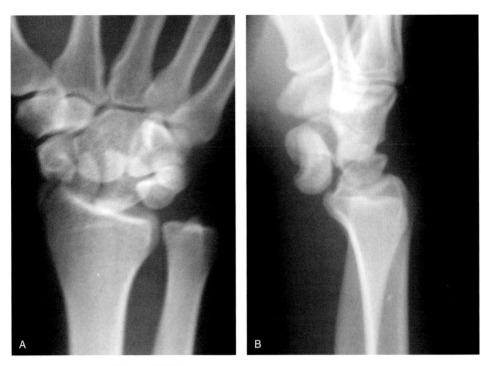

图 4-55 经舟骨和茎突的月骨脱位

A. 正位 X 线片可见舟骨和桡骨茎突骨折,月骨呈扇形,头月关节间隙消失;B. 侧位 X 线片可见月骨向掌侧脱位,窝状关节面朝前,头状骨与桡骨轴线关系保持不变。

十七、月骨周围脱位

【创伤类型】

根据脱位表现分为后脱位和前脱位。

【诊断要点】

1. 正位 X 线片可见头状骨与月骨、桡骨和舟状骨重叠加重,头月关节间隙消失,关节面重叠,间隙不清,腕骨高度降低(图 4-56A)。

2. 侧位 X 线片可见月骨原位不动,与桡月关节保持正常关系,月骨上关节面空虚,其他腕骨都伴随头状骨同时向前或向后脱位(图 4-56B)。

3. 部分可伴有桡骨背侧缘骨折。

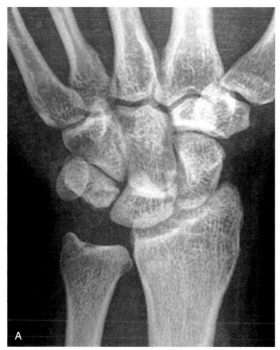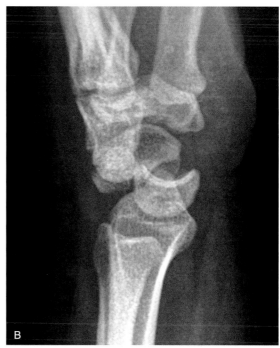

图 4-56　月骨周围脱位

A. 正位 X 线片可见头状骨与月骨、桡骨和舟状骨重叠加重,头月关节间隙消失,关节面重叠,间隙不清,腕骨高度降低;B. 侧位 X 线片可见月骨原位不动,与桡月关节保持正常关系,月骨上关节面空虚,其他腕骨都伴随头状骨向后脱位。

(病例图片由河北省中医院张泽坤主任惠赠,特此致谢)

十八、经舟骨月骨周围脱位

【创伤类型】

根据 X 线表现分为掌侧脱位和背侧脱位。

【诊断要点】

1. 经舟骨月骨周围脱位是指月骨周围脱位合并舟骨骨折。

2. 正位 X 线片可见舟骨腰部骨折,头月关节间隙异常,关节面重叠,间隙不清,腕骨高度降低,头状骨关节面接近桡骨远端关节面。

3. 侧位 X 线片可见月骨窝状关节面空虚,头状骨和舟骨远折端伴随其他腕骨一起向背侧或向掌侧脱位。

经舟骨月骨周围脱位的 X 线表现见图 4-57、图 4-58。

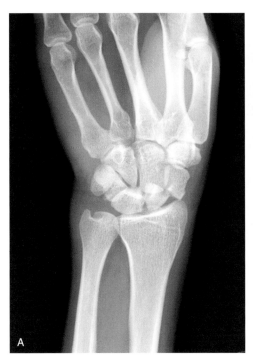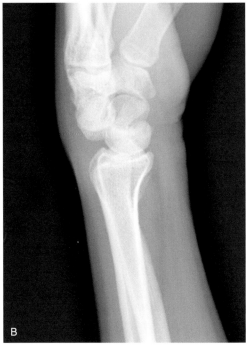

图 4-57 经舟骨月骨周围背侧脱位

A. 正位 X 线片可见舟骨腰部骨折移位,近折端与头状骨重叠,月骨向尺侧移位,头月关节间隙消失,头状骨关节面接近桡骨远端关节面;B. 侧位 X 线片可见月骨窝状关节面空虚,头状骨和舟骨远折端伴随其他腕骨一起向背侧脱位。

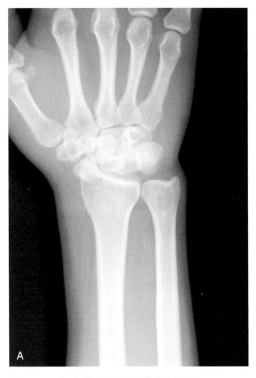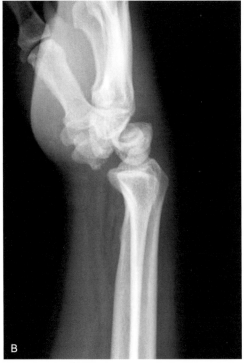

图 4-58 经舟骨月骨周围性掌侧脱位

A. 正位 X 线片可见舟骨腰部骨折移位,近折端与头状骨重叠,月骨向尺侧移位,头月关节间隙消失,头状骨关节面接近桡骨远端关节面;B. 侧位 X 线片可见月骨窝状关节面空虚,头状骨和舟骨远折端伴随其他腕骨一起向掌侧脱位。

十九、经茎突和舟骨的月骨周围脱位

【创伤类型】

根据 X 线表现分为掌侧脱位和背侧脱位。

【诊断要点】

1. 经茎突和舟骨的月骨周围脱位是指月骨周围脱位合并桡、尺骨茎突骨折和舟骨骨折。

2. 正位 X 线片可见桡骨茎突、尺骨茎突及舟骨腰部骨折；头月关节间隙异常，关节面重叠，间隙不清，腕骨高度降低，头状骨关节面接近桡骨远端关节面。

3. 侧位 X 线片可见月骨窝状关节面空虚，头状骨和舟骨远折端伴随其他腕骨一起向掌侧脱位或背侧脱位。

经茎突和舟骨的月骨周围脱位的 X 线表现见图 4-59。

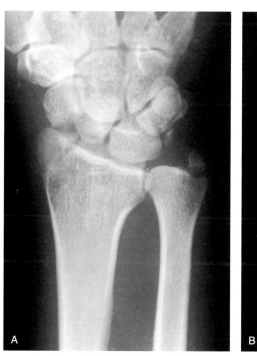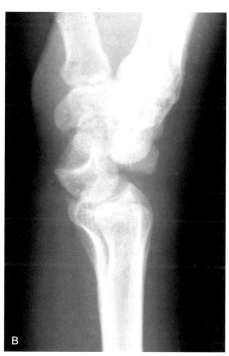

图 4-59　经舟骨和茎突的月骨周围脱位

A. 正位 X 线片可见舟骨腰部移位骨折，近折端与头状骨重叠，月骨向尺侧移位，头月关节间隙消失；B. 侧位 X 线片可见月骨窝状关节面空虚，桡月关节关系正常，头状骨位于月骨背侧，合并桡骨和尺骨茎突及三角骨骨折。

二十、桡腕关节脱位

【创伤类型】

根据腕骨的脱位方向分为背侧脱位和掌侧脱位。

【诊断要点】

1. 桡腕关节位置关系明显失常。
2. **背侧脱位**　腕骨向背侧移位,可伴有桡偏或尺偏。
3. **掌侧脱位**　腕骨向掌侧移位,可伴有桡偏或尺偏。
4. 可合并尺骨茎突骨折或桡骨茎突骨折。

桡腕关节脱位的 X 线表现见图 4-60。

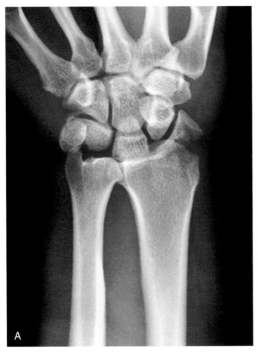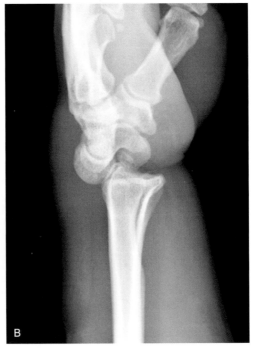

图 4-60　左侧桡腕关节背侧脱位

A. 正位 X 线片;B. 侧位 X 线片。左侧桡腕关节位置关系失常,间隙变窄,诸腕骨相对桡骨向背上侧方移位,同时合并桡骨茎突骨折、移位。

二十一、下尺桡关节脱位

【诊断要点】

1. 正位 X 线片可见下尺桡间隙增宽,正常尺骨远端桡侧缘与桡骨远端尺骨切迹骨皮质之间的距离,最大不超过 3mm, 当脱位时此间隙可明显增宽。

2. 侧位 X 线片可见尺骨下端向背侧移位。

下尺桡关节脱位的 X 线表现见图 4-61~图 4-63。

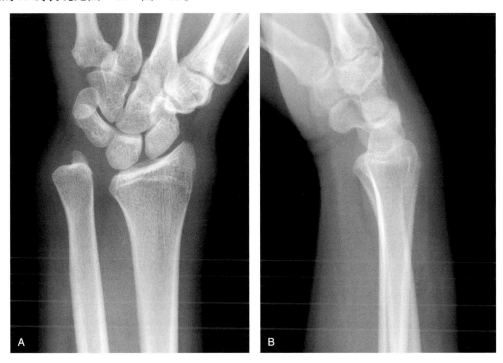

图 4-61　下尺桡关节脱位

A. 正位 X 线片;B. 侧位 X 线片。下尺桡关节间隙显著增宽,尺骨下端向下内移位,局部软组织肿胀。

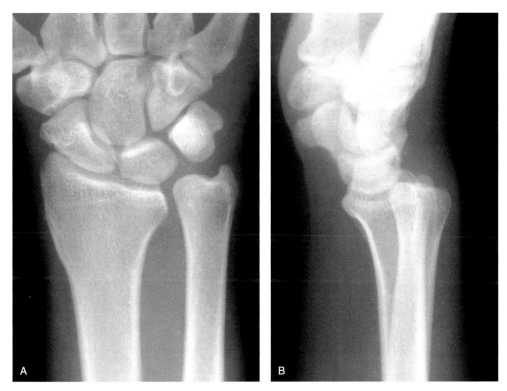

图 4-62　下尺桡关节半脱位

A. 正位 X 线片可见下尺桡关节间隙增宽;B. 侧位 X 线片可见尺骨下端向背侧移位,局部软组织隆起。

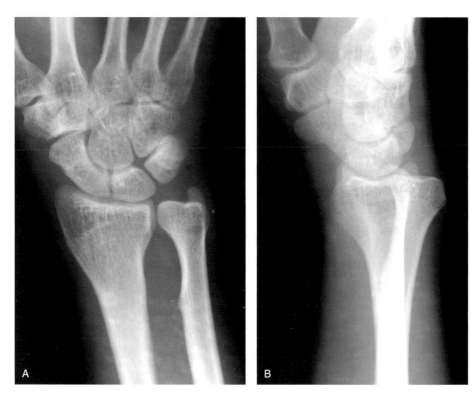

图 4-63　下尺桡关节半脱位

A. 正位 X 线片;B. 侧位 X 线片。有时正位 X 线片并不能显示下尺桡关节间隙增宽,而仅于侧位 X 线片可见尺骨下端向背侧移位。诊断有困难时可加照健侧 X 线片进行对比,但要注意侧位 X 线片必须按标准投照,不然会造成假脱位的影像。

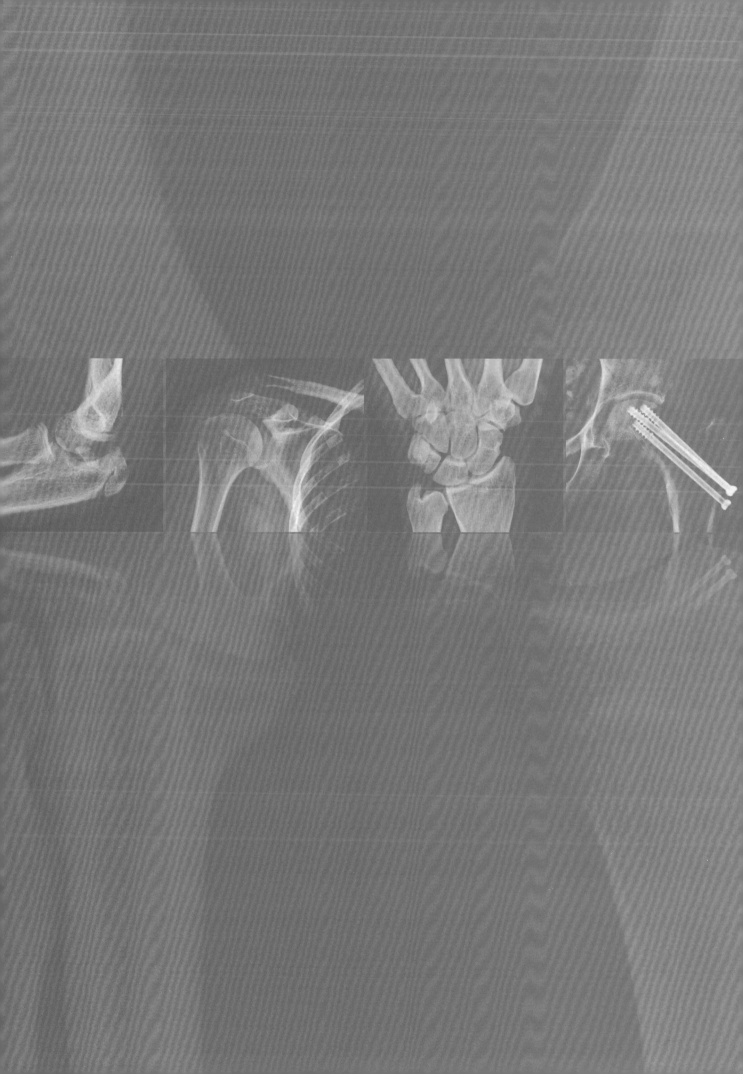

第五章　手部创伤

正常手部 X 线片见图 5-1。

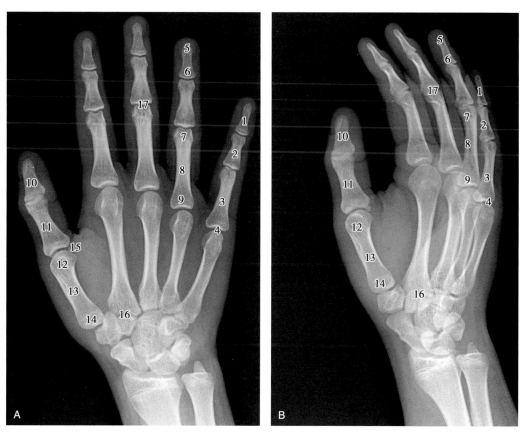

图 5-1　正常手部 X 线片

A. 正位 X 线片；B. 斜位 X 线片。1- 远节指骨；2- 中节指骨；3- 近节指骨；4- 掌指关节；5- 远节指骨粗隆；6- 远节指骨基底部；7- 指骨头部；8- 指骨干；9- 指骨基底部；10- 拇指远节指骨；11- 拇指近节指骨；12- 掌骨头部；13- 掌骨干；14- 掌骨基底部；15- 籽骨；16- 掌腕关节；17- 近侧指间关节。

一、第 1 掌骨骨折

【创伤类型】

根据 X 线表现分为骨干骨折、单纯基底部骨折、Bennett 骨折和罗兰多骨折。

【诊断要点】

1. **骨干骨折** 多为横形和粉碎性骨折,骨折后由于屈拇长肌、大鱼际肌及内收肌的收缩,骨折端向背侧和桡侧成角畸形(图 5-2)。

2. **单纯基底部骨折** 多见于基底部 1cm 处,骨折线为横形或短斜形,骨折向桡背侧成角(图 5-3)。

3. **Bennett 骨折** 即第 1 掌骨基底部骨折合并腕掌关节脱位,表现为拇指掌骨近端凹形关节面一半骨折,一半脱位。骨折线由掌骨基底部掌骨内侧斜向背上而进入腕掌关节,其特点是内侧的三角形骨折块仍留在关节内,和大多角骨的关系不变,而外侧的骨折端,则向桡侧和背侧移位(图 5-4、图 5-5)。

4. **罗兰多骨折** 即粉碎性 Bennett 骨折,较少见,为拇指掌骨基底关节内的 T 形或 Y 形骨折,除了与 Bennett 骨折相似的近端固定的骨折片以外,罗兰多骨折至少还有 1 块或更多的背侧骨折片(图 5-6)。

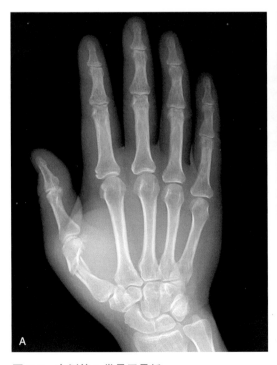
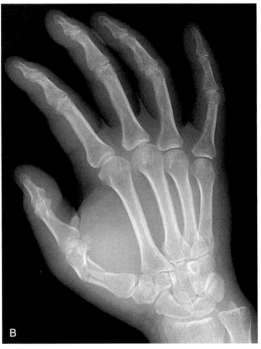

图 5-2 右侧第 1 掌骨干骨折

A. 正位 X 线片;B. 斜位 X 线片。右侧第 1 掌骨干粉碎性骨折,主要骨折端对位尚可,向后内侧成角。

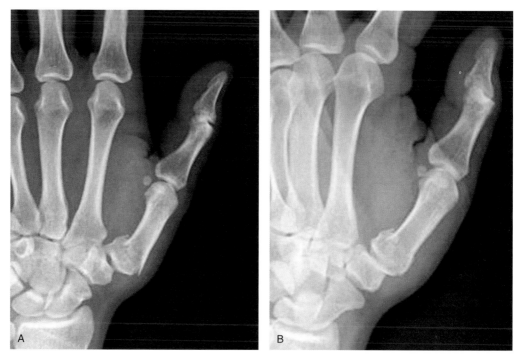

图 5-3　左侧第 1 掌骨单纯基底部骨折

A. 正位 X 线片；B. 斜位 X 线片。左侧第 1 掌骨基底部横形骨折，远折端向外侧轻度移位，骨折端部分嵌插并向外侧轻度成角。

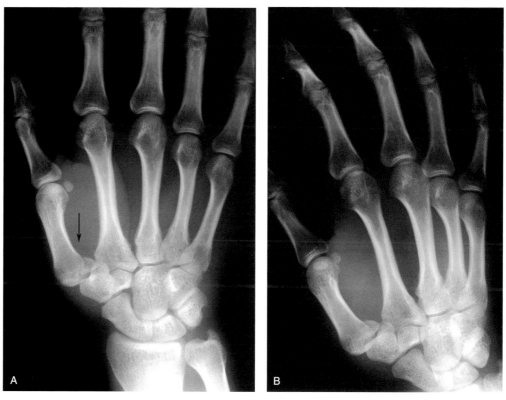

图 5-4　右侧第 1 掌骨基底部骨折脱位（Bennett 骨折）病例 1

A. 正位 X 线片；B. 斜位 X 线片。右侧第 1 掌骨基底部斜形骨折（黑箭），骨折线由掌骨凹形关节面斜向基底部内侧，小骨折块在内侧，留在关节内，和大多角骨关系不变，而外侧远折端则向桡侧移位。

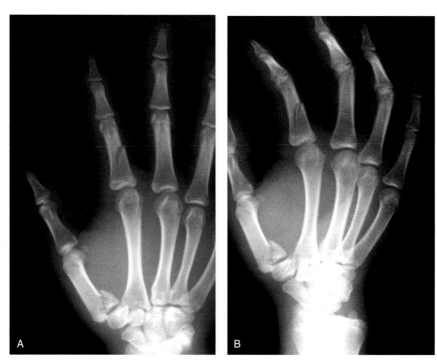

图 5-5 右侧第 1 掌骨基底部骨折脱位（Bennett 骨折）病例 2

A. 正位 X 线片；B. 斜位 X 线片。与图 5-4 病例比较，基底部内侧骨折块较大，同时合并示指近节指骨骨折。

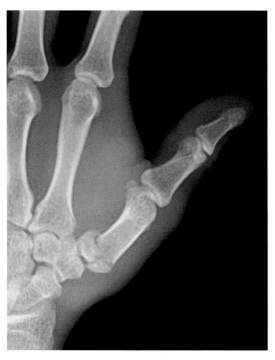

图 5-6 左侧罗兰多骨折（粉碎性 Bennett 骨折）

左侧第 1 掌骨基底部关节内 T 形骨折，掌腕关节呈半脱位。

二、第 2 至第 5 掌骨骨折

【创伤类型】

根据骨折部位分为掌骨头骨折、掌骨颈骨折、掌骨干骨折和掌骨基底部骨折。

【诊断要点】

1. **掌骨头骨折**　多见于第 2、第 5 掌骨头,骨折可为斜形、纵形、横形及粉碎性多种类型,骨折线多通过关节面(图 5-7、图 5-8)。

2. **掌骨颈骨折**　多发生于第 5 掌骨,其次是第 2 掌骨。骨折线多为横形或斜形,远折端因骨间肌、蚓状肌及屈指肌的牵拉,向掌侧移位,骨折端向背侧成角畸形,常伴近节指骨背侧脱位(图 5-9)。

3. **掌骨干骨折**　多发生于第 3、4 掌骨,可单根或多根骨折,骨折呈横形、斜形、螺旋形或粉碎性,可呈现缩短、背侧成角和旋转移位(图 5-10~ 图 5-14)。

4. **掌骨基底部骨折**　骨折很少移位及缩短,但可发生旋转移位(图 5-15~ 图 5-18)。

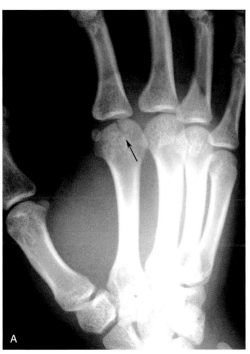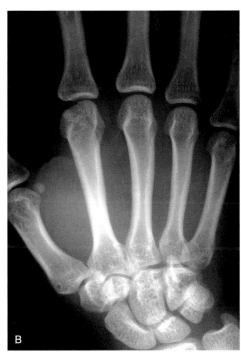

图 5-7　右侧第 2 掌骨头骨折病例 1

A. 正位 X 线片;B. 斜位 X 线片。右侧第 2 掌骨头骨折(黑箭),骨折线涉及掌指关节,关节面不平整。

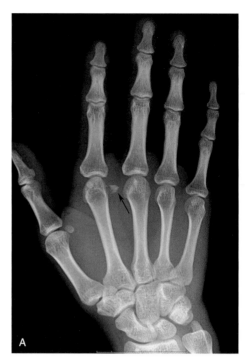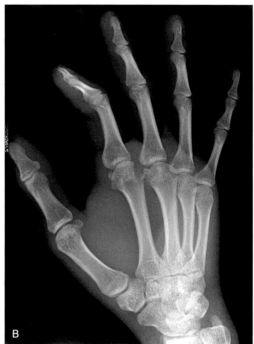

图 5-8 右侧第 2 掌骨头骨折病例 2

A. 正位 X 线片;B. 斜位 X 线片。右侧第 2 掌骨头骨折,小骨折片(黑箭)向背内侧分离移位。

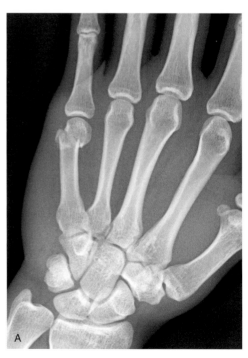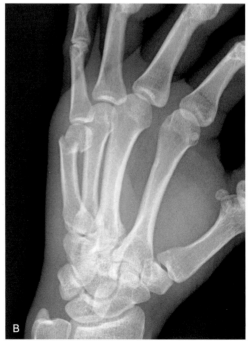

图 5-9 左侧第 5 掌骨颈骨折

A. 正位 X 线片;B. 斜位 X 线片。左侧第 5 掌骨颈粉碎性骨折,主要骨折端向背侧成角,掌骨头轻度向掌侧移位。

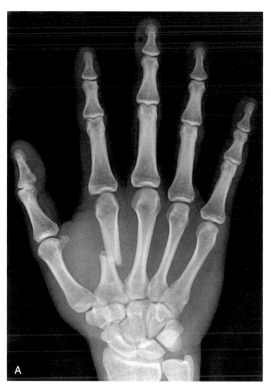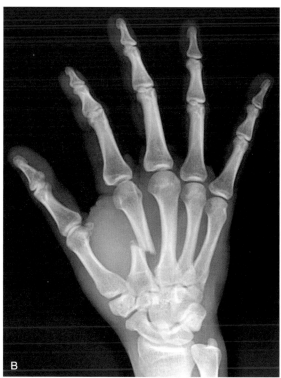

图 5-10 左侧第 2 掌骨干骨折

A. 正位 X 线片;B. 斜位 X 线片。左侧第 2 掌骨干短斜形骨折,远折端向背内侧移位,骨折端向背内侧轻度成角。

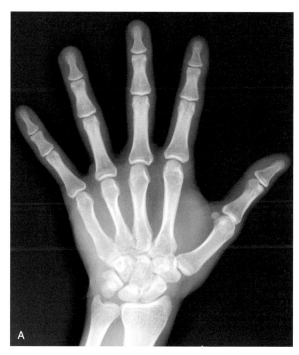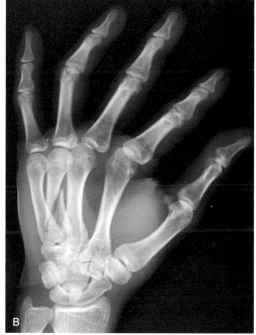

图 5-11 左侧第 4 掌骨干骨折

A. 正位 X 线片未见明显骨折征象;B. 斜位 X 线片则显示左侧第 4 掌骨干斜形骨折。此例提示对于手部可疑骨折者不能仅拍摄一个位置的 X 线片,否则可能会漏诊。

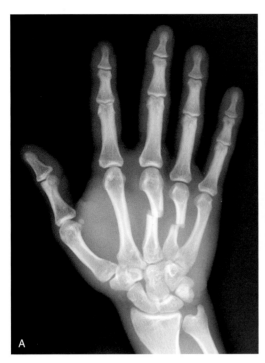
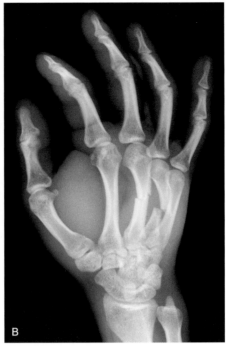

图 5-12 右侧第 3、4 掌骨干骨折

右侧第 3、第 4 掌骨干骨折,远折端均向背内侧移位,第 4 掌骨骨折端向背侧成角。

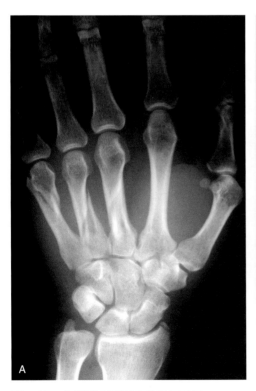
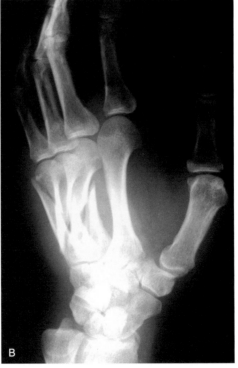

图 5-13 左侧第 3 至第 5 掌骨干骨折

左侧第 3 至第 5 掌骨干斜形骨折,其中第 5 掌骨骨折涉及掌骨颈。正位 X 线片(图 A)显示对位似乎可以,但斜位 X 线片(图 B)显示左侧第 3、第 4 掌骨骨折端对位欠佳且向背侧成角。桡骨茎突亦见骨折。

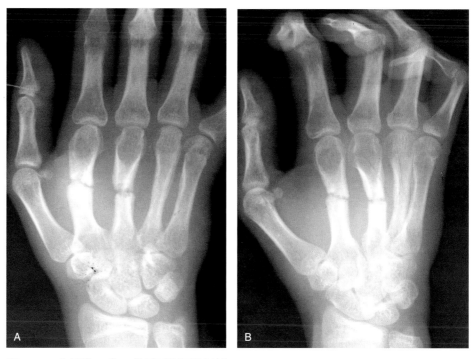

图 5-14　右侧第 2、第 3 掌骨干陈旧性骨折

A. 正位 X 线片；B. 斜位 X 线片。右侧第 2、第 3 掌骨干骨折，骨折端骨质硬化，骨折线仍清晰可见，呈不愈合表现。

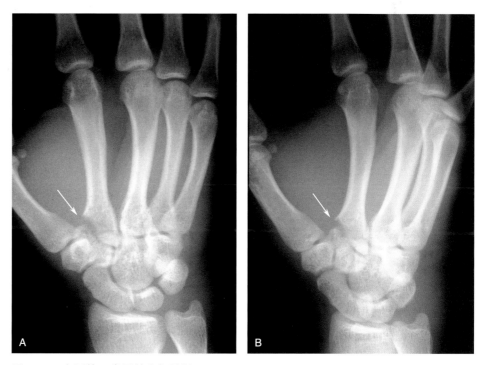

图 5-15　右侧第 2 掌骨基底部骨折

A. 正位 X 线片；B. 斜位 X 线片。右侧第 2 掌骨基底部外侧缘骨折（白箭），骨折端分离移位。

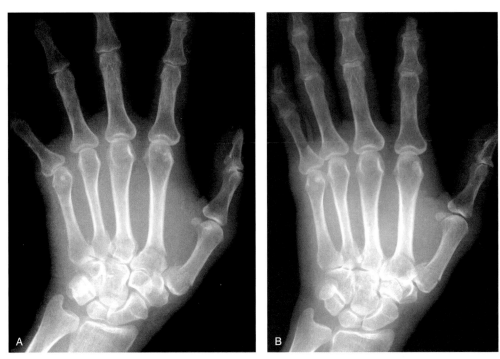

图5-16　左侧第1至第3掌骨基底部骨折

A. 正位X线片;B. 斜位X线片。左侧第1至第3掌骨基底部均见骨折,骨折端无明显移位及成角。

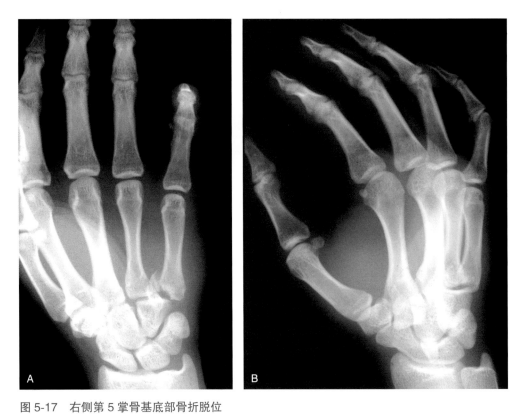

图5-17　右侧第5掌骨基底部骨折脱位

A. 正位X线片;B. 斜位X线片。右侧第5掌骨基底部外侧缘骨折,骨折涉及关节面,远折端向内侧移位,掌腕关节关系失常,呈半脱位表现。

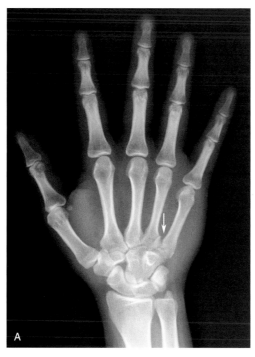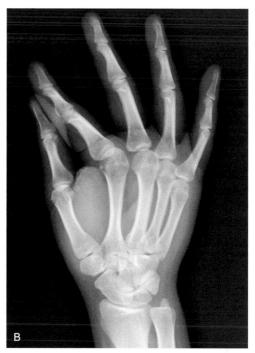

图 5-18　右侧第 5 掌骨基底部骨折

A. 正位 X 线片;B. 斜位 X 线片。右侧第 5 掌骨基底部外侧缘骨折(白箭),骨折涉及关节面,远折端向内侧移位。

三、掌腕关节脱位

【创伤类型】

根据脱位方向分为掌侧脱位和背侧脱位。

【诊断要点】

1. 直接暴力挤压或间接传导暴力均可导致脱位,脱位的同时常合并关节内或关节外骨折。

2. 除第 5 掌腕关节可单独发生脱位外,其他掌腕关节为 2 个或 3 个关节同时脱位。

3. 正位 X 线表现为掌腕关节间隙宽窄不等,掌骨向一侧偏斜,斜位或侧位 X 线表现为掌骨基底部向掌侧或背侧脱位。

掌腕关节脱位的 X 线表现见图 5-19。

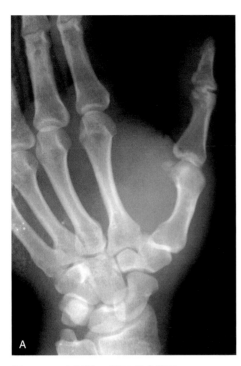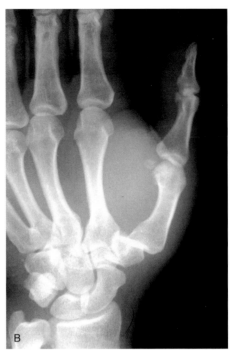

图 5-19　左侧第 1 掌腕关节脱位

A. 正位 X 线片；B. 斜位 X 线片。左侧第 1 掌骨基底部向桡侧移位，与大多角骨失去正常对应关系，但未见骨折发生。

四、掌指关节脱位

【创伤类型】

根据 X 线表现分为简单背侧脱位和复杂性脱位。

【诊断要点】

1. **简单背侧脱位**　或称半脱位，掌骨头和指骨基底部两关节面尚有部分接触，未完全分离，但指骨基底部已脱向掌骨头背侧。

2. **复杂性脱位**　又称不可复位性脱位，常发生于示指及拇指，造成难以复位的创伤解剖是近侧指骨基底部与掌骨头不相对，关节囊掌侧板嵌在掌骨头与近侧指骨基底之间。正位 X 线片提示掌指关节间隙消失，斜位 X 线片可见关节间隙明显加宽，籽骨位于关节间隙内。

掌指关节脱位的 X 线表现见图 5-20~ 图 5-23。

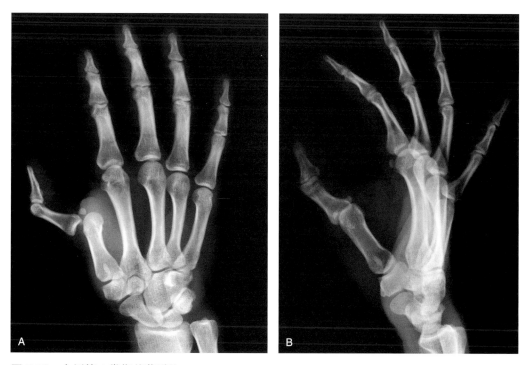

图 5-20　右侧第 1 掌指关节脱位

A. 正位 X 线片；B. 侧位 X 线片。拇指近节向前上外方移位，与第 1 掌骨失去正常对应关系。

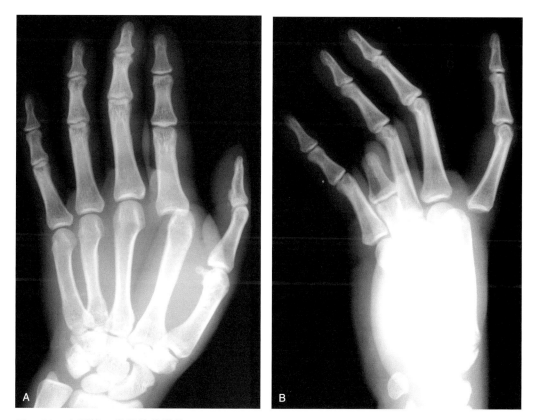

图 5-21　左侧第 2 掌指关节脱位

A. 正位 X 线片；B. 侧位 X 线片。示指近节基底部向背内侧方移位，掌指关节位置关系失常。

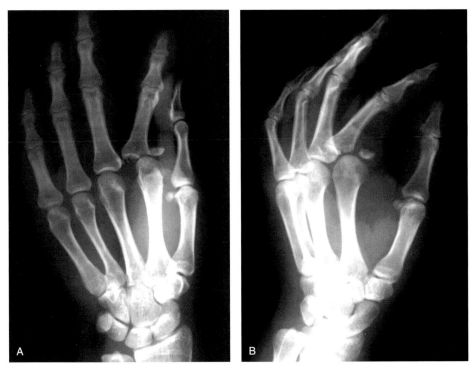

图 5-22   第 2 掌指关节脱位合并示指近节基底部骨折

A. 正位 X 线片;B. 斜位 X 线片。此例脱位改变与图 5-21 病例相似,不同的是此例合并示指近节基底部骨折,骨折片向前外侧移位。

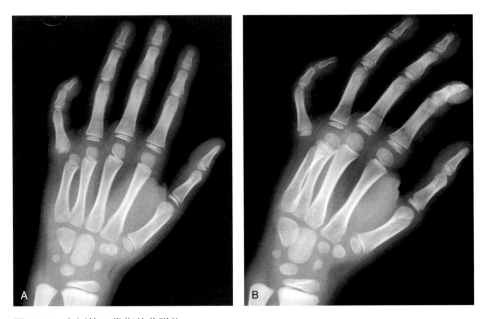

图 5-23   左侧第 5 掌指关节脱位

A. 正位 X 线片;B. 侧位 X 线片。左侧小指近节基底部向背内侧方移位,掌指关节位置关系失常。

五、指骨骨折

【创伤类型】

按部位分为指骨近节骨折、指骨中节骨折和指骨远节骨折。

【诊断要点】

1. **指骨近节骨折**　近折端受骨间肌的牵拉，向掌侧移位。远折端受指总伸肌腱牵拉而向背侧移位，骨折端向掌侧成角畸形（图 5-24~图 5-27）。

2. **指骨中节骨折**　中节指骨基底部骨折，若骨折线在指浅屈肌腱附着点近侧，因受指浅屈肌腱的牵拉，远折端被指浅屈肌腱牵向背侧，骨折处向背侧成角；若骨折线在指浅屈肌腱附着点远侧，近折端被指浅屈肌腱牵向掌侧，骨折处向掌侧成角（图 5-28、图 5-29）。

3. **指骨远节骨折**　还可分为指骨粗隆骨折、指骨干骨折及基底部骨折。

（1）指骨粗隆骨折：多为压砸伤所致，以粉碎性居多，也可为横形或纵形骨折，移位一般不明显（图 5-30、图 5-31）。

（2）指骨干骨折：多为压砸伤和挤压伤所致，并常呈开放性损伤，骨折有横形、纵形和粉碎性之分，骨折端可无明显移位（图 5-32）。

（3）基底部骨折：分关节外基底部骨折和关节内基底部骨折。前者骨折多为横形，远折端因指深屈肌腱的牵拉而向背侧成角移位，使骨折呈背向成角；后者常并发远侧指间关节脱位或半脱位（图 5-33、图 5-34）。

【鉴别诊断】

手指骨撕脱骨折有时需与手部籽骨相鉴别。

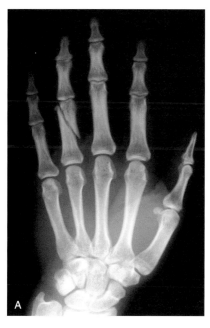
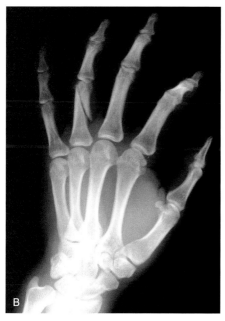

图 5-24　左侧环指近节骨干骨折

A. 正位 X 线片；B. 斜位 X 线片。左侧环指近节骨干中远段斜形骨折，骨折线未涉及关节面，远折端内移，无成角。

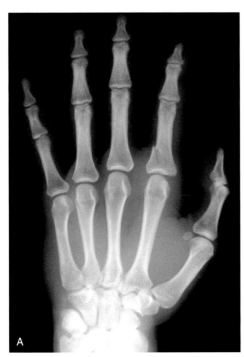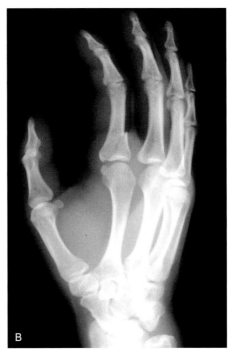

图 5-25 左侧示指近节基底部骨折

A. 正位 X 线片;B. 斜位 X 线片。左侧示指近节基底部骨折,骨折线通过关节面,远折端轻度向掌外侧移位。

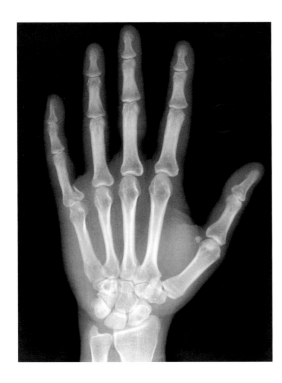

图 5-26 左侧小指近节基底部骨折

左侧小指近节基底部骨折,骨折线通过关节面,骨折片向内侧移位。

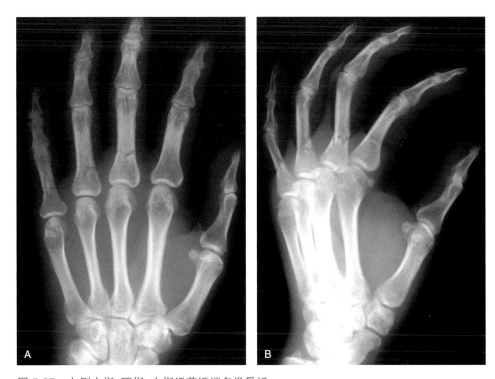

图 5-27 左侧中指、环指、小指近节近端多发骨折

A. 正位 X 线片；B. 斜位 X 线片。左侧中指、环指、小指近节近端骨折，除中指骨折端向掌侧轻度成角外，其余对位对线尚可。

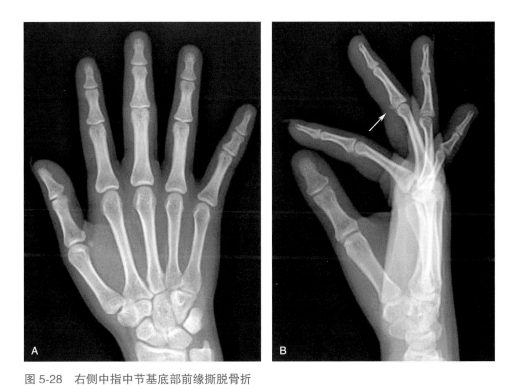

图 5-28 右侧中指中节基底部前缘撕脱骨折

A. 正位 X 线片未见骨折；B. 侧位 X 线片显示右侧中指中节基底部前缘撕裂骨折（白箭），小骨折片轻度分离。

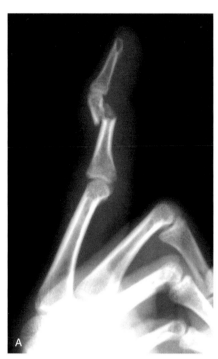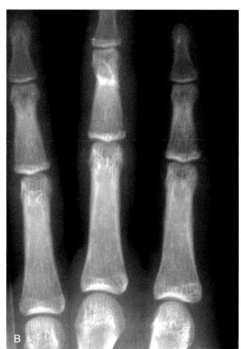

图 5-29　左侧中指中节骨干骨折

A. 侧位 X 线片；B. 正位 X 线片。左侧中指中节远段骨干骨折，远折端向背侧移位与近折端重叠，骨折端向掌侧成角。

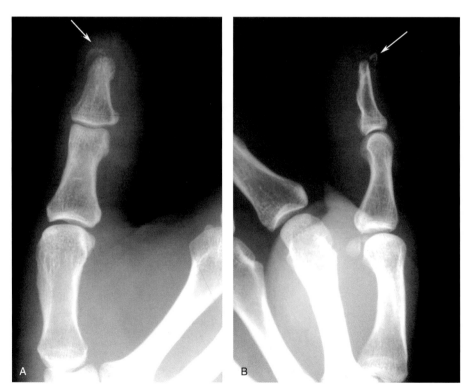

图 5-30　拇指远节粗隆骨折

A. 正位 X 线片；B. 侧位 X 线片。左侧拇指远节粗隆骨折，可见小骨折片分离移位（白箭）。

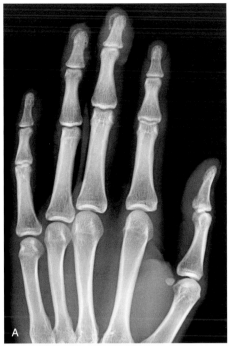
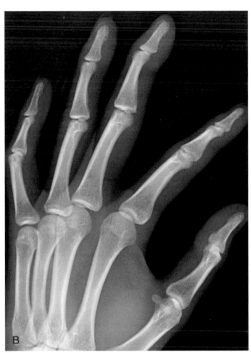

图 5-31　左侧中指、环指远节粗隆骨折

A. 正位 X 线片;B. 斜位 X 线片。左侧中指、环指远节粗隆骨折,骨折端分离并向内侧移位。

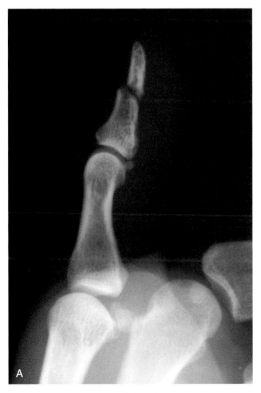
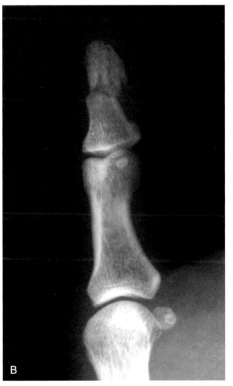

图 5-32　右侧拇指远节骨干骨折

A. 侧位 X 线片;B. 正位 X 线片。右侧拇指远节骨干骨折,骨折端轻度分离并旋转移位。

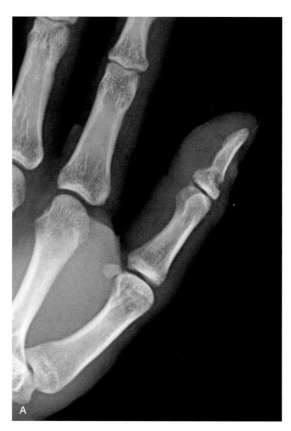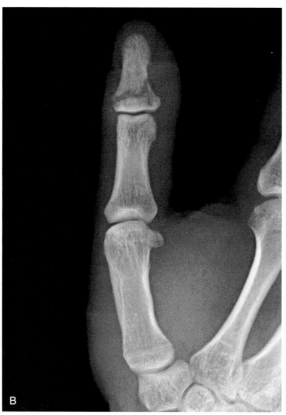

图 5-33 左侧拇指远节基底部骨折

A. 侧位 X 线片;B. 正位 X 线片。左侧拇指远节基底部横形骨折,骨折端轻度分离,无成角。

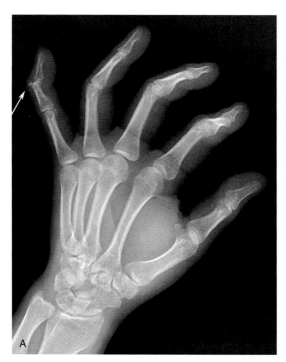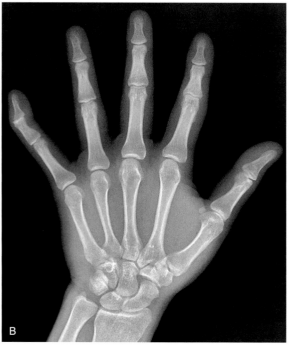

图 5-34 左侧小指远节基底部撕脱骨折

A. 斜位 X 线片;B. 正位 X 线片。左侧小指远节基底部撕脱骨折(白箭),骨折线涉及指间关节,小骨折片轻度向背侧分离移位。

六、指间关节脱位

【创伤类型】

根据 X 线表现分为背侧脱位、内侧脱位、外侧脱位和掌侧脱位。

【诊断要点】

1. 指间关节分为近侧指间关节和远侧指间关节,脱位多发生于近侧指间关节,其中以拇指指间关节脱位多见。

2. 指间关节脱位以背侧脱位或内、外侧脱位多见,掌侧脱位甚少见。

3. 指间关节脱位常同时合并指骨基底部骨折。

指间关节脱位的 X 线表现见图 5-35~ 图 5-41。

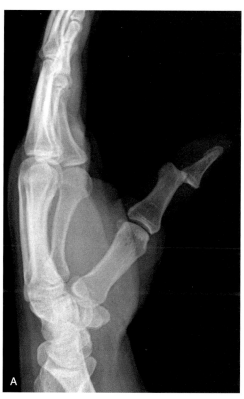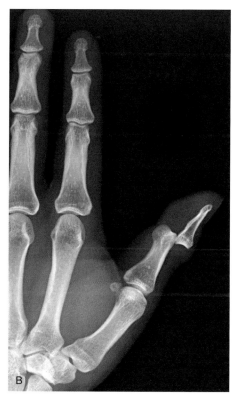

图 5-35　左侧拇指指间关节外侧脱位

A. 正位 X 线片;B. 侧位 X 线片。左侧拇指远节指骨基底部向掌外侧移位,相应指间关节位置关系失常。

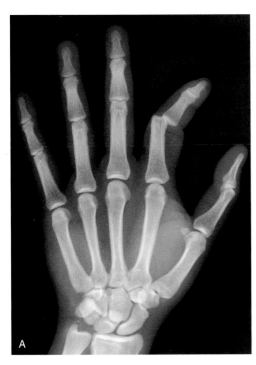
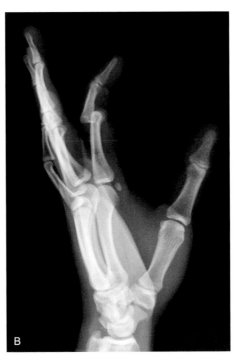

图 5-36　左侧示指近侧指间关节背侧脱位

A. 正位 X 线片；B. 侧位 X 线片。左侧示指近侧指间关节位置关系失常，中节指骨基底部向后外上方移位。

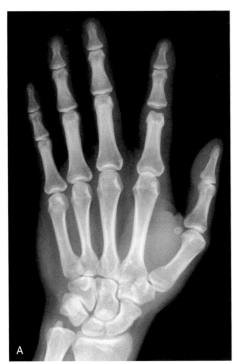
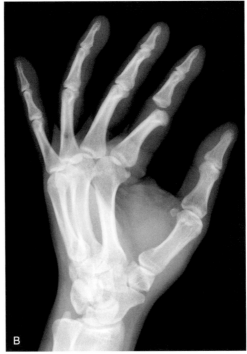

图 5-37　左侧示指近侧指间关节背侧脱位

A. 正位 X 线片；B. 斜位 X 线片。左侧示指中节指骨基底部向后下方移位，关节间隙增宽，相应关节位置关系失常。

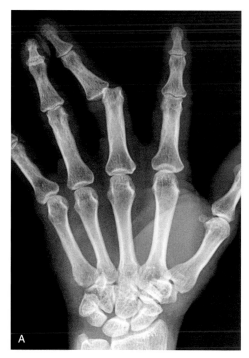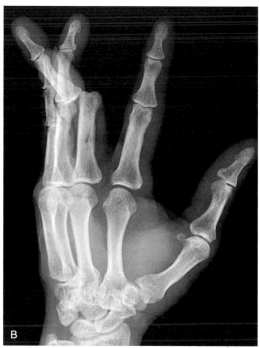

图 5-38 左侧中指近侧指间关节内侧脱位

A. 正位 X 线片;B. 斜位 X 线片。左侧中指中节基底部向背内侧方移位,近侧指间关节位置关系失常。

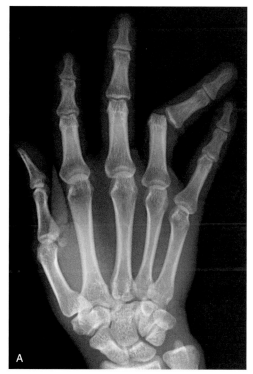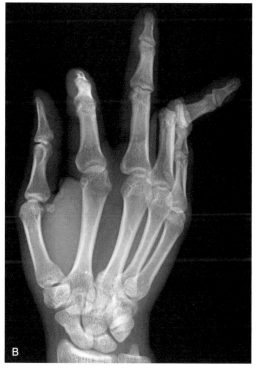

图 5-39 右侧环指近侧指间关节内侧脱位

A. 正位 X 线片;B. 斜位 X 线片。右侧环指近侧指间关节位置关系失常,中节基底部向背内侧方倾斜移位。

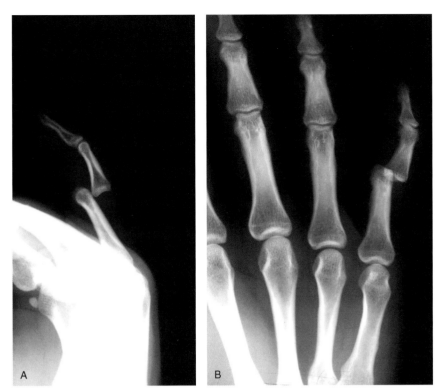

图 5-40　右侧小指近侧指间关节背侧脱位

A. 侧位 X 线片；B. 斜位 X 线片。右侧小指中节基底部向背内上方移位，近侧指间关节位置关系失常。

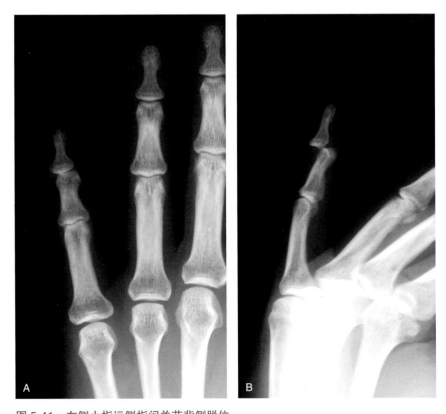

图 5-41　左侧小指远侧指间关节背侧脱位

A. 正位 X 线片显示关节未见明显异常；B. 侧位 X 线片显示左侧小指远节向背侧移位，远侧指间关节位置关系失常。

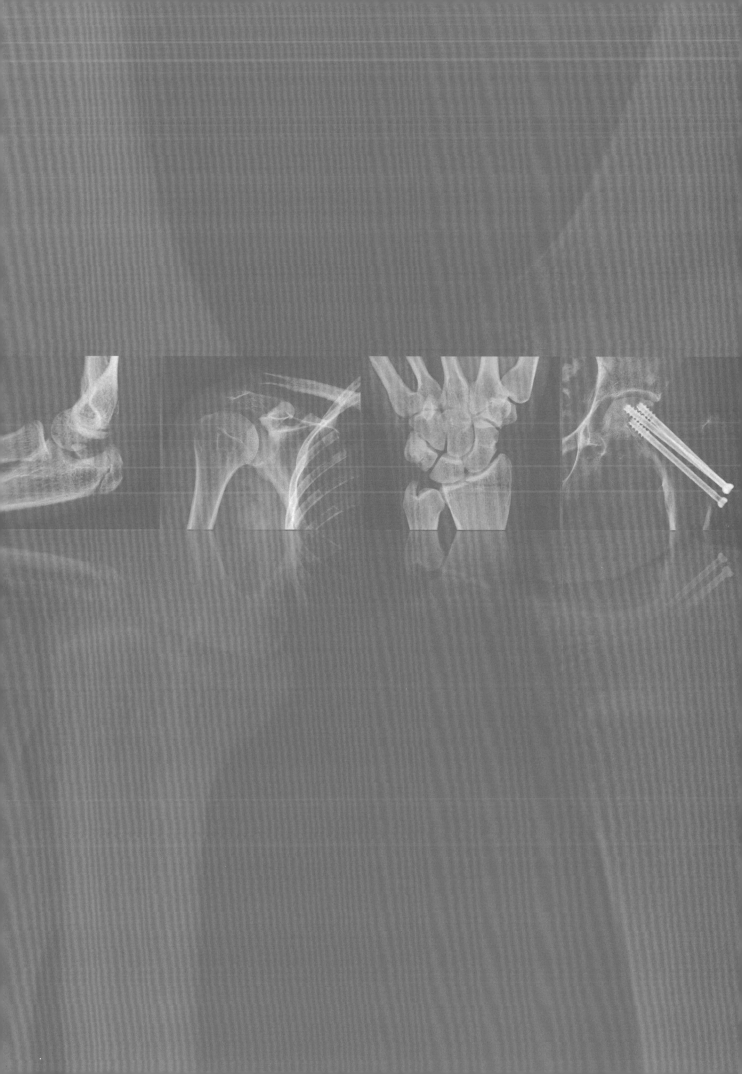

第六章　髋部创伤

正常髋关节 X 线片见图 6-1。

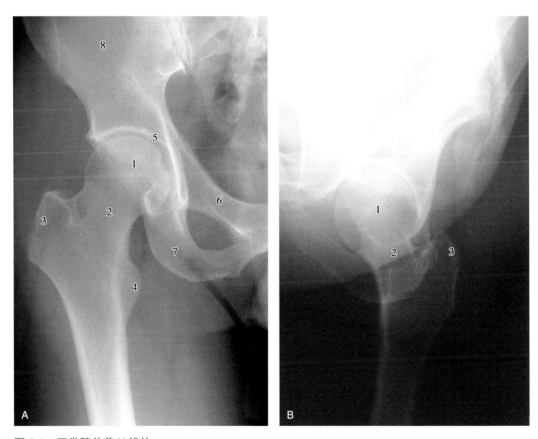

图 6-1　正常髋关节 X 线片

A. 正位 X 线片；B. 侧位 X 线片。1- 股骨头；2- 股骨颈；3- 股骨大转子；4- 股骨小转子；5- 髋臼；6- 耻骨上支；7- 坐骨支；8- 髂骨。

一、股骨颈骨折

【创伤类型】

根据创伤机制及 X 线表现可分为无移位型骨折、外展型骨折和内收型骨折。

【诊断要点】

1. 多见于老年人,依骨折线的部位分为头下部、头颈部及基底部骨折。

2. **无移位型骨折**　表现为骨质中断裂纹,无移位及成角(图6-2)。

3. **外展型骨折**　也称嵌入型骨折。骨折线较水平,与水平线形成的角度小,断端无明显移位,相互嵌入较为稳定(图6-3~图6-6)。根据股骨头嵌入方向可分为头内收嵌入、头外旋嵌入和头后倾嵌入。嵌入型骨折有下列征象者提示骨折不稳定:①后缘嵌入头有明显后倾;②骨折线倾斜较大,虽无明显移位但骨折有分离;③大的壳状骨片,特别是位于骨折端的后面和下面;④股骨干外旋明显。

4. **内收型骨折**

(1)也称移位型,最多见。其骨折线较垂直,与水平线形成的角度大,骨折端受剪式应力作用极不稳定,容易向外上方移位并合并有股骨头的多方向旋转(图6-7~图6-11)。

(2)骨折后股骨头的旋转有三种类型,即股骨头后倾型、股骨头外展外旋型和股骨头内收内旋型。

(3)股骨头的旋转畸形对预后有明显的影响,以股骨头后倾型的预后较好,此型只有股骨头向前上旋转,牵引时一般都能使股骨头恢复中立位,容易达到解剖复位。而股骨头呈严重外展外旋变化者,股骨头除后倾外,还有向外上方的旋转,牵引时不易达到解剖复位,因而骨折不稳定,术后容易发生移位和三翼钉脱出,骨折不愈合及股骨头缺血性坏死率也高(图6-12)。

【鉴别诊断】

股骨颈骨折需与先天性髋内翻股骨颈的X线表现相鉴别(图6-13)。

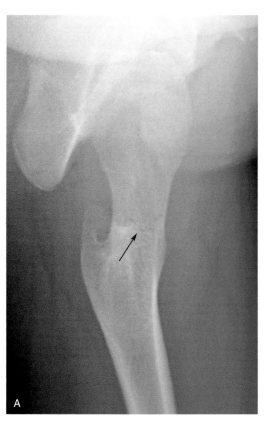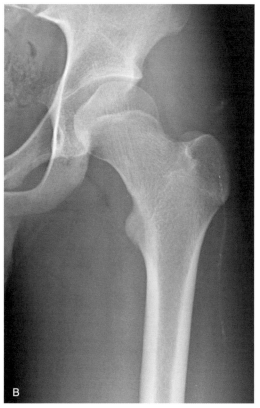

图6-2　股骨颈骨折(无移位型)

A. 侧位X线片;B. 正位X线片。左侧股骨颈近基底部可见裂纹状骨折线(黑箭),骨折端无移位,颈干角保持正常。

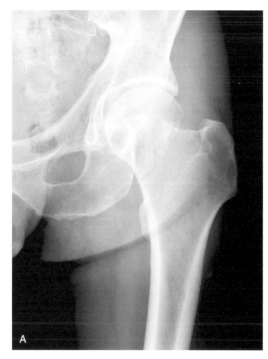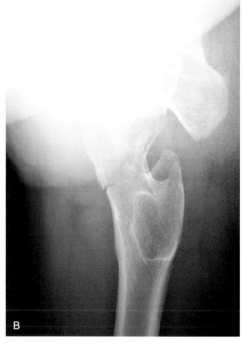

图 6-3 股骨颈骨折(外展型)病例 1

A. 正位 X 线片;B. 侧位 X 线片。左侧股骨颈骨折,骨折端外侧嵌入,断端无明显移位,股骨头轻度后倾,颈干角无改变。

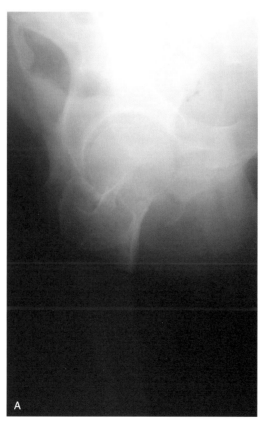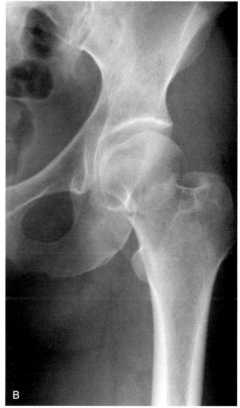

图 6-4 股骨颈骨折(外展型)病例 2

A. 侧位 X 线片;B. 正位 X 线片。左侧股骨颈骨折,骨折端内侧分离,外侧嵌入,断端无明显移位,股骨头无明显后倾,颈干角正常。

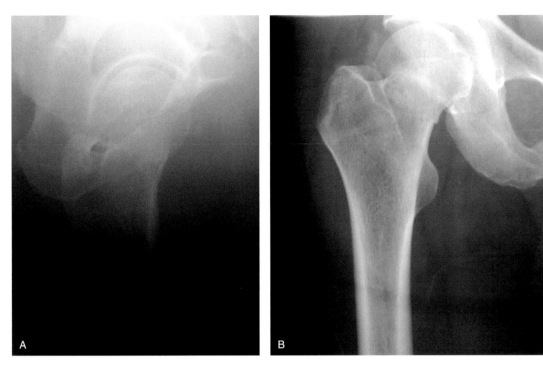

图 6-5   股骨颈骨折(外展型)病例 3

A. 侧位 X 线片;B. 正位 X 线片。右侧股骨颈骨折,骨折线倾斜度不大,股骨头轻度后倾,断端无移位,骨折较稳定。

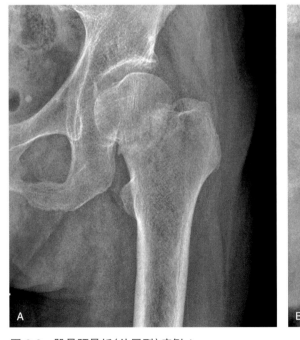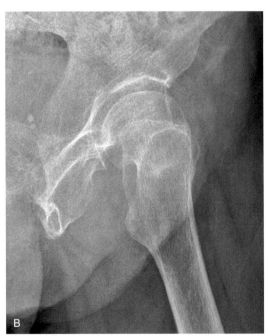

图 6-6   股骨颈骨折(外展型)病例 4

A. 正位 X 线片;B. 侧位 X 线片。左侧股骨颈头下部骨折,骨折端外侧嵌入,对位好,颈干角无明显改变。

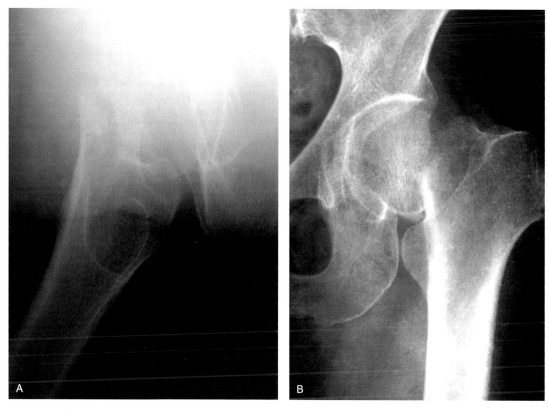

图 6-7　股骨颈骨折（内收型）病例 1

A. 侧位 X 线片；B. 正位 X 线片。左侧股骨颈头下部骨折，骨折线倾斜度较大，股骨头后倾，断端明显移位，向前成角，股骨干向上移位，此骨折位置较高，Linton 角较大，容易产生不愈合及股骨头缺血性坏死。

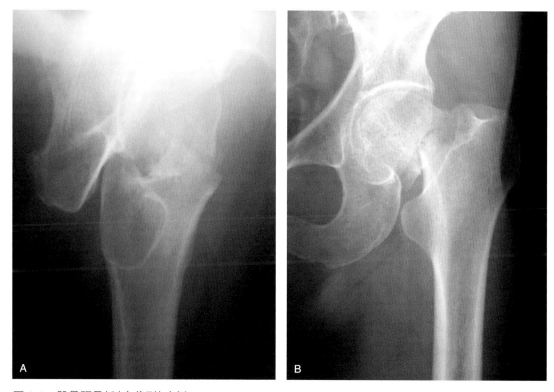

图 6-8　股骨颈骨折（内收型）病例 2

A. 侧位 X 线片；B. 正位 X 线片。左侧股骨颈头颈部骨折，股骨头轻度后倾外展，断端移位。

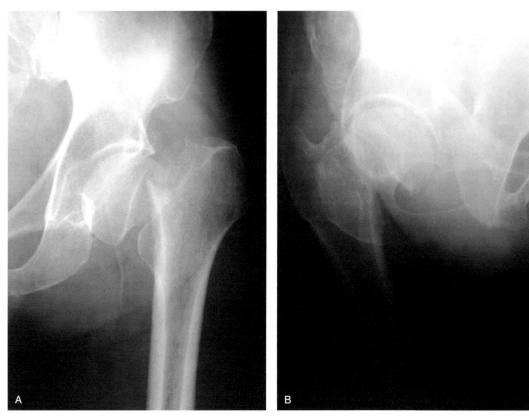

图 6-9 股骨颈骨折(内收型)病例 3

A. 正位 X 线片;B. 侧位 X 线片。左侧股骨颈头颈部骨折,骨折端移位重叠,股骨头外展,股骨干向外上方移位。

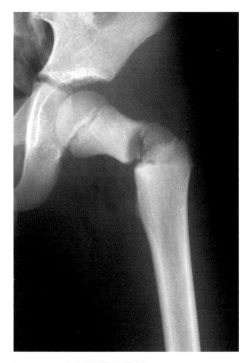

图 6-10 左侧股骨颈骨折

左侧股骨颈基底部骨折,骨折端分离,颈干角变小。股骨颈骨折较少发生于儿童。

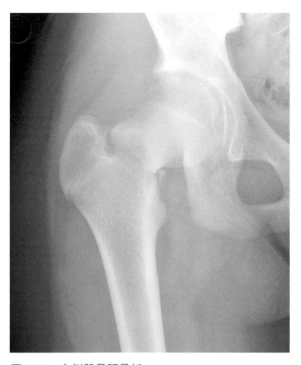

图 6-11 右侧股骨颈骨折

右侧股骨颈基底部骨折,骨折端分离,颈干角变小。

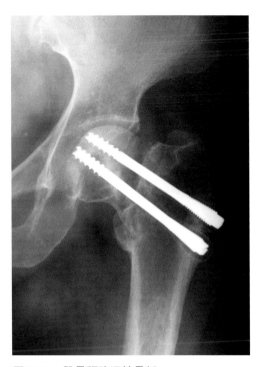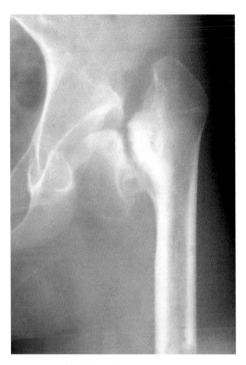

图 6-12　股骨颈陈旧性骨折

左侧股骨颈骨折治疗后,内固定螺钉已松动,骨折端骨质吸收,呈不愈合表现,股骨头密度增高,提示已发生缺血性坏死。

图 6-13　先天性髋内翻

先天性髋内翻的股骨颈改变酷似骨折表现,有时需与外伤性股骨颈骨折相鉴别。前者系先天发育畸形,多呈双侧性,股骨头呈内翻畸形,股骨大转子明显上移。

二、股骨头骨折

【创伤类型】

根据骨折发生部位及表现分为四型。

【诊断要点】

1. 骨折线可为斜形和纵形,骨折块大小不等,移位程度不一。直接暴力致伤者,骨折块多为较大的单一半月状骨折块,骨折端可无明显移位或显著移位翻转;间接暴力致伤者,骨折多呈粉碎性,骨折片有不同程度的移位。

2. 单纯股骨头骨折相对少见,多数合并有髋臼骨折和 / 或股骨颈骨折,或并发于髋关节后脱位及前脱位中。

3. Pipkin 将股骨头骨折分为四型。

(1) Ⅰ型:骨折块在圆韧带下方。

(2) Ⅱ型:骨折块在圆韧带上方。

(3) Ⅲ型:为Ⅰ、Ⅱ型中的任意一种伴股骨颈骨折。

(4) Ⅳ型:为Ⅰ、Ⅱ型中的任意一种伴髋臼骨折。

股骨头骨折的 X 线表现见图 6-14。

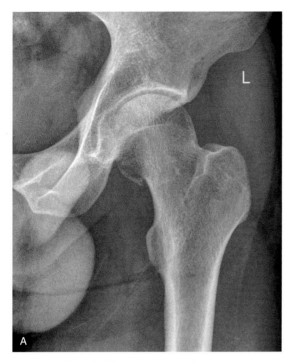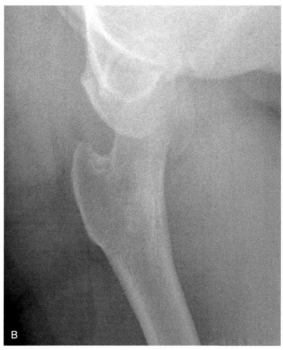

图 6-14   股骨头骨折

A. 正位 X 线片 ;B. 侧位 X 线片。左侧股骨头前内缘骨折,骨折片分离移位。股骨头骨折多数合并髋关节脱位,单纯骨折较少见。

三、股骨转子间骨折

【创伤类型】

按骨折线走向分为顺转子间线型和逆转子间线型,根据骨折稳定性可分为稳定型和不稳定型。

【诊断要点】

1. 顺转子间线型(图 6-15~ 图 6-20)

(1)骨折线通过股骨颈基底部,或沿转子间线行进,不发生大小转子骨折。骨折线表现为单纯的裂缝或骨折端外侧皮质裂开,内侧皮质嵌入,远折端稳定托住近折端,此型一般无移位,或仅有轻度髋内翻、骨折端向前成角。

(2)骨折沿转子间线并通过大、小转子,但无大、小转子的分离,骨折上段头颈部外展、外旋,股骨干内收,以致发生明显的髋内翻和骨折向外、向前成角畸形。

(3)骨折线通过股骨颈基底部或转子间线,大转子多为横形骨折,小转子多为纵形骨折,大小转子骨折块向上移位分离,有明显股骨干外旋和髋内翻。

(4)转子间骨折合并转子下骨折。

2. 逆转子间线型(图 6-21、图 6-22)

(1)骨折线方向与顺转子间线型骨折相反,从小转子向外下方到大转子下方。

(2)由于近折端外展外旋,向外移位,远折端内收,向内、向上移位,骨折多数不稳定。

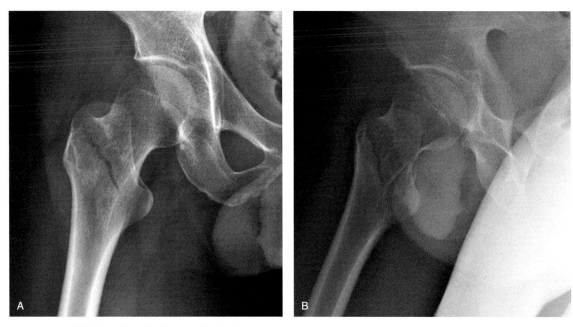

图 6-15 股骨转子间骨折（顺转子间线型）病例 1

A. 正位 X 线片；B. 斜位 X 线片。右侧股骨转子间可见骨折裂缝，骨折线从大转子向小转子呈斜形，骨折端无移位，颈干角无改变。

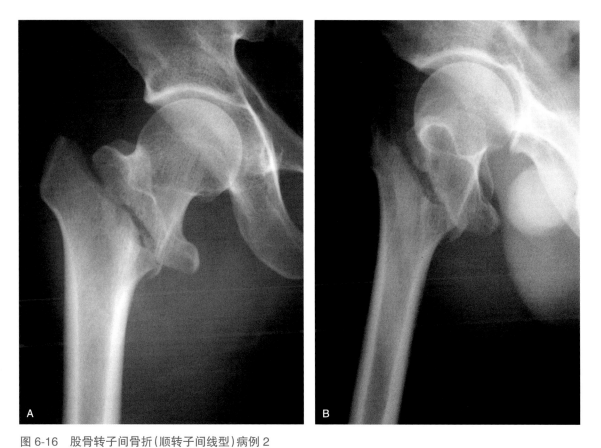

图 6-16 股骨转子间骨折（顺转子间线型）病例 2

A. 正位 X 线片；B. 斜位 X 线片。右侧股骨转子间斜形骨折，骨折线由大转子至小转子呈斜形，远折端向外上方轻度移位，颈干角基本无改变。

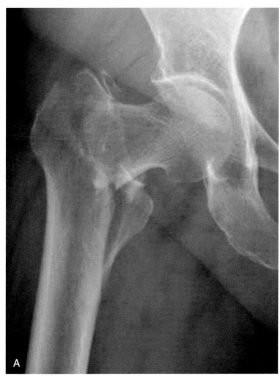

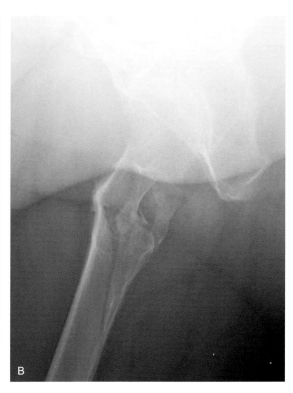

图 6-17   股骨转子间骨折（顺转子间线型）病例 3

A. 正位 X 线片；B. 侧位 X 线片。右侧股骨转子间骨折，骨折线由大转子至小转子呈斜形，同时小转子存在纵形骨折，骨折片向内移位，颈干角及前倾角均变小。

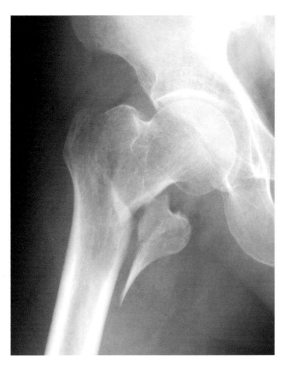

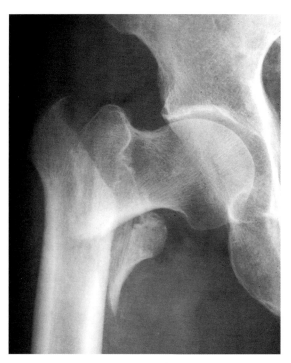

图 6-18   股骨转子间骨折（顺转子间线型）病例 4

右侧股骨转子间骨折，骨折线由大转子至小转子呈斜形，同时小转子存在纵形骨折，骨折片向内移位，颈干角略变小。

图 6-19   股骨转子间骨折（顺转子间线型）病例 5

本例骨折改变与上例相仿，但此例颈干角明显变小呈直角。

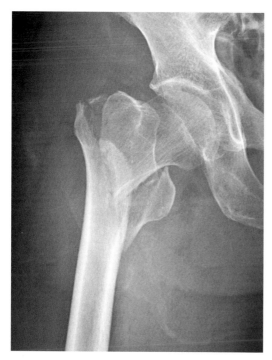

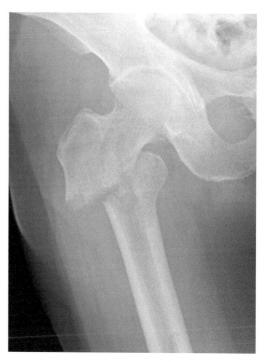

图 6-20　股骨转子间骨折（顺转子间线型）病例 6
右侧股骨转子间骨折，骨折线由大转子至小转子，颈干角稍变小，此外大转子及小转子分别见横形和纵形骨折。

图 6-21　股骨转子间骨折（逆转子间线型）病例 1
右侧股骨转子间骨折，骨折线由小转子斜向外下方呈斜形，近折端稍外展，远折端向内上方移位，颈干角变小。

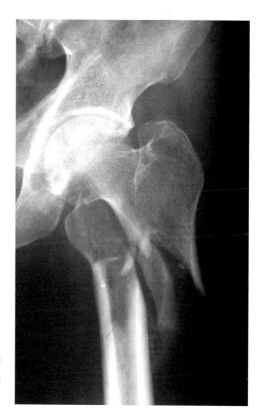

图 6-22　股骨转子间骨折（逆转子间线型）病例 2
左侧股骨转子间骨折，呈粉碎性，骨折线由小转子斜向外下方，远折端向内、向上移位，与近折端重叠，颈干角基本保持正常。

四、股骨转子下骨折

【创伤类型】

Fieding-Magliato 根据骨折与股骨小转子间的距离将骨折分为三型。

【诊断要点】

1. 骨折可呈横形、螺旋形或粉碎性。

2. 可表现为单纯股骨转子下骨折,或与股骨转子间骨折同时发生,也可为股骨转子间骨折延长劈裂的一部分。

3. **骨折分为三型**

(1) Ⅰ型:骨折发生于股骨小转子水平。

(2) Ⅱ型:骨折发生于股骨小转子下 2.5~5.0cm 区域。

(3) Ⅲ型:骨折发生于股骨小转子下 5.0~7.5cm 区域。

股骨转子下骨折的 X 线表现见图 6-23、图 6-24。

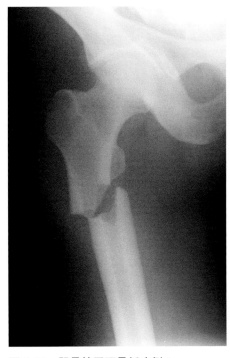

图 6-23　股骨转子下骨折病例 1

右侧股骨转子下骨折,断面呈不规则形,远折端向内、向下移位,骨折端轻度向外成角。

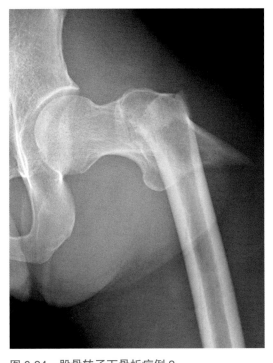

图 6-24　股骨转子下骨折病例 2

左侧股骨转子下长斜形骨折,近折端外展,远折端则向上方移位并与近折端重叠,骨折端向外成角。

五、股骨大转子骨折

【诊断要点】

1. 单纯股骨大转子骨折较少见,肌肉收缩牵拉和直接外力打击均可造成骨折。

2. 骨折可为线形、星形、粉碎性,偶尔可为撕脱骨折,由于附着于大转子的软组织保持完整,因此骨折片多无明显移位。

股骨大转子骨折的 X 线表现见图 6-25、图 6-26。

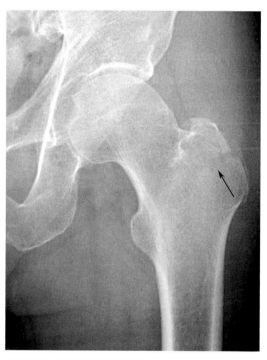

图 6-25　股骨大转子骨折

左侧股骨大转子横形骨折(黑箭),骨折端无明显分离移位。

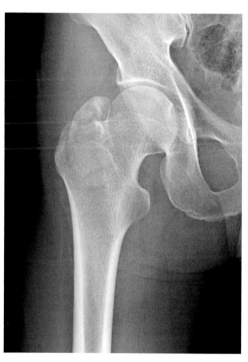

图 6-26　股骨大转子粉碎性骨折

右侧股骨大转子粉碎性骨折,骨折块轻度向上移位。

六、股骨小转子骨折

【诊断要点】

1. 单纯股骨小转子骨折非常罕见,多数伴发于股骨转子间骨折中。

2. 骨折的发生多因跌倒时髋关节屈曲、髂腰肌强烈收缩所致。

3. 骨折主要为撕脱性,骨折块无移位或向内上方移位。

股骨小转子骨折的 X 线见图 6-27、图 6-28。

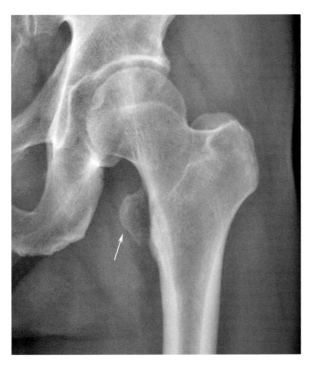

图 6-27　左侧股骨小转子骨折

左侧股骨小转子撕脱骨折(白箭),骨折块轻度内上方
移位。

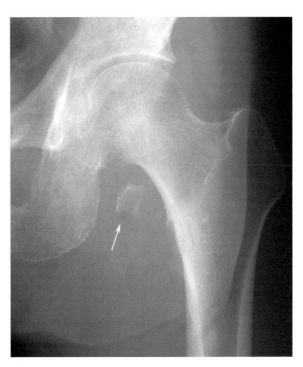

图 6-28　左侧股骨小转子骨折

左侧股骨小转子撕脱骨折(白箭),骨折块向内上方分
离移位。

七、髋关节脱位

【创伤类型】

根据股骨头脱出的方向分为髋关节后脱位、髋关节前脱位和髋关节中心性脱位。

【诊断要点】

1. **髋关节后脱位**　多见,股骨头移位于髋臼后缘或髂骨翼后方。正位 X 线片显示股骨头脱出髋臼外,股骨头上移与髋臼上部重叠;股骨干内收内旋,大转子突出,小转子消失;可合并髋臼后缘骨折与股骨头骨折(图 6-29~图 6-32)。

2. **髋关节前脱位**　较少见,股骨头移位于闭孔前方或耻骨上支附近。正位 X 线片显示股骨头下移于髋臼下方对向闭孔,与坐骨结节重叠;股骨干呈外展水平位,外旋或内旋畸形;当外展外旋时拍摄 X 线片显示大转子在下方,外展内旋时显示大转子在上方(图 6-33、图 6-34)。

3. **髋关节中心性脱位**　髋臼底粉碎性骨折,股骨头嵌插入碎片间,向骨盆腔内移位。X 线片可见髋臼底粉碎性骨折,髋臼窝分裂成上下两半,部分髋臼被股骨头冲击,向盆腔内移位,股骨头也随之向盆腔内突入,且可发生骶髂关节和耻骨联合韧带的撕裂与分离,甚至合并耻骨支骨折。由于有时通过正位 X 线片很难发现无移位的髋臼斜面骨折,必须通过拍摄骨盆斜位 X 线片进行观察,因此当临床强烈提示有髋臼中心性骨折时,应常规拍摄骨盆斜位 X 线片(图 6-35)。

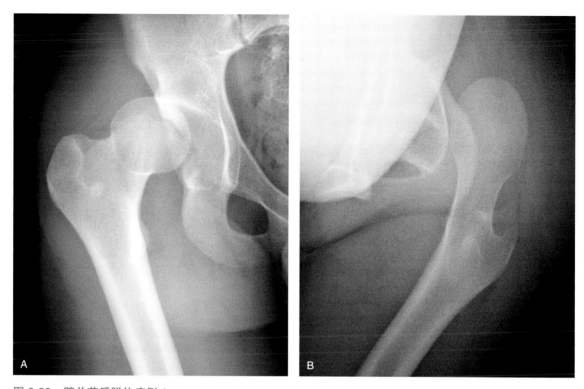

图 6-29　髋关节后脱位病例 1

A. 正位 X 线片；B. 侧位 X 线片。右侧股骨头脱出髋白窝向后外上方移位，股骨上段屈曲、内旋、内收，关节构成骨未见骨折表现。

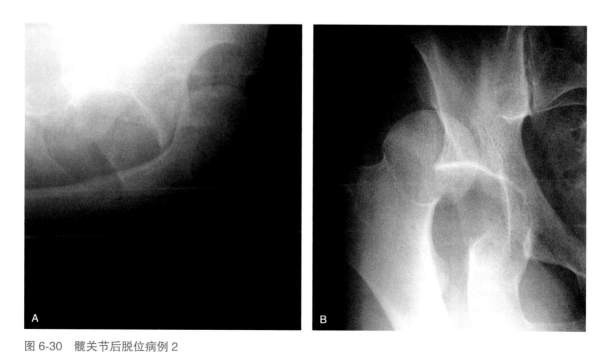

图 6-30　髋关节后脱位病例 2

A. 侧位 X 线片；B. 正位 X 线片。右侧股骨头脱出髋白窝向后外上方移位，股骨上段屈曲、内旋、内收，关节构成骨未见骨折表现。

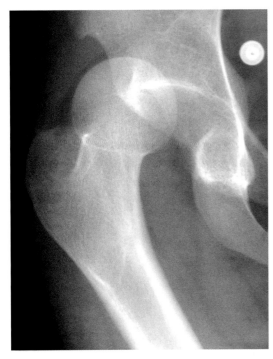

图 6-31 髋关节后脱位病例 3

髋关节后脱位后正位 X 线片提示股骨近端总是呈屈曲、内收的特有姿势,因此尽管有时患者不合作,仅拍摄到正位 X 线片,也可以从这种特有姿势推断为髋关节后脱位。

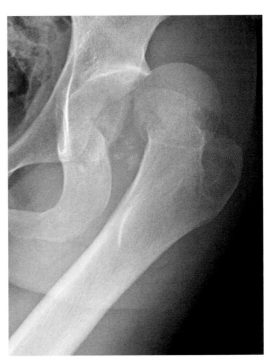

图 6-32 髋关节后脱位合并股骨头及髋臼缘骨折

左侧股骨头脱出髋臼向后外上方移位,股骨头及髋臼合并撕脱骨折,关节内见多枚粉碎性骨折片。

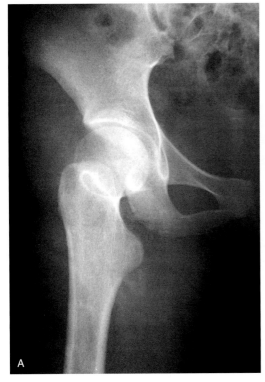

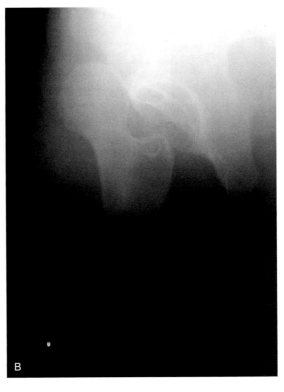

图 6-33 髋关节前脱位

A. 正位 X 线片示右侧髋关节呈外旋位,股骨头与髋臼对应关系似乎正常;B. 侧位 X 线片示股骨头脱出髋臼向前移位。此病例若无侧位 X 线片,脱位很可能被漏诊。

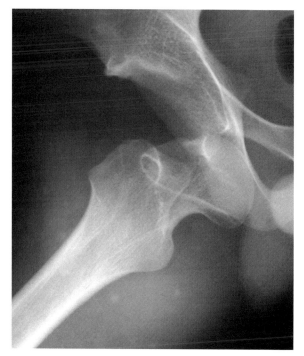

图 6-34　髋关节前脱位

髋关节前脱位后，股骨上段较多呈现特有的外展外旋位，股骨头位于髋臼内下方，此时，即使仅有正位 X 线片，也可以从这种特有的姿势推断为髋关节前脱位。

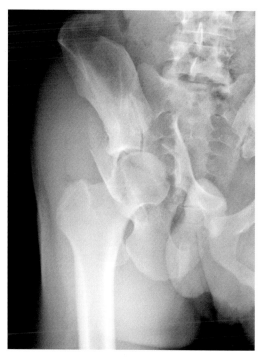

图 6-35　髋关节中心性脱位

右侧髋臼底骨折，髋臼底骨折片向盆腔内移位，股骨头随之向盆腔内突入，右侧髂骨同时亦见骨折。

八、股骨干骨折

【创伤类型】

根据骨折部位分为股骨干上 1/3 骨折、股骨干中 1/3 骨折和股骨干下 1/3 骨折。

【诊断要点】

1. 可发生在任何年龄，但以青壮年和 10 岁以下儿童多见。

2. 以股骨干中 1/3 骨折最多见，上 1/3 次之，下 1/3 少见。

3. 依暴力不同，骨折可为横形、斜形、螺旋形、青枝骨折或粉碎性骨折。

4. 股骨干上 1/3 骨折，近折端受髂腰肌、臀中肌的作用向前方移位并外展外旋，远折端受内收肌作用向内、后、上方移位（图 6-36）；股骨干中 1/3 骨折，因内收肌的牵拉使骨折端向外成角（图 6-37~图 6-40）；股骨干下 1/3 骨折，远折端受腓肠肌作用向后移位，骨折端向后成角（图 6-41）。

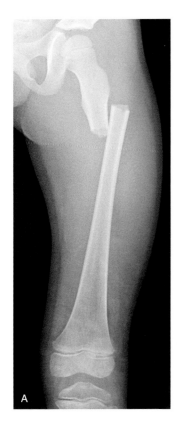
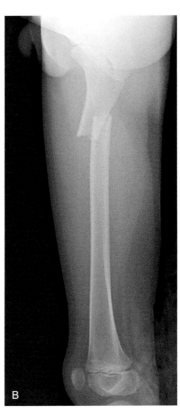

图 6-36　左侧股骨干上 1/3 骨折

A. 正位 X 线片；B. 侧位 X 线片。左侧股骨干上 1/3 横形骨折，远折端向外上方移位与近折端重叠，骨折端向前外侧成角。

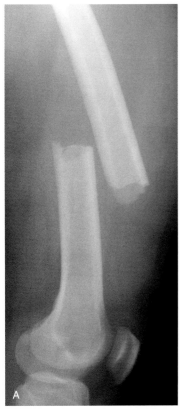
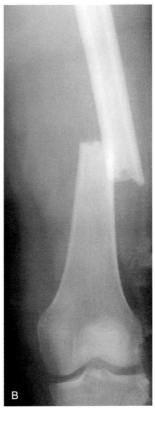

图 6-37　左侧股骨干中 1/3 骨折病例 1

A. 侧位 X 线片；B. 正位 X 线片。左侧股骨干中 1/3 骨折，远折端向后内上方移位与近折端重叠，骨折端向前外成角。

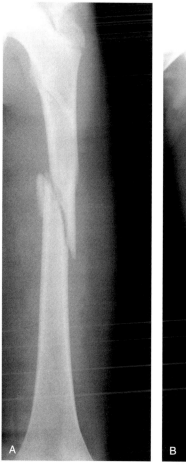
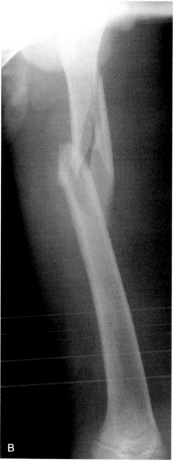

图 6-38 左侧股骨干中 1/3 骨折病例 2

左侧股骨中 1/3 粉碎性骨折,远折端向内、向后移位并向后成角,骨折端前侧可见一蝶形骨折片。

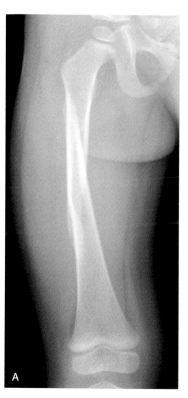
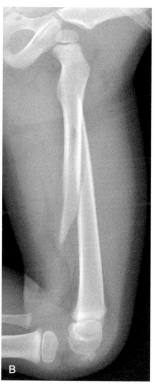

图 6-39 右侧股骨干中 1/3 骨折

A. 正位 X 线片;B. 侧位 X 线片。右侧股骨干中 1/3 斜形骨折,远折端向前上方移位与近折端重叠,骨折端向外后方成角。

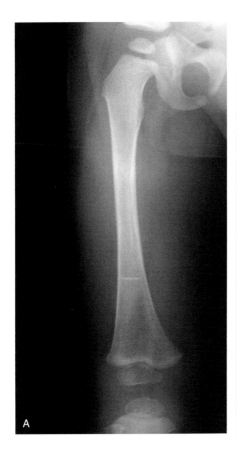
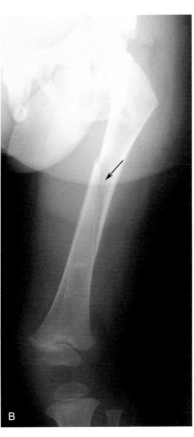

图 6-40　股骨干中 1/3 骨折

股骨干中 1/3 斜形骨折(黑箭),骨折端无明显移位及成角。注意在正位 X 线片(图 A)未见骨折,在斜位 X 线片(图 B)中骨折方显示。

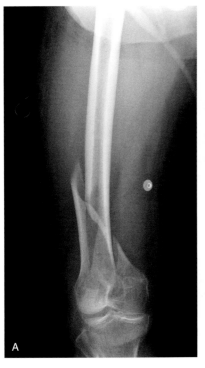
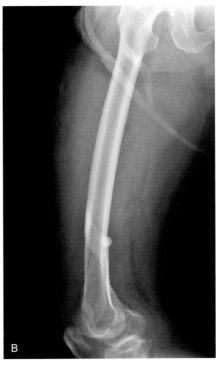

图 6-41　股骨干下 1/3 骨折

A. 正位 X 线片;B. 侧位 X 线片。右侧股骨下 1/3 螺旋形骨折,远折端向外上方移位与近折端重叠,对位不良,骨折端向外成角。

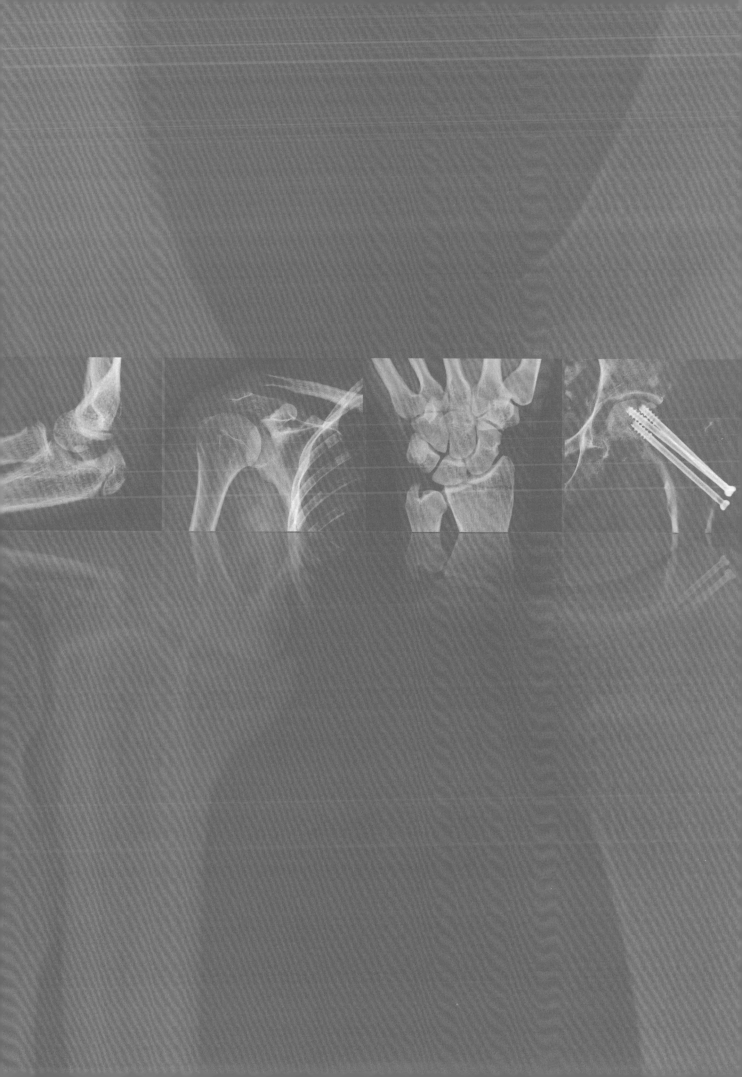

第七章　膝部创伤

正常膝关节 X 线片见图 7-1。正常髌骨轴位 X 线片见图 7-2。

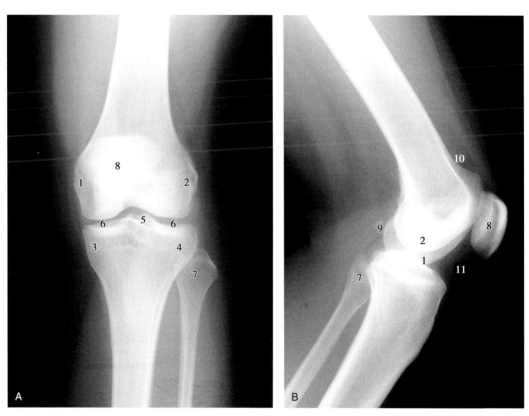

图 7-1　正常膝关节 X 线片

A. 正位 X 线片；B. 侧位 X 线片。1- 股骨内髁；2- 股骨外髁；3- 胫骨内髁；4- 胫骨外髁；5- 胫骨髁间隆起；6- 关节间隙；7- 腓骨小头；8- 髌骨；9- 副骨；10- 髌上囊；11- 髌下脂肪垫。

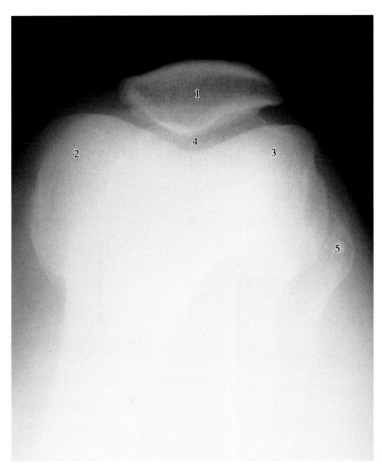

图 7-2　正常髌骨轴位 X 线片

1- 髌骨；2- 股骨内髁；3- 股骨外髁；
4- 髌股关节间隙；5- 腓骨小头。

一、股骨髁上骨折

【创伤类型】

根据创伤机制和 X 线表现分为青枝骨折、屈曲型骨折和伸直型骨折。

【诊断要点】

1. 骨折发生在腓肠肌起点上 2~4cm 的范围内，多由高处跌落、足部或膝部着地间接传达致伤力导致。

2. **青枝骨折**　主要见于发育期儿童，主要表现为骨折端无明显移位，仅表现为局部皮质皱褶、断裂或骨小梁扭曲、中断（图 7-3）。

3. **屈曲型骨折**　多见，骨折线多为横形或斜形。如为斜形骨折，骨折线由前下斜向后上方，远折端多向后屈曲移位，髁干角变小（图 7-4～图 7-6）。

4. **伸直型骨折**　少见，骨折线也呈横形或斜形，但与屈曲型相反，骨折线由前上斜向后下，骨折远端向前屈曲移位，髁干角变大（图 7-7）。

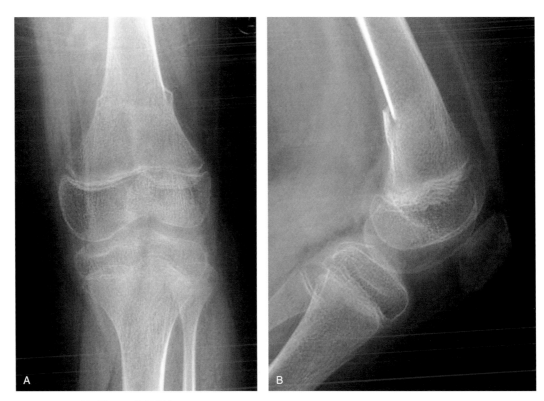

图 7-3 左侧股骨髁上青枝骨折

A. 正位 X 线片;B. 侧位 X 线片。左侧股骨髁上骨小梁扭曲,局部皮质断裂,髁干角无改变。

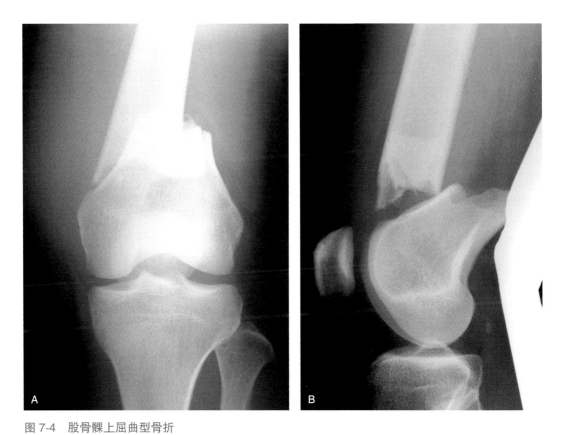

图 7-4 股骨髁上屈曲型骨折

A. 正位 X 线片;B. 侧位 X 线片。股骨髁上屈曲型粉碎性骨折,主要骨折端骨折线前低后高呈斜形,远折端屈曲并向后外方移位,髁干角明显变小。

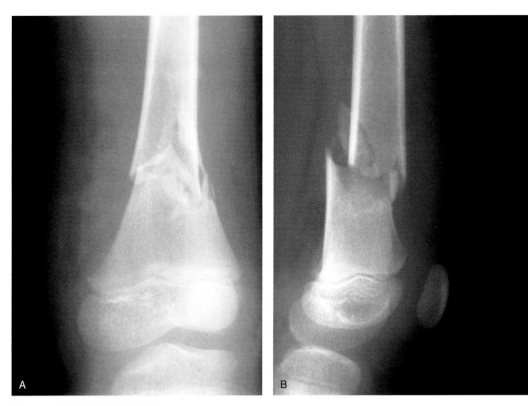

图 7-5   股骨髁上屈曲型骨折

A. 正位 X 线片;B. 侧位 X 线片。股骨髁上屈曲型粉碎性骨折,主要骨折端骨折线由前下向后上呈斜形,远折端向后移位,髁干角变小,骨折端周围软组织肿胀。

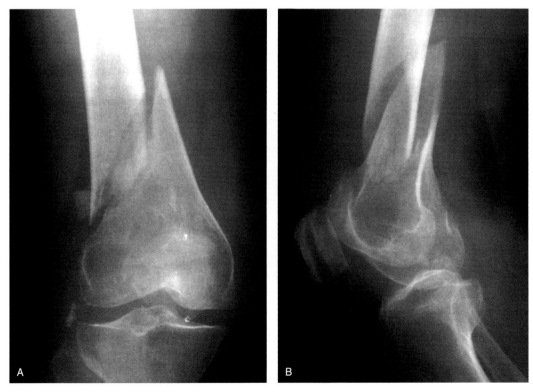

图 7-6   股骨髁上屈曲型骨折

A. 正位 X 线片;B. 侧位 X 线片。股骨髁上屈曲型螺旋形骨折,骨折面前低后高,远折端向内后方移位,髁干角变小。

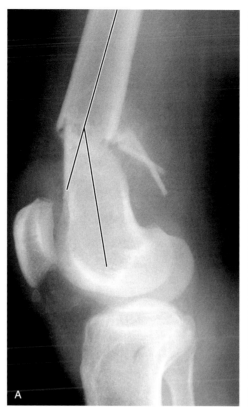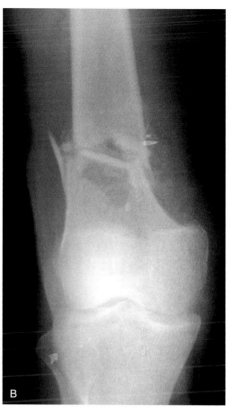

图 7-7　股骨髁上伸直型骨折

A. 侧位 X 线片；B. 正位 X 线片。股骨髁上伸直型粉碎性骨折，主要骨折端骨折线由前上至后下呈斜形，髁干角变大，骨折端后外方可见条状骨折片分离移位。

二、股骨髁间骨折

【诊断要点】

1. 股骨髁间骨折大多在股骨髁上骨折的基础上合并远折端纵形骨折线通过关节面，如股骨髁上骨折为横形，再向两髁中间纵形劈裂，则为 T 形骨折；如股骨髁上骨折为两斜面，再向两髁中间纵形劈裂，则为 Y 形骨折。

2. 股骨内、外髁两骨折块不同程度地向两侧分离移位，使股骨髁关节距离增宽，远折端向后屈曲移位。

3. 关节腔内积液：髌下脂肪垫阴影模糊或消失，并发脂 - 血关节病时，髌上囊可见一脂 - 血平面。

股骨髁间骨折的 X 线表现见图 7-8～图 7-10。

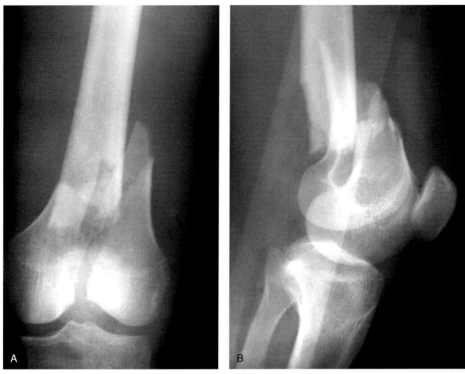

图 7-8 股骨髁间骨折病例 1

A. 正位 X 线片；B. 侧位 X 线片。左侧股骨远端髁间骨折，骨折线呈 Y 形通过关节面，内外髁轻度向上移位并向两侧分离。

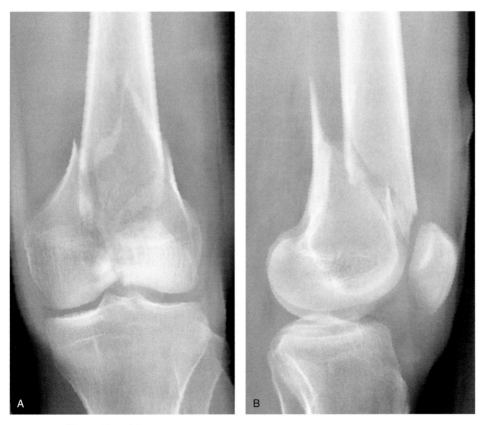

图 7-9 股骨髁间骨折病例 2

A. 正位 X 线片；B. 侧位 X 线片。左侧股骨远端髁间骨折，骨折线呈 Y 形，内外髁轻度向后上方移位。

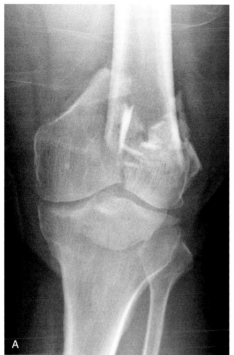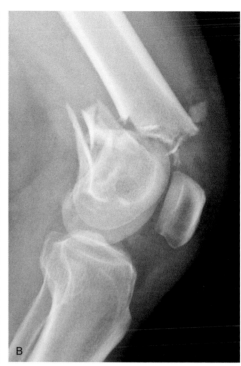

图 7-10　股骨髁间骨折病例 3

A. 正位 X 线片;B. 侧位 X 线片。股骨远端髁间骨折,骨折线呈 T 形通过关节面,骨折端可见多枚粉碎性骨折片。

三、股骨单髁骨折

【创伤类型】

根据骨折线的方向,Hohl 将其分为矢状面骨折、冠状面骨折和混合型骨折三型。

【诊断要点】

1. 间接外力自上面下冲击及致伤力向下使膝关节外翻,可发生股骨外髁骨折;相反,致伤力使膝关节内翻,则可发生股骨内髁骨折。

2. 根据骨折线的方向,Hohl 将股骨单髁骨折分为三型。

(1)矢状面骨折:正位 X 线片可见明显的骨折线。

(2)冠状面骨折:又称 Hoffa 骨折,正位 X 线片不易看到异常,侧位 X 线片可见骨折线,远折端多向上移位。

(3)混合型骨折:骨折线介于矢状面和冠状面之间,在正侧位 X 线片均可显示。

股骨单髁骨折的 X 线表现见图 7-11~ 图 7-13。

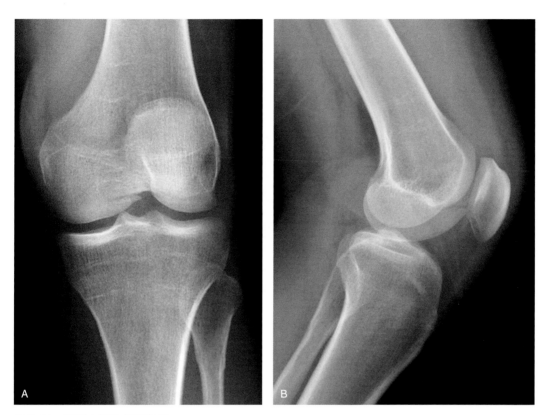

图 7-11　股骨内髁矢状面骨折

A. 正位 X 线片；B. 侧位 X 线片。股骨内髁横形骨折线，骨折端无移位，关节囊稍肿胀。

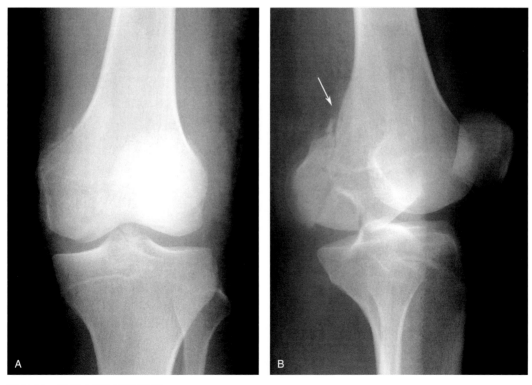

图 7-12　股骨内髁冠状面骨折

A. 正位 X 线片骨折显示不甚明显；B. 斜位 X 线片则可见内髁骨折（白箭），骨折块轻度移位。

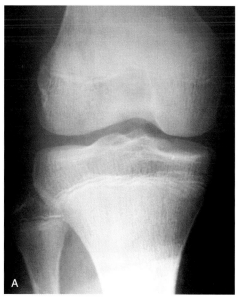
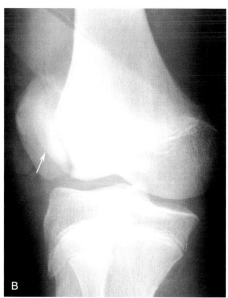

图 7-13 股骨外髁冠状面骨折

A. 正位 X 线片未见骨折；B. 斜位 X 线片则可见股骨外髁骨折（白箭），骨折块轻度向外移位。

四、股骨外上髁撕脱骨折

【诊断要点】

1. 股骨外上髁撕脱骨折多为膝关节内翻应力所致。
2. 股骨外上髁腓侧副韧带附着处见条状或小片状撕裂骨折。
3. 常同时合并腓侧副韧带损伤，故如发现此骨折应常规行膝关节 MR 检查。
股骨外上髁撕脱骨折的 X 线表现见图 7-14。

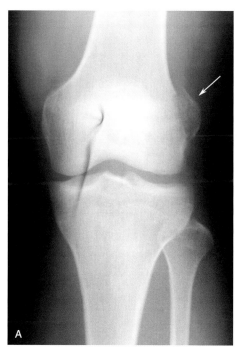
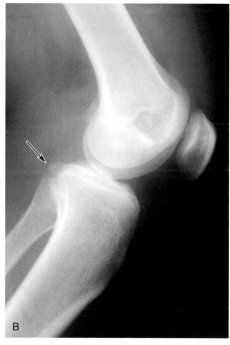

图 7-14 股骨外上髁撕脱骨折

A. 正位 X 线片；B. 侧位 X 线片。股骨外上髁外侧缘外侧副韧带附着处撕裂骨折（白箭），骨折片向外移位，腓骨小头也可见撕脱骨折，骨折片向上移位（黑箭）。

五、股骨内上髁撕脱骨折

【诊断要点】

1. 股骨内上髁撕脱骨折又称 Stieda 骨折,多为膝关节外翻应力所致。
2. 股骨内上髁胫侧副韧带附着处可见条状或小片状撕裂骨折(图 7-15)。
3. 常同时合并胫侧副韧带损伤,故发现此骨折应常规行膝关节 MR 检查。

【鉴别诊断】

股骨内上髁撕脱骨折需与内侧副韧带钙化相鉴别,后者属胫侧副韧带撕裂后遗改变,于股骨内上髁周围可见条片状骨化影,边缘光滑,与撕脱骨折边缘锐利有别(图 7-16)。

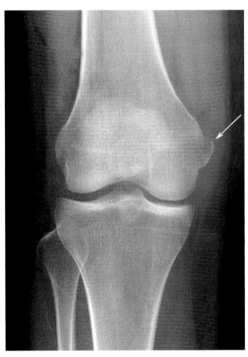

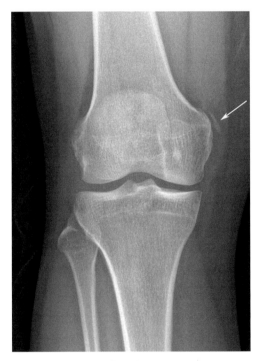

图 7-15   股骨内上髁撕脱骨折

左侧股骨内上髁撕脱骨折(白箭),骨折片向内下方分离移位。

图 7-16   内侧副韧带钙化

股骨内上髁周围可见条片状骨化影(白箭),边缘光滑。

六、髌骨骨折

【创伤类型】

根据骨折的 X 线表现分为裂纹骨折、横形骨折、纵形骨折、撕脱骨折、袖套状骨折和粉碎性骨折。

【诊断要点】

1. 常规拍摄侧位及斜位 X 线片,若临床高度怀疑有髌骨损伤而斜位及侧位 X 线片均未显示骨折时,可加摄髌骨轴位 X 线片。

2. **裂纹骨折**　表现为骨质中断裂纹,骨折端无移位。

3. **横形骨折**　多见于髌骨中段,为间接暴力所致,上方骨折块可随肌腱回缩而明显向上移位,两骨折块分离可达 4cm 以上,骨折下端有髌韧带固定,多无移位。

4. **纵形骨折**　侧位 X 线片不能显示骨折,通常于正位或轴位 X 线片才能显示骨折,多发生于髌骨外侧,表现为髌骨纵形裂缝,移位一般不明显。

5. **撕脱骨折**　多发生于髌骨下极,移位不明显。

6. **袖套状骨折**　此型为儿童特有的撕脱骨折,多发生于髌骨下极,少数发生于髌骨上极,表现为下极或上极的半环状、新月状或薄片状骨折片,骨折片可有不同程度的移位。

7. **粉碎性骨折**　多为直接暴力所致,因受骨膜或附近腱膜保护,骨折多无显著移位。

8. 髌骨骨折常引起关节积血,X 线显示髌上囊膨隆,密度增高,髌下脂肪垫模糊移位或消失。

【鉴别诊断】

1. **二分髌骨**　多位于髌骨外上极,位于外缘及下缘者少见,副髌骨与主髌骨之间的间隙较整齐,且 50% 为双侧性。

2. **发育期髌骨下极骨骺**　发育期髌骨下极骨骺,与撕脱骨折相似,勿误诊为髌骨下极撕脱骨折。

髌骨骨折及其鉴别诊断的 X 线表现见图 7-17~ 图 7-28。

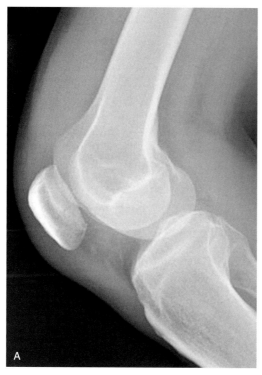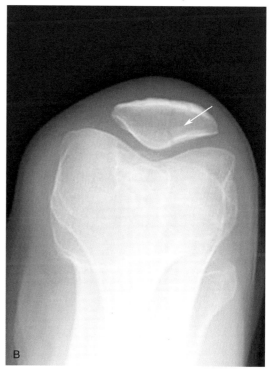

图 7-17　髌骨裂纹骨折

A. 侧位 X 线片;B. 轴位 X 线片。髌骨显示骨质中断裂纹(白箭),关节周围软组织肿胀,髌上囊膨隆,提示合并有关节内积血。

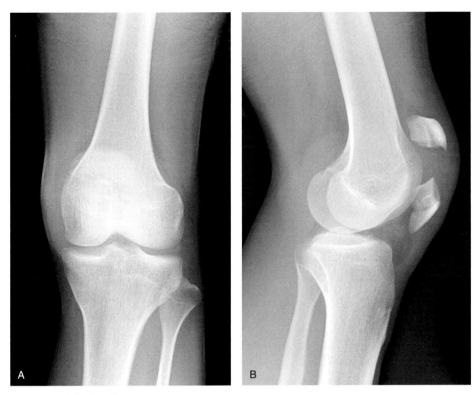

图 7-18　髌骨横形骨折

A. 正位 X 线片;B. 侧位 X 线片。髌骨中段骨折,骨折上段被股四头肌牵拉向上移位,骨折下段被髌韧带牵拉下移,两断端之间可见较大分离间隙,周围软组织肿胀。此类型骨折临床较常见。

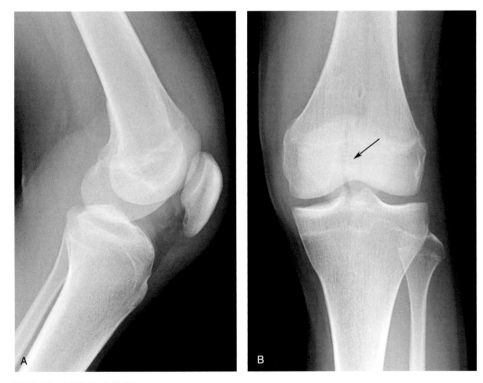

图 7-19　髌骨纵形骨折

A. 侧位 X 线片未见骨折;B. 正位 X 线片显示髌骨纵形骨折线(黑箭),骨折端未见明显移位。若 X 线条件过低,此型骨折很可能被漏诊。

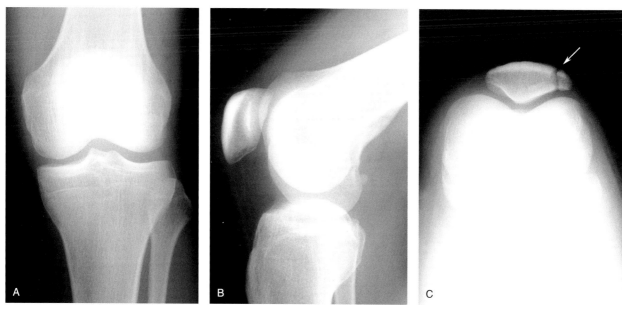

图 7-20 髌骨纵形骨折

A、B. 正侧位 X 线片中均未见骨折;C. 只有轴位 X 线片才显示骨折线(白箭)。

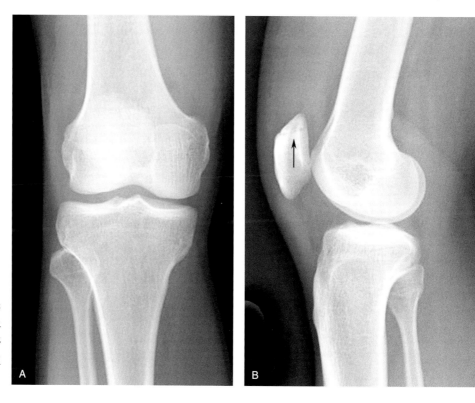

图 7-21 髌骨上极骨折

A. 正位 X 线片未见异常;
B. 侧位 X 线片显示髌骨上极骨折(黑箭),骨折端无移位,髌上囊膨隆,周围软组织肿胀。

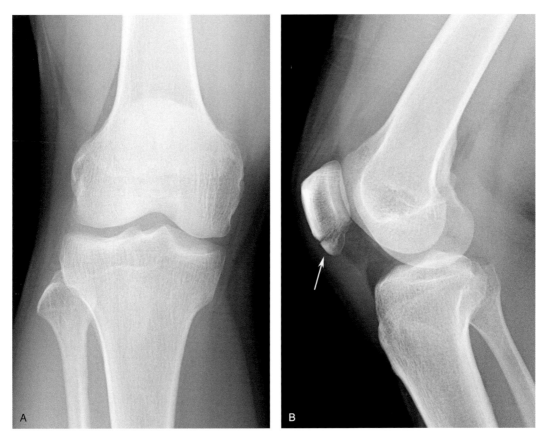

图 7-22 髌骨下极骨折

A. 正位 X 线片未见异常；B. 骨折主要于侧位 X 线片显示（白箭），骨折端无移位，软组织肿胀，髌上囊稍膨隆。

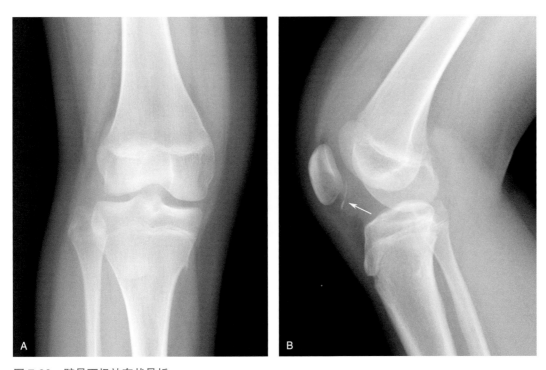

图 7-23 髌骨下极袖套状骨折

A. 正位 X 线片；B. 侧位 X 线片。髌骨下极可见薄片状撕脱骨折片（白箭），骨折端分离移位，软组织肿胀，髌上囊稍膨隆。

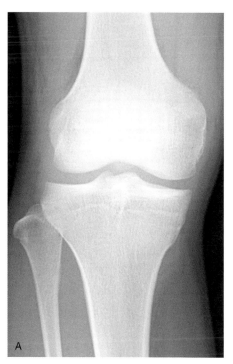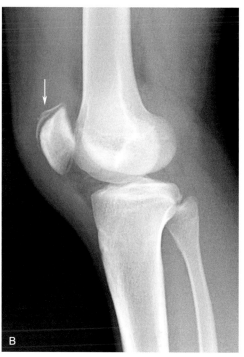

图 7-24　髌骨上极袖套状骨折

A. 正位 X 线片;B. 侧位 X 线片。髌骨上极可见弧形撕脱骨折片(白箭),骨折片轻度分离移位,髌上囊膨隆,周围软组织肿胀。

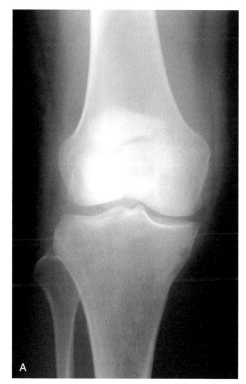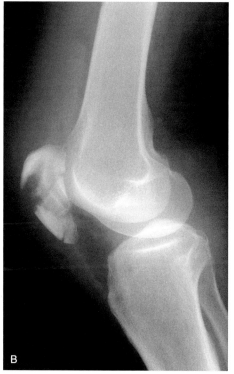

图 7-25　髌骨粉碎性骨折

A. 正位 X 线片;B. 侧位 X 线片。髌骨粉碎性骨折,因肌腱未完全断裂,故骨折端移位不明显,髌上囊可见积血。

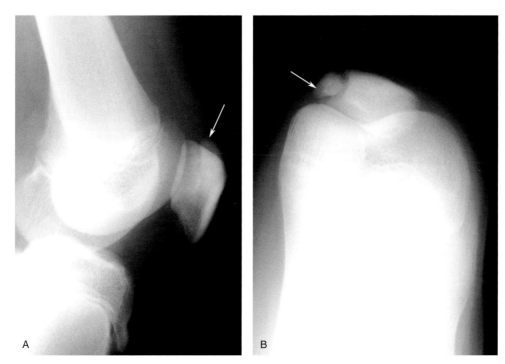

图 7-26   二分髌骨

A. 侧位 X 线片;B. 轴位 X 线片。二分髌骨为正常变异,多位于髌骨外上极(白箭),副髌骨与主髌骨之间的间隙较光滑整齐,且多为双侧性,需与髌骨外侧缘骨折相鉴别。

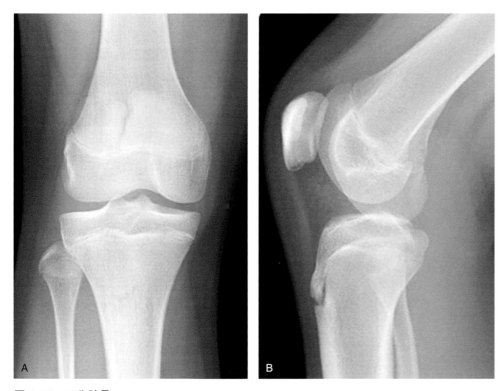

图 7-27   二分髌骨

A. 正位 X 线片;B. 侧位 X 线片。此为另一例二分髌骨的正侧位 X 线表现,副髌骨位于主髌骨上外侧,边缘光滑,与髌骨骨折边缘锐利有别。对于二分髌骨和髌骨骨折两者的鉴别,除了观察边缘及形态外,还必须注意关节内软组织变化,一般二分髌骨无明显关节内出血表现,而髌骨骨折多数因合并有出血而出现髌上囊肿胀膨隆,髌下脂肪垫混浊改变。

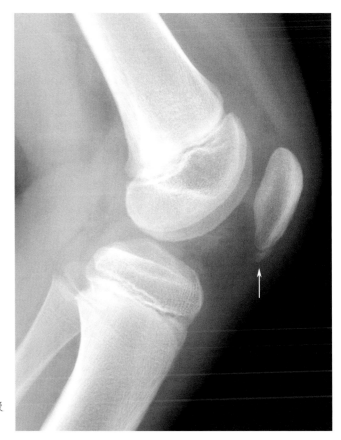

图 7-28 髌骨下极正常骨骺

髌骨下极骨骺（白箭），勿误诊为髌骨下极撕脱骨折。

七、胫骨外髁骨折

【创伤类型】

根据 X 线表现分为单纯劈裂垂直骨折、劈裂塌陷骨折和劈裂粉碎性骨折。

【诊断要点】

1. **单纯劈裂垂直骨折** 为无移位裂纹骨折，不合并腓骨小头骨折，内侧副韧带完整。

2. **劈裂塌陷骨折** 较常见，胫骨外髁垂直或斜形劈裂骨折，骨折块下移，有时移位明显，通常合并腓骨小头骨折，骨折线通过外侧平台中央，有时合并内侧副韧带断裂。

3. **劈裂粉碎性骨折** 较少见，胫骨外髁劈裂骨折，股骨外髁嵌入劈裂骨块之间，胫骨外髁呈粉碎性、向外侧移位，合并腓骨小头或腓骨近端骨折，有时内侧副韧带或交叉韧带亦同时损伤，可见明显膝外翻畸形。

胫骨外髁骨折的 X 线表现见图 7-29~ 图 7-33。

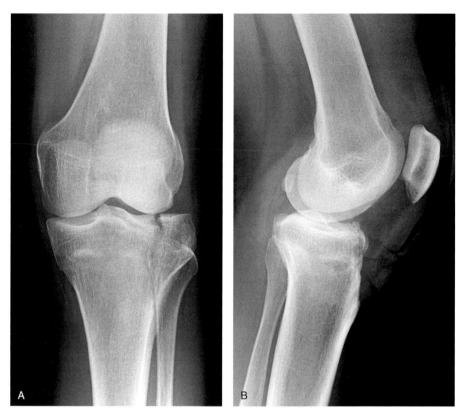

图 7-29 胫骨外髁骨折病例 1

A. 正位 X 线片;B. 侧位 X 线片。胫骨外髁可见通过平台关节面的纵形骨折线,骨折端
轻度分离,关节面无塌陷。

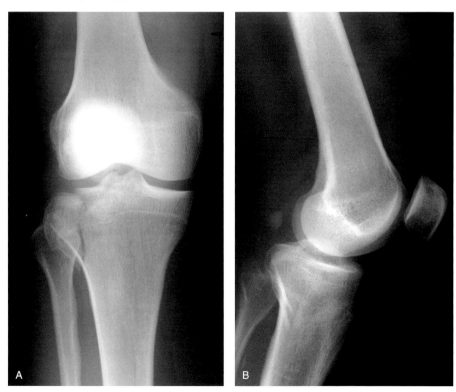

图 7-30 胫骨外髁骨折病例 2

A. 正位 X 线片;B. 侧位 X 线片。胫骨外髁纵形劈裂骨折,骨折块塌陷下移致关节面不
平整。

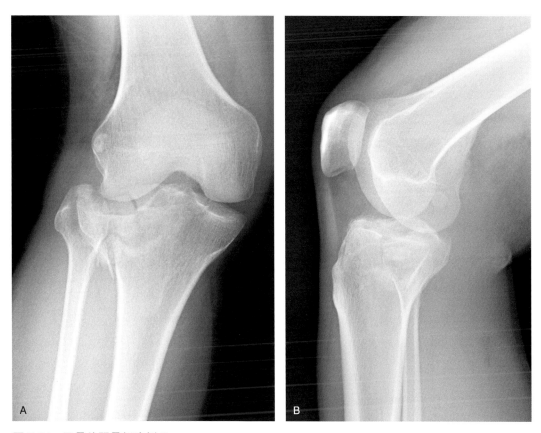

图 7-31 胫骨外髁骨折病例 3

A. 正位 X 线片;B.侧位 X 线片。胫骨外髁关节面塌陷骨折致关节面增宽,关节面尚平整,膝关节外翻。

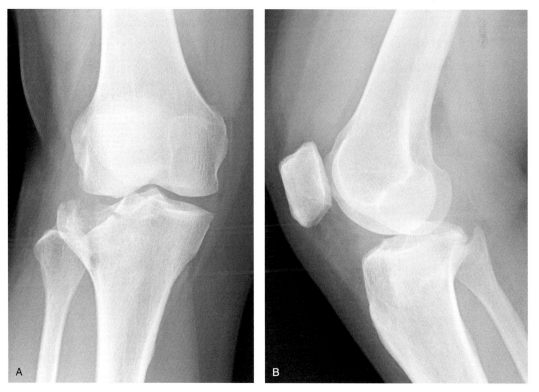

图 7-32 胫骨外髁骨折病例 4

A. 正位 X 线片;B. 侧位 X 线片。胫骨外髁骨折,关节面凹陷,胫骨外髁骨折块向外移位。

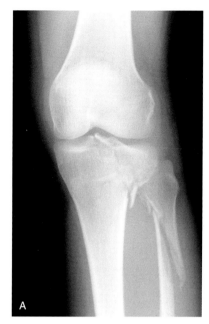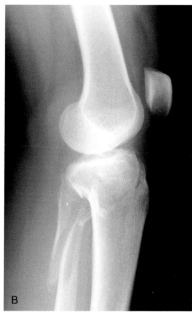

图 7-33　胫骨外髁骨折病例 5

A. 正位 X 线片；B. 侧位 X 线片。
胫骨外髁骨折，关节面轻度塌陷，
同时合并腓骨近段斜形骨折。

八、胫骨内髁骨折

【诊断要点】

1. 为膝关节过度内翻损伤或同时伴有垂直压迫性损伤导致的结果。
2. 表现为胫骨内髁的压缩劈裂骨折，轻者骨折块仅有轻度下移，但移位不大。
3. 有时也因内侧副韧带牵拉骨折块，使骨折片向内侧分离移位。

胫骨内髁骨折的 X 线表现见图 7-34～图 7-37。

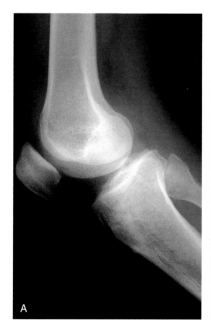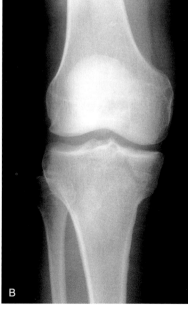

图 7-34　胫骨内髁骨折病例 1

A. 侧位 X 线片；B. 正位 X 线片。
胫骨内髁骨折，关节面完整无塌
陷，外侧关节间隙增宽。

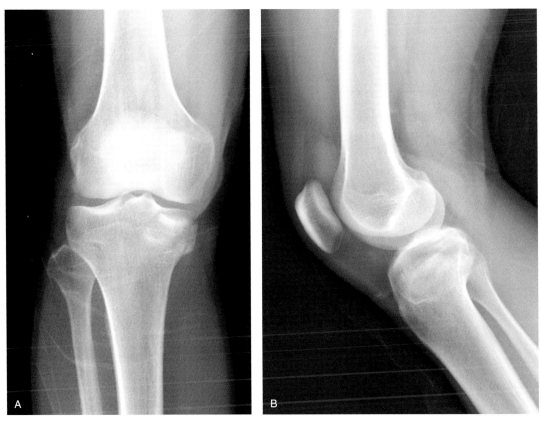

图 7-35 胫骨内髁骨折病例 2

A. 正位 X 线片;B. 侧位 X 线片。胫骨内髁骨折,关节面完整轻度塌陷,髌上囊稍膨隆。

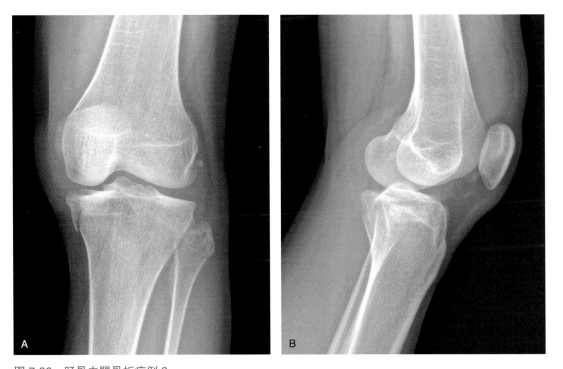

图 7-36 胫骨内髁骨折病例 3

A. 正位 X 线片;B. 侧位 X 线片。左侧胫骨内髁关节面压缩并伴有纵形劈裂骨折,骨折片轻度移位,同时腓骨头亦见骨折,髌上囊肿胀,同时合并关节内出血。

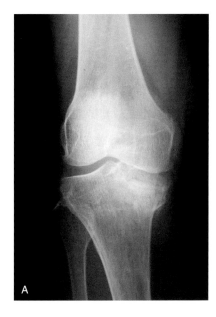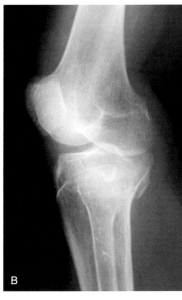

图 7-37　胫骨内髁骨折病例 4

A. 正位 X 线片;B. 侧位 X 线片。胫骨内髁骨关节面塌陷骨折,关节面尚完整,内侧关节间隙增宽。

九、胫骨髁间骨折

【诊断要点】

1. 为单纯垂直压迫损伤的结果。

2. 骨折线从胫骨髁间隆起开始,呈倒 T 形或 Y 形骨折,胫骨平台裂为两块,或造成较严重的胫骨近端纵形粉碎性骨折。

3. 常合并有腓骨小头骨折,亦可造成股骨两髁及胫骨两髁的同时骨折。

胫骨髁间骨折的 X 线表现见图 7-38、图 7-39。

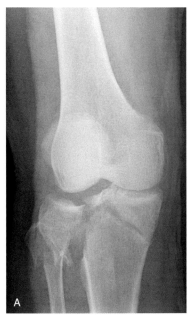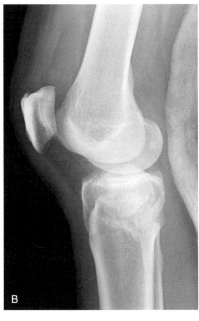

图 7-38　胫骨髁间骨折病例 1

A. 正位 X 线片;B. 侧位 X 线片。胫骨髁间骨折,胫骨外髁骨折块向外下方移位,胫骨内髁骨折块无移位,腓骨上段同时合并骨折。

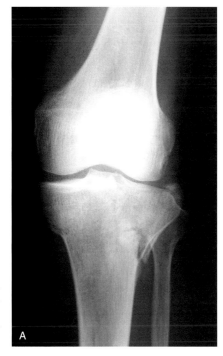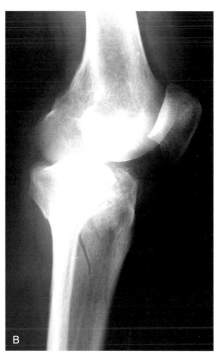

图 7-39 胫骨髁间骨折病例 2
A. 正位 X 线片;B. 侧位 X 线片。胫骨髁间可见倒 T 形骨折,胫骨外髁关节面轻度塌陷,说明除垂直应力外,还存在外翻应力作用。

十、胫骨髁间隆起撕脱骨折

【创伤类型】

根据撕脱骨折块的移位程度,Meyers-Mc Keever 将其分为三型。

【诊断要点】

1. 骨折需通过拍摄满意的膝关节正侧位 X 线片进行观察,其中侧位 X 线片最易看出撕脱的骨折块。
2. 胫骨髁间隆起撕脱骨折的骨折片大小不一,移位程度也不一样。
3. 根据撕脱骨折块的移位程度进行分型。
(1)Ⅰ型:仅为骨折块掀起,无移位或轻度移位(图 7-40)。
(2)Ⅱ型:撕脱骨折块较大,侧位 X 线片表现为撕脱骨折块的前 1/3 至 1/2 从其下骨床掀起,呈鸟嘴状改变(图 7-41)。
(3)Ⅲ型:撕脱骨折块完全自胫骨平台分离。
4. 胫骨髁间隆起撕脱骨折常伴有膝关节前脱位。
5. 骨折同时伴有关节内出血,故髌上囊肿胀膨隆,密度增高,髌下脂肪垫模糊移位或消失。

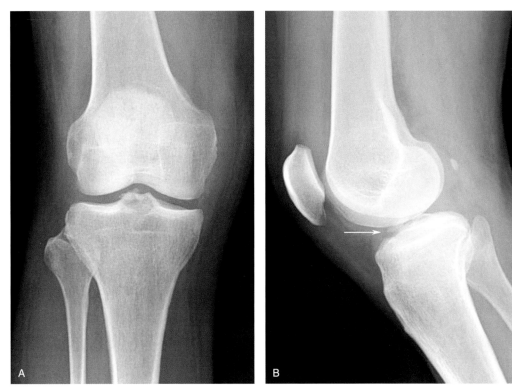

图 7-40   胫骨髁间隆起撕脱骨折 Ⅰ 型

A. 正位 X 线片;B. 侧位 X 线片。胫骨髁间隆起撕脱骨折(白箭),骨折片轻度分离,髌下脂肪垫混浊,髌上囊轻度肿胀膨隆。

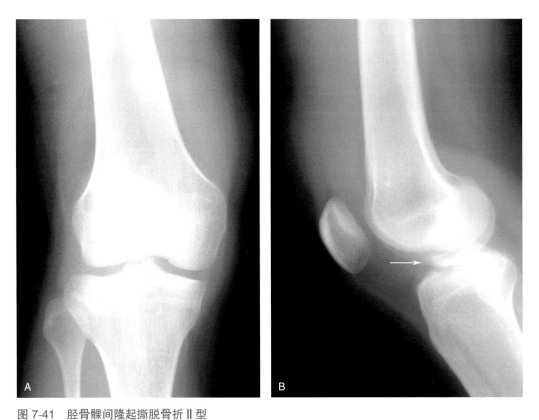

图 7-41   胫骨髁间隆起撕脱骨折 Ⅱ 型

A. 正位 X 线片;B. 侧位 X 线片。胫骨髁间隆起撕脱骨折(白箭),骨折片轻度掀起,髌下脂肪垫混浊,髌上囊肿胀膨隆。

十一、胫骨髁后方撕脱骨折

【诊断要点】

1. 胫骨髁后方撕脱骨折为后交叉韧带撕裂所致,多为膝关节过伸损伤造成。
2. 撕脱骨折片可无移位或向后上方分离移位。
3. 膝关节可伴向后脱位。
4. 骨折同时伴有关节内出血,故髌上囊肿胀膨隆,密度增高,髌下脂肪垫模糊混浊。

胫骨髁后方撕脱骨折的 X 线表现见图 7-42、图 7-43。

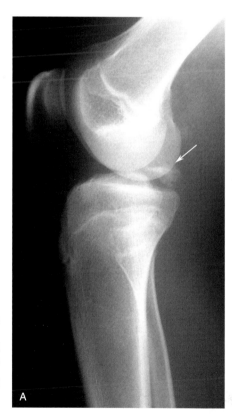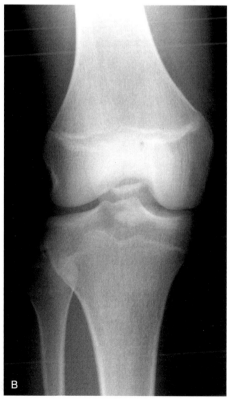

图 7-42　胫骨髁后方撕脱骨折

A. 侧位 X 线片;B. 正位 X 线片。胫骨髁后交叉韧带附着处撕脱骨折(白箭),骨折片向后上方分离移位。

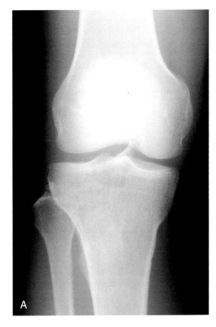
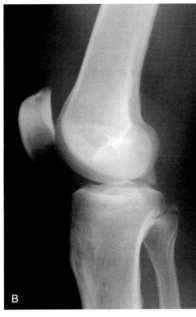

图 7-43 胫骨髁后方撕脱骨折

A. 正位 X 线片；B. 侧位 X 线片。与上例表现相似，此例尚合并腓骨小头撕脱骨折。

十二、Segond 骨折

【诊断要点】

1. Segond 骨折是指胫骨平台外侧缘撕脱骨折，骨折片有不同程度的移位。
2. 膝关节外侧及关节囊肿胀。
3. 常同时合并有前交叉韧带撕裂，故在发现此骨折后应常规行膝关节 MR 检查。

Segond 骨折的 X 线表现见图 7-44、图 7-45。

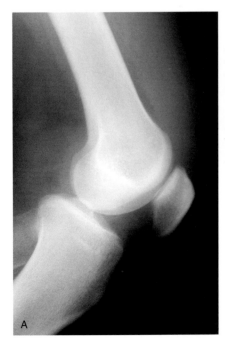
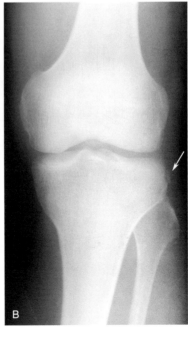

图 7-44 Segond 骨折病例 1

A. 侧位 X 线片；B. 正位 X 线片。右侧胫骨平台外侧缘小片撕脱骨折（白箭），关节周围软组织肿胀，髌上囊稍膨隆。

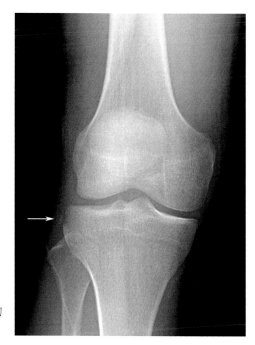

图 7-45　Segond 骨折病例 2

右侧胫骨平台外侧缘撕脱骨折（白箭），骨折片向外分离移位。

十三、反 Segond 骨折

【诊断要点】

1. 反 Segond 骨折是指胫骨平台内侧缘撕脱骨折，骨折片有不同程度的移位。

2. 有时合并胫骨平台后侧及髌骨下缘撕脱骨折。

3. 膝关节内侧及关节囊肿胀。

4. 常同时合并后交叉韧带、内侧副韧带撕裂及内侧半月板撕裂，故在发现此骨折后应常规行膝关节 MR 检查。

反 Segond 骨折的 X 线表现见图 7-46。

图 7-46　反 Segond 骨折

A. 正位 X 线片；B. 侧位 X 线片。右侧胫骨平台内侧缘撕脱骨折（白箭），骨折片向外分离移位，同时胫骨后缘后交叉韧带附着处撕脱骨折，骨折片向后上方分离移位。

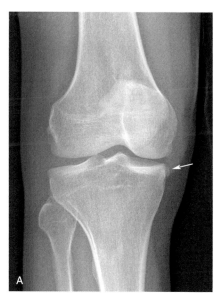
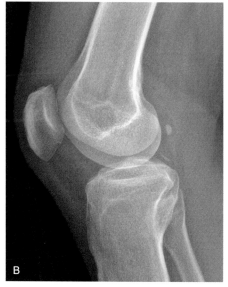

十四、胫骨髁下骨折

【诊断要点】

1. 胫骨髁下骨折通常发生在膝关节面下 5~6cm 处。
2. 骨折多为横形或短斜形,一般移位不大。
3. 腓骨小头常同时骨折。

胫骨髁下骨折的 X 线表现见图 7-47、图 7-48。

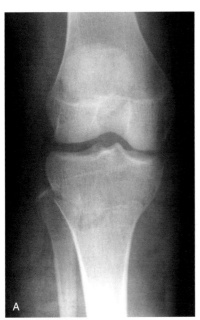
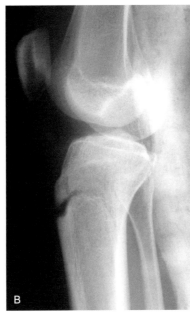

图 7-47 胫骨髁下骨折

A. 正位 X 线片;B. 侧位 X 线片。胫骨髁下可见横形骨折线,骨折端无显著移位。

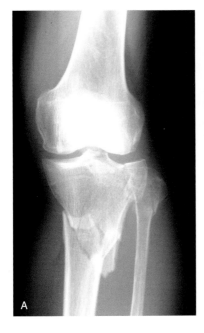
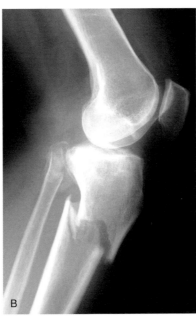

图 7-48 胫骨髁下骨折合并胫骨外髁及腓骨小头骨折

A. 正位 X 线片;B. 侧位 X 线片。胫骨髁下不规则状骨折,呈粉碎性,主要远折端向后内方移位,胫骨外髁关节面轻度塌陷,腓骨小头亦见骨折。

十五、单纯腓骨小头骨折

【诊断要点】

1. 单纯腓骨小头撕脱骨折为弓形复合体、腓骨头前韧带、腓侧副韧带损伤所致。
2. 骨折线为横形或斜形,骨折端无移位或骨折块向上分离移位(图 7-49、图 7-50)。

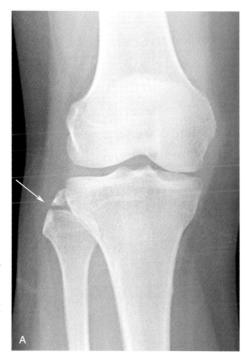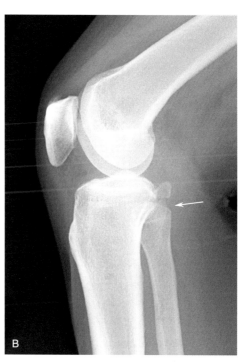

图 7-49　单纯腓骨小头骨折病例 1

A. 正位 X 线片;B. 侧位 X 线片。腓骨小头横形骨折(白箭),骨折端分离移位。

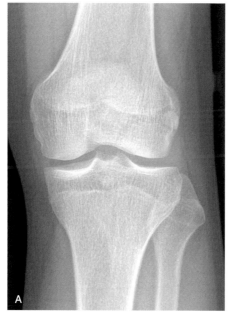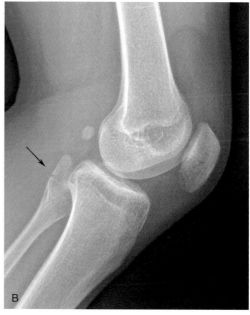

图 7-50　单纯腓骨小头骨折病例 2

A. 正位 X 线片;B. 侧位 X 线片。腓骨小头斜形骨折(黑箭),骨折端无明显移位。

十六、膝关节脱位

【创伤类型】

按接受暴力后膝关节脱位时胫骨的位置分为前脱位、后脱位、内侧脱位和外侧脱位。

【诊断要点】

1. **前脱位**　较常见。当前交叉韧带发生断裂时,胫骨向前方移位,在膝关节侧位 X 线片上,表现为股骨髁后缘至胫骨平台的垂直交点在胫骨平台后角之后 5mm(图 7-51、图 7-52)。

2. **后脱位**　当后交叉韧带发生断裂时,胫骨向后方移位,表现为股骨髁后缘至胫骨平台的垂直交点在胫骨平台后角之前 5mm(图 7-53)。

3. **内侧脱位和外侧脱位**　胫骨近端相对股骨远端向内或向外移位,一般除侧方位置改变外,尚伴有前后脱位或旋转脱位。

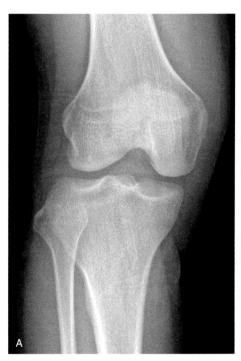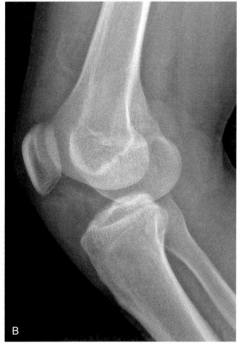

图 7-51　膝关节前脱位

A. 正位 X 线片;B. 侧位 X 线片。胫骨近端相对股骨远端向前外移位,股胫关节位置关系失常,膝关节各骨未见骨折发生。

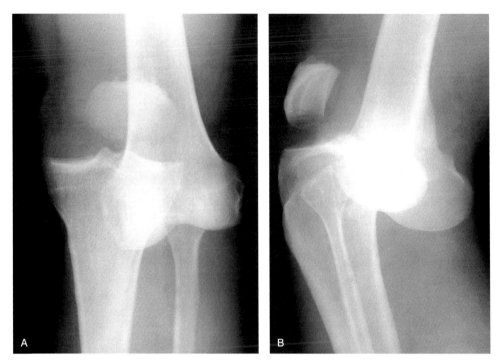

图 7-52 膝关节前内脱位

A. 正位 X 线片;B. 侧位 X 线片。胫骨近端相对股骨远端向内、向前移位,股胫关系严重失常,膝关节各骨未见骨折。此例脱位提示关节囊、前后交叉韧带及侧副韧带完全撕裂。

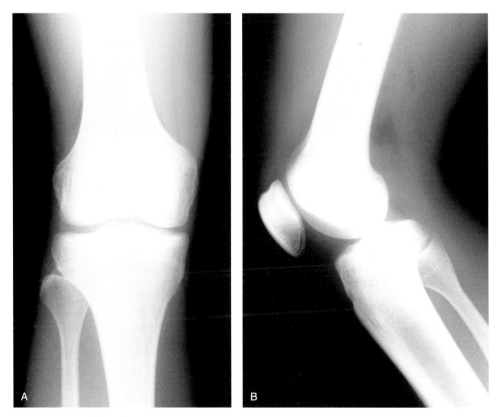

图 7-53 膝关节后脱位

A. 正位 X 线片未见异常;B. 侧位 X 线片可见胫骨向后方移位,胫骨平台后角至股骨髁后缘至胫骨平台垂直交点的距离大于 5mm。此病例经手术证实存在后交叉韧带撕裂。

十七、髌骨脱位

【创伤类型】

根据脱位后髌骨的位置分为外侧脱位、内侧脱位、上脱位和下脱位。根据脱位后髌骨中央嵴是否超过股骨髁外缘分为完全脱位和半脱位。

【诊断要点】

1. 常规除正侧位 X 线片外,还须加摄轴位 X 线片。

2. **外侧脱位**　最多见,为股内侧肌和股四头肌内侧扩张部撕裂所致,正位 X 线片可见髌骨移位至股骨外髁的外侧,轴位 X 线片可见髌骨不在股骨髁间切迹窝内,髌股关系失常(图 7-54~图 7-58)。

3. **内侧脱位**　为股四头肌外侧扩张部撕裂所致,正位 X 线片和轴位 X 线片可见髌骨向内侧移位,髌股关系失常。

4. **上脱位和下脱位**　当髌韧带和股四头肌肌腱分别断裂时,可致髌骨向上或向下脱位,在侧位 X 线片上,可借助测量髌骨高低的方法来估计髌骨向上或向下移位的程度。

5. 除以上脱位表现外,有时可合并髌骨或其他骨折。

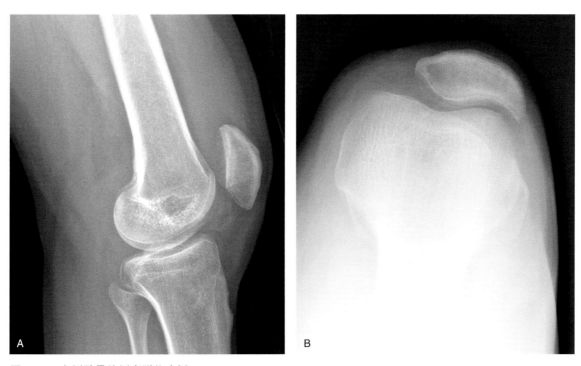

图 7-54　左侧髌骨外侧半脱位病例 1

A. 侧位 X 线片;B. 轴位 X 线片。左侧髌股关节位置关系部分失常,髌骨向外移位,同时可见髌上囊肿胀膨隆。

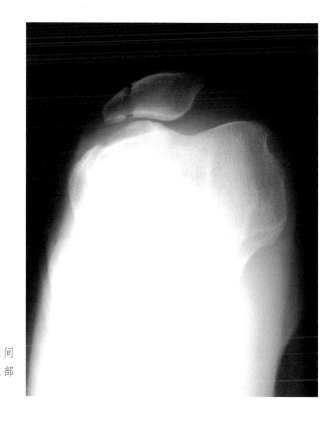

图 7-55　髌骨外侧半脱位

轴位 X 线片可见髌骨不在股骨髁间切迹窝内,而向外侧移位,髌股关系部分失常,同时合并髌骨纵形骨折。

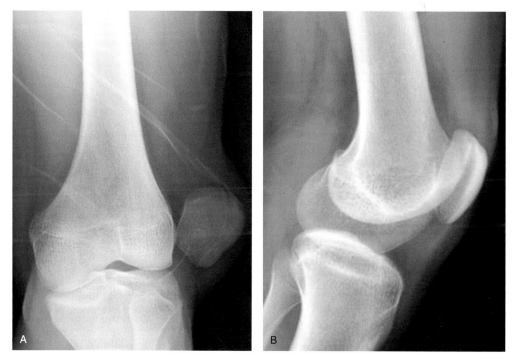

图 7-56　左侧髌骨外侧完全脱位

A. 正位 X 线片;B. 侧位 X 线片。左侧髌骨向外侧移位,致髌股关节位置关系完全失常。

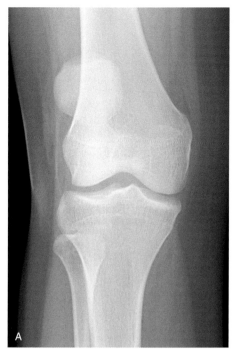
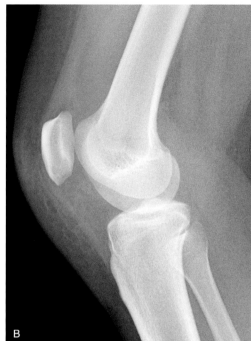

图 7-57 右侧髌骨外侧
半脱位

A. 正位 X 线片;B. 侧位
X 线片。右侧髌骨向外上
方移位,髌股关节位置关
系部分失常,邻近软组织
明显肿胀,层次模糊不清。

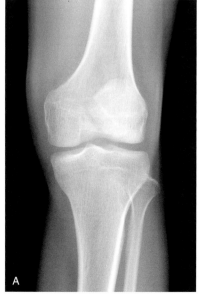
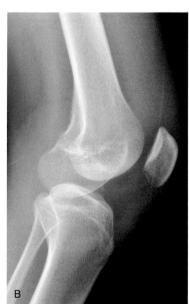
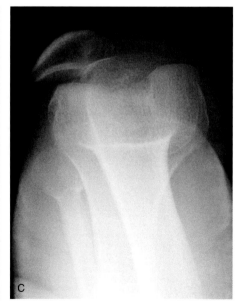

图 7-58 左侧髌骨外侧半脱位病例 2

A. 正位 X 线片;B. 侧位 X 线片;C. 轴位 X 线片。左侧髌骨向外方移位,髌股关节位置关系部分失常,髌骨内侧缘同时可
见骨折,关节周围软组织明显肿胀,髌上囊肿胀,层次模糊不清。

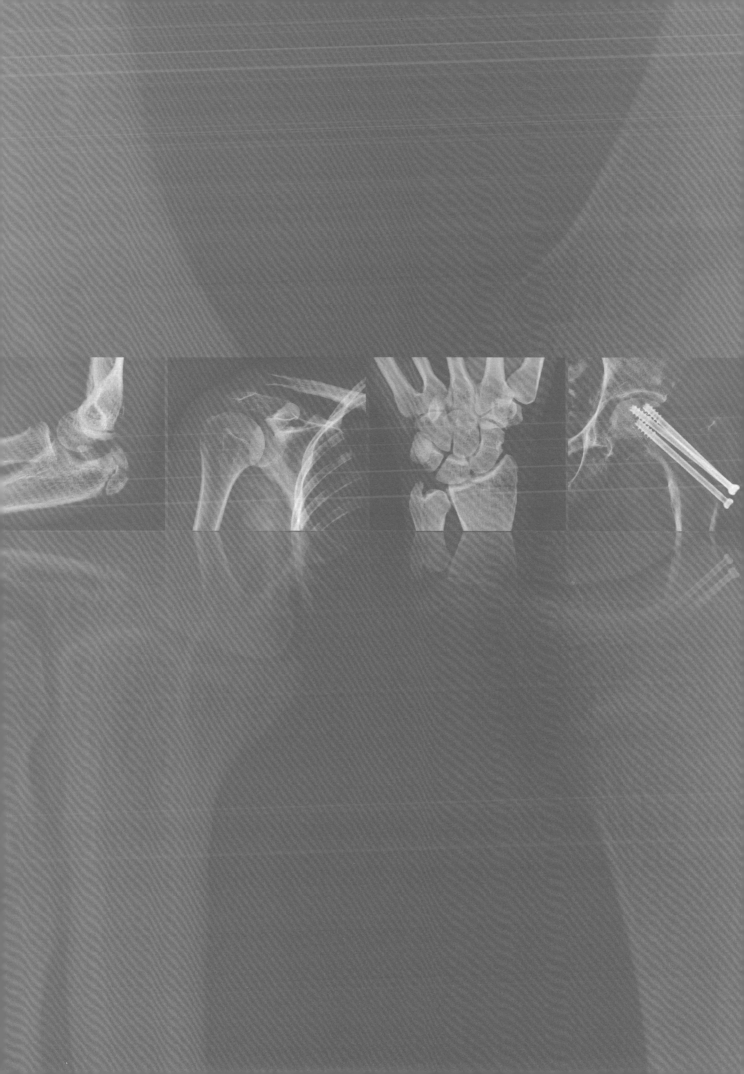

第八章　小腿创伤

正常小腿 X 线表现见图 8-1。

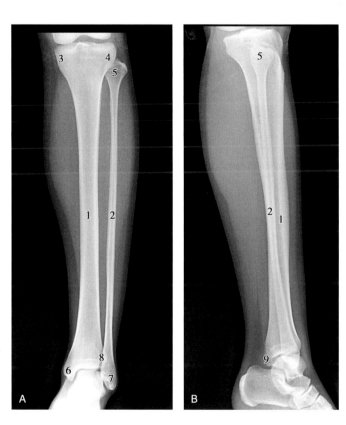

图 8-1　正常小腿 X 线片

A. 正位 X 线片;B. 侧位 X 线片。
1- 胫骨干;2- 腓骨干;3- 胫骨内髁;
4- 胫骨外髁;5- 腓骨小头;6- 内踝;
7- 外踝;8- 下胫腓联合;9- 后踝。

一、胫腓骨干双骨折

【诊断要点】

1. 直接暴力所致骨折,表现为胫骨与腓骨同一平面的横形、斜形或蝶形粉碎性骨折,骨折端向同方向成角,移位不明显(图 8-2~图 8-7)。

2. 间接暴力所致骨折,一般腓骨骨折线较胫骨骨折线高,表现为斜形或螺旋形,骨折端可发生重叠、成角或旋转畸形(图 8-8、图 8-9)。

3. 儿童损伤常表现为青枝骨折或裂纹骨折,裂纹骨折有时仅为一斜面或螺旋状裂纹,骨折端无移位(图 8-10)。

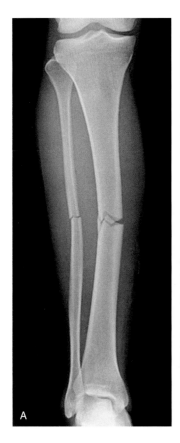
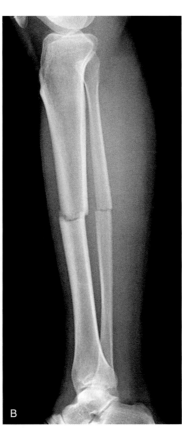

图 8-2 胫腓骨干双骨折病例 1

A. 正位 X 线片;B. 侧位 X 线片。胫腓骨干中段双骨折,骨折线在同一平面,且均轻度向内侧成角,对位尚可。

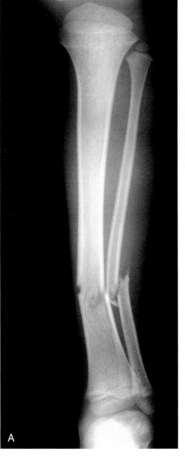
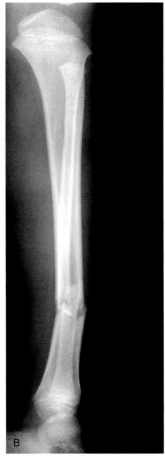

图 8-3 胫腓骨干双骨折病例 2

A. 正位 X 线片;B. 侧位 X 线片。胫腓骨干中下段同一平面骨折,骨折端同时向前、向内成角,胫骨对位好,腓骨骨折端移位重叠。

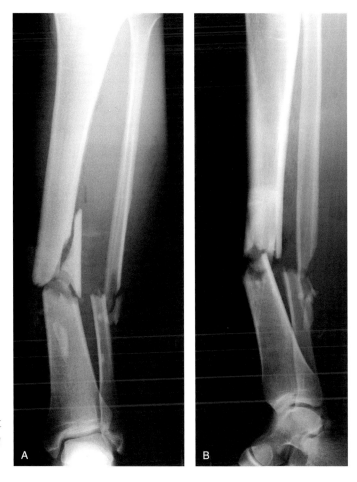

图 8-4 胫腓骨干双骨折病例 3

A. 正位 X 线片;B. 侧位 X 线片。胫腓骨干中下段蝶形粉碎性骨折,骨折线在同一平面,同时向前、向内成角,对位均不良。

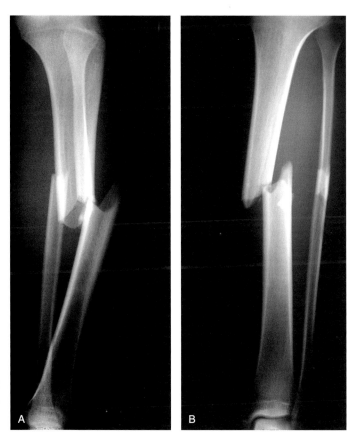

图 8-5 胫腓骨干双骨折病例 4

A. 侧位 X 线片;B. 正位 X 线片。胫腓骨干中段不规则形骨折,胫骨移位及成角较严重,腓骨断端重叠,轻度向前成角。

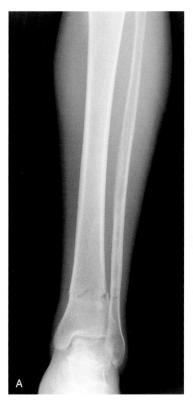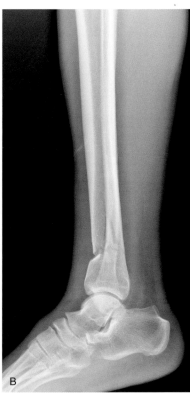

图 8-6 胫腓骨干双骨折病例 5

A. 正位 X 线片；B. 侧位 X 线片。胫腓骨干下段双骨折，胫骨前缘局部皮质凹陷，骨折端对位、对线均好。

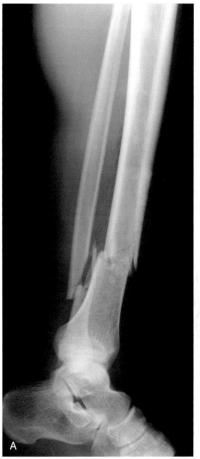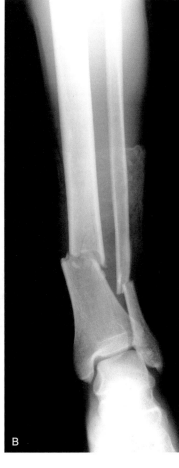

图 8-7 胫腓骨干双骨折病例 6

A. 侧位 X 线片；B. 正位 X 线片。胫腓骨干下段双骨折，胫骨干骨折端轻度向侧方移位并轻度向内成角，腓骨干骨折端重叠，也轻度向内成角。胫骨干下段因血运较差，骨折不易愈合。

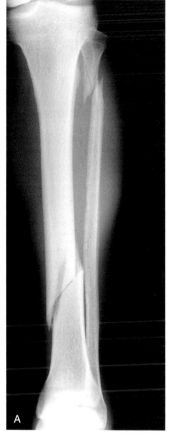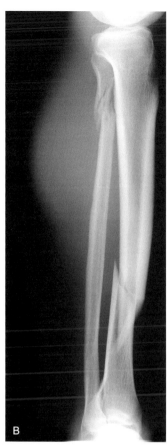

图 8-8 胫腓骨干双骨折病例 7

A.正位 X 线片;B.侧位 X 线片。胫骨干下段、腓骨干上段螺旋形骨折,轴线尚好,无成角,侧方轻度移位,但胫骨干断端宽径不一致,因此骨折端间尚存在旋转移位。

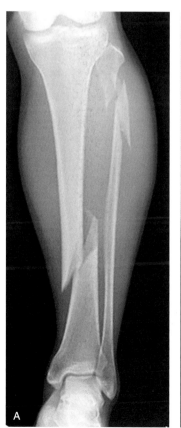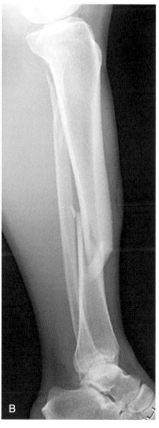

图 8-9 胫腓骨干双骨折病例 8

A.正位 X 线片;B.侧位 X 线片。胫骨干中下段螺旋形骨折,远折端向后外上方移位,骨折端后外侧可见一小骨折片,腓骨干上段粉碎性骨折,对位不良。

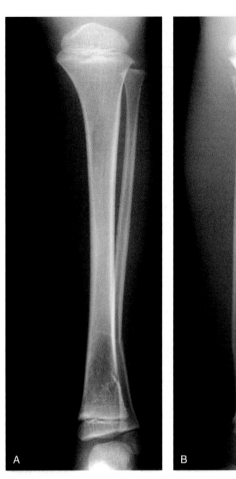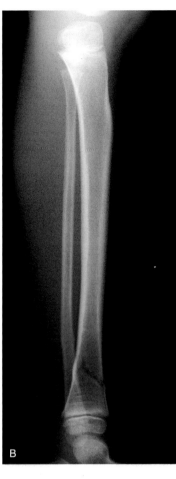

图 8-10 胫腓骨干青枝骨折

A. 正位 X 线片;B. 侧位 X 线片。胫腓骨干下段局部皮质凹陷成角,骨质不完全中断。此种骨折类型儿童较为常见。

二、胫骨干单骨折

【诊断要点】

1. 骨折常发生在胫骨干中 1/3 或下 1/3 处,表现为横形、斜形、螺旋形或粉碎性骨折。
2. 骨折端可有不同程度的移位。

胫骨干单骨折的 X 线表现见图 8-11~图 8-14。

【鉴别诊断】

先天性胫骨假关节:胫骨干下 1/3 骨折需与先天性胫骨假关节相鉴别,后者为少见的先天性骨发育畸形,表现为胫骨干下段病理性骨折,骨折端萎缩变尖,并有假关节形成(图 8-15)。

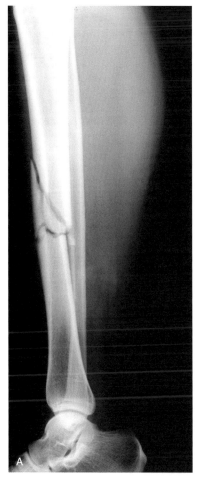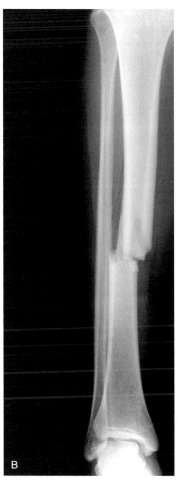

图 8-11　胫骨干中段粉碎性骨折

A. 侧位 X 线片;B. 正位 X 线片。胫骨干中段蝶形粉碎性骨折,远折端向前、向外移位,成角不明显。

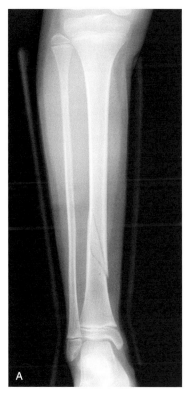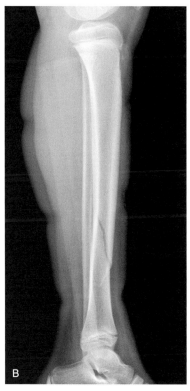

图 8-12　胫骨干下段螺旋形骨折

A. 正位 X 线片;B. 侧位 X 线片。胫骨干下段骨折,骨折线呈螺旋形,骨折端无明显移位及成角。

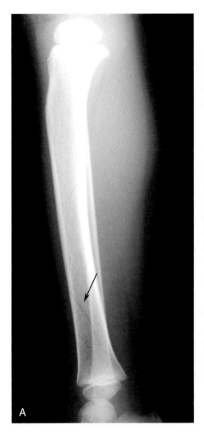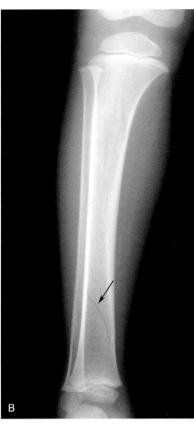

图 8-13　胫骨干下段裂纹骨折

A. 侧位 X 线片;B. 正位 X 线片。胫骨干下段骨折,骨折裂纹呈斜形(黑箭),无移位及成角。

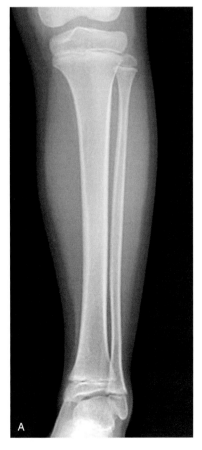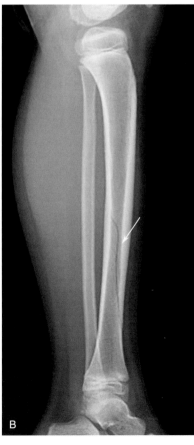

图 8-14　胫骨干单骨折

A. 正位 X 线片未见骨折;B. 侧位 X 线片可见胫骨干中下段斜形骨折线(白箭)。这种骨折表现提示,对于小腿骨可疑骨折者,必须拍摄完整正位及侧位 X 线片。

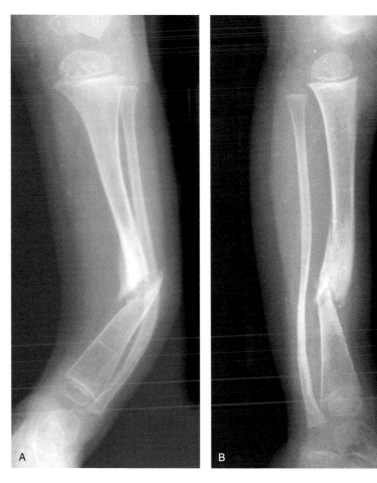

图 8-15　先天性胫骨假关节

A. 正位 X 线片；B. 侧位 X 线片。先天性胫骨假关节为少见的先天性骨发育畸形，表现为胫骨下段病理性骨折，骨折端萎缩变尖，并有假关节形成，这种畸形易被误诊为陈旧性外伤性骨折，须注意鉴别。

三、Pilon 骨折

【创伤类型】

根据关节面骨折的移位程度，将骨折分为三型。

【诊断要点】

1. Pilon 骨折是指累及胫距关节面的胫骨远端骨折。

2. 根据关节面骨折的移位程度，将骨折分为三型。

(1) Ⅰ型：累及关节面但无移位的劈裂骨折（图 8-16）。

(2) Ⅱ型：累及关节面且有移位的劈裂骨折（图 8-17、图 8-18）。

(3) Ⅲ型：累及干骺端及关节面的压缩骨折。

3. 常合并有腓骨下段骨折（图 8-19）。

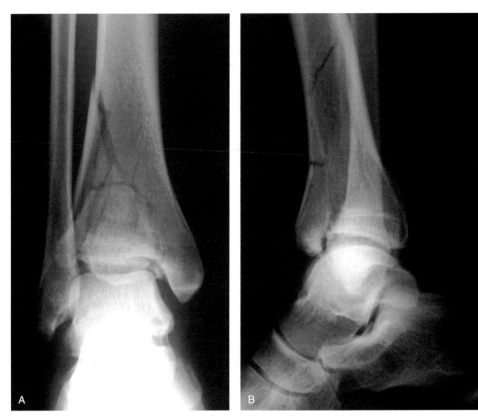

图 8-16　右侧 Pilon 骨折Ⅰ型

A. 正位 X 线片；B. 侧位 X 线片。右侧胫骨远端劈裂骨折，骨折涉及远端关节面，关节面压缩不平整。

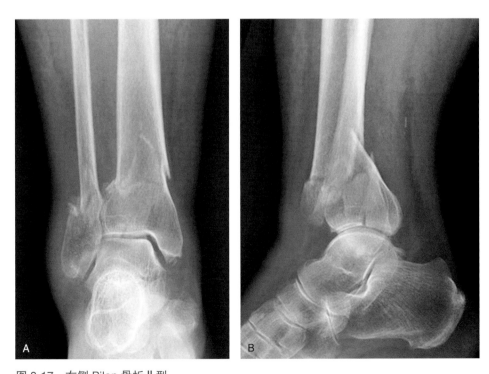

图 8-17　右侧 Pilon 骨折Ⅱ型

A. 正位 X 线片；B. 侧位 X 线片。右侧胫骨远端粉碎性骨折，远折端向后外移位，骨折端向前成角，骨折涉及远端关节面，腓骨远端同时骨折，对位、对线不良。

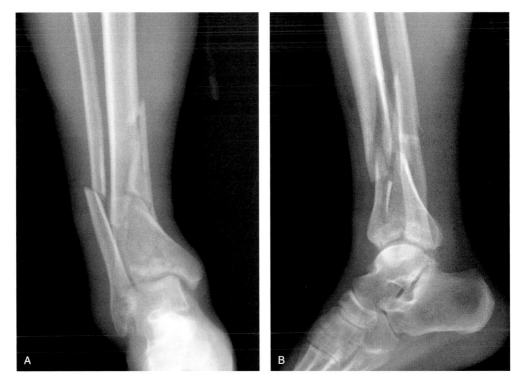

图 8-18　右侧 Pilon 骨折 II 型

A. 正位 X 线片；B. 侧位 X 线片。右侧胫骨下段劈裂粉碎性骨折，对位、对线不良，骨折累及胫骨远端关节面，合并腓骨下段短斜形骨折，远折端向外移位，对位不良，骨折端向外成角。

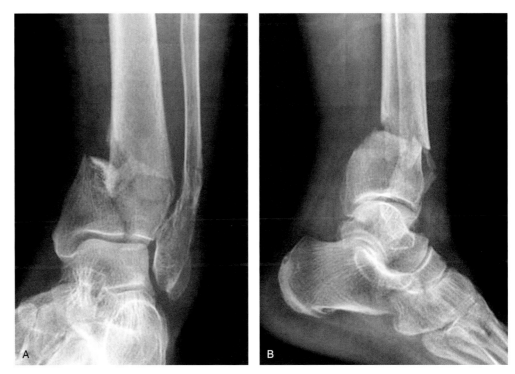

图 8-19　左侧 Pilon 骨折

A. 正位 X 线片；B. 侧位 X 线片。左侧胫骨远端劈裂粉碎性骨折，骨折端对位不良，向前成角，骨折涉及胫骨远端关节面，腓骨同时合并骨折，骨折端向前外成角。

四、腓骨干单骨折

【诊断要点】

1. 腓骨干单骨折少见,通常为直接暴力所致,多见于腓骨干上段。
2. 可为横形、斜形、粉碎性或多段骨折。
腓骨干单骨折的 X 线表现见图 8-20~ 图 8-22。

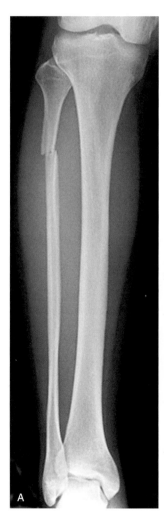
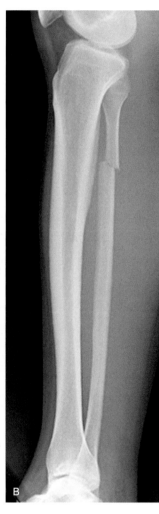

图 8-20　腓骨干上段单骨折

A. 正位 X 线片；B. 侧位 X 线片。腓骨干上段
单骨折,远折端轻度向前内侧方移位,骨折端无
明显成角。腓骨干单骨折临床较少见。

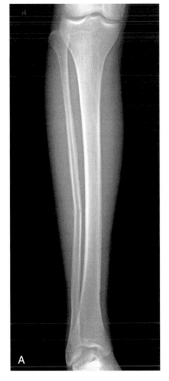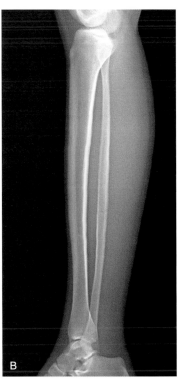

图 8-21　腓骨干中段单骨折

A. 正位 X 线片;B. 侧位 X 线片。腓骨干中段单骨折,骨折端对位好,但轻度向内侧成角。

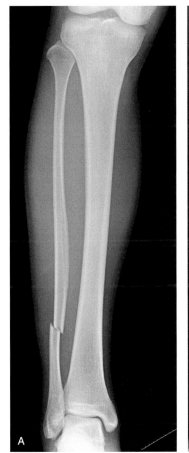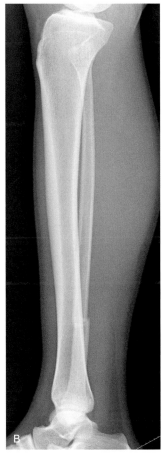

图 8-22　腓骨干下段单骨折

A. 正位 X 线片;B. 侧位 X 线片。腓骨干下段单骨折,远折端轻度向后外侧移位,骨折端无成角。

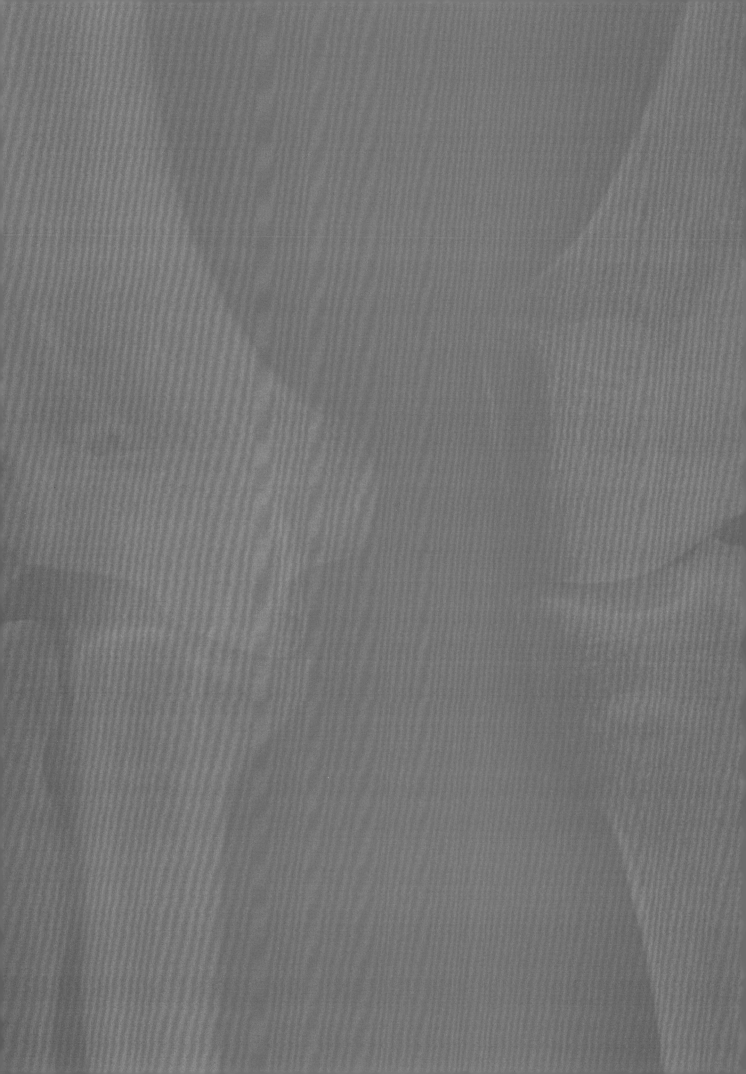

第九章 踝部创伤

正常踝关节 X 线表现见图 9-1。

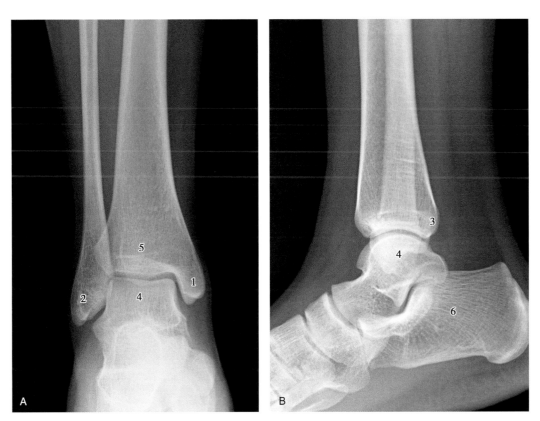

图 9-1 正常踝关节 X 线表现

A. 正位 X 线片；B. 侧位 X 线片。1- 内踝；2- 外踝；3- 后踝；4- 距骨；5- 胫骨远端；6- 跟骨。

一、踝关节骨折

【创伤类型】

按照创伤机制可分为外旋型骨折、外翻型骨折、内翻型骨折、垂直压迫型骨折和特殊类型骨折。各类型骨折又可分为单踝骨折、双踝骨折和三踝骨折。

【诊断要点】

1. 外旋型骨折(图 9-2~ 图 9-7)

(1)腓骨干远端骨折:位于胫腓联合或以上,骨折线为斜形或蝶形,走向呈前下至后上,在侧位 X 线片中骨折线显示最清楚,而在正位 X 线片中则不易被发现。

(2)内踝骨折:位于内踝穴平面或以下,为撕脱骨折,骨折线横形,骨折块向腓侧移位。

(3)后踝骨折:骨折线均为纵形,侧位 X 线片中骨折线显示最清楚,骨折块向上移位。

(4)关节脱位:单踝、双踝或三踝骨折均可发生距骨半脱位,一般是向外、向后脱位,其特点是内踝关节间隙极度增宽,但胫腓联合却无明显分离。

2. 内翻型骨折(图 9-8~ 图 9-14)

(1)外踝骨折:骨折发生于胫腓联合者,骨折线为横形,骨折端向内移位,向外成角;骨折发生于胫腓联合以下者,常于外踝末端内侧见一撕裂的小骨折片。

(2)内踝骨折:骨折位于胫骨下端关节面与内踝根部交界处,骨折线向内上方行进,几乎垂直呈纵形,造成劈裂骨折。距骨向内脱位时,内踝骨折端可明显向内上移位。胫骨远端内侧关节持重面压缩骨折。

(3)后踝骨折:十分少见,只在伴有距骨后脱位时才产生。

3. 外翻型骨折(图 9-15~ 图 9-19)

(1)内踝骨折:单纯的内踝骨折几乎都属于外翻损伤,骨折部位常见于内踝穴平面或以下,骨折线多为横形或向内上方斜形,内踝骨折块不同程度的向外移位,并可嵌夹于内踝关节间隙内。

(2)腓骨干于下胫腓联合上方或下方发生横形或斜形骨折,骨折线在正位 X 线片中显示最清楚,由内下至外上走行,远折端向外移位。

(3)距骨脱位:距骨向外脱位,内踝关节间隙增宽的程度与胫腓联合分离的程度完全一致。

(4)后踝骨折:少见,距骨向后、向外,可发生后踝骨折。

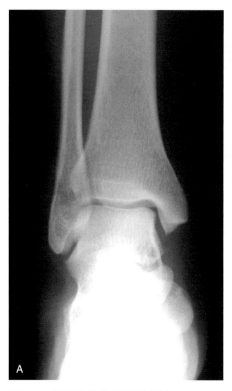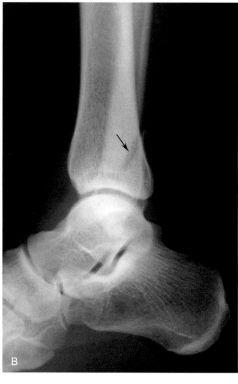

图 9-2 踝关节外旋型骨折病例 1

A. 正位 X 线片中未见骨折;B. 侧位 X 线片则显示腓骨远端斜形骨折(黑箭),骨折线由前下至后上。应注意腓骨干骨折线的走向,呈现外旋型骨折的特征性改变。

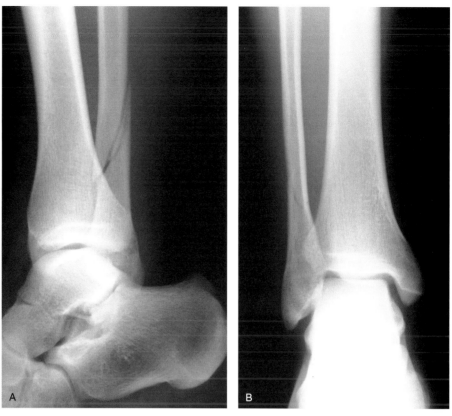

图 9-3　踝关节外旋型骨折病例 2

A. 侧位 X 线片；B. 正位 X 线片。腓骨干下段长斜形骨折，骨折线由前下至后上。应注意，踝关节外旋型骨折中腓骨干骨折的位置可以很高，有的甚至可达腓骨干上段，因此踝关节扭伤患者要特别注意是否合并有腓骨干上段骨折，但也不要误认为仅为单纯的腓骨干骨折。

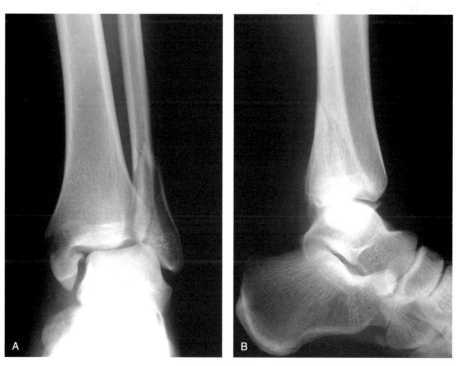

图 9-4　踝关节外旋型骨折病例 3

A. 正位 X 线片；B. 侧位 X 线片。腓骨干远端、胫腓联合稍上方前下至后上斜形骨折；胫骨内踝横形骨折，骨折块外移；距骨轻度向外半脱位。

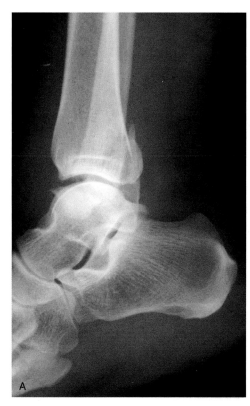
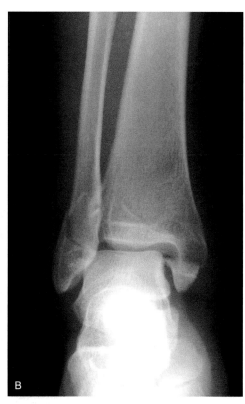

图 9-5 踝关节外旋型骨折病例 4

A. 侧位 X 线片;B. 正位 X 线片。此例与图 9-4 比较,除内外踝骨折外,尚可见后踝纵形骨折。

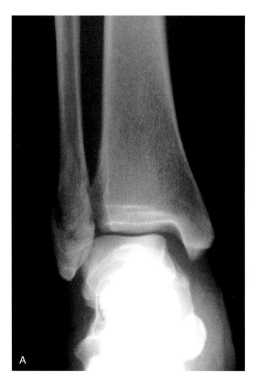
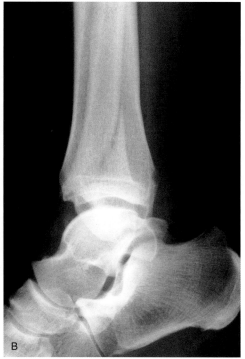

图 9-6 踝关节外旋型骨折病例 5

A. 正位 X 线片;B. 侧位 X 线片。腓骨干远端短斜形骨折,骨折线由前下至后上,远折端轻度向后移位,胫腓联合亦轻度分离,内踝未见骨折,却见内踝关节间隙增宽,且大于胫腓联合的分离程度。应注意内踝关节间隙增宽大于胫腓联合分离程度,为外旋型骨折的另一特征性改变。

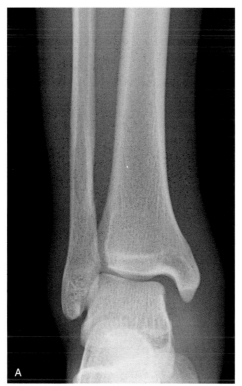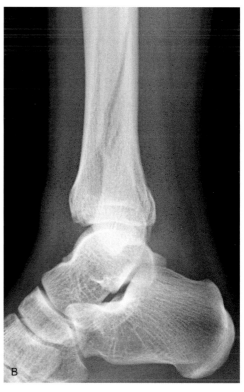

图 9-7 踝关节外旋型骨折病例 6

A. 正位 X 线片；B. 侧位 X 线片。腓骨干下段长斜形骨折，骨折线由前下至后上，远折端轻度向后移位，距骨向外轻度移位，内踝关节间隙增宽，提示三角韧带撕裂，后踝尚可见纵形骨折。

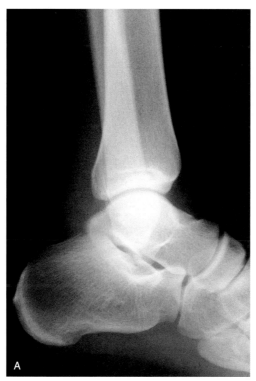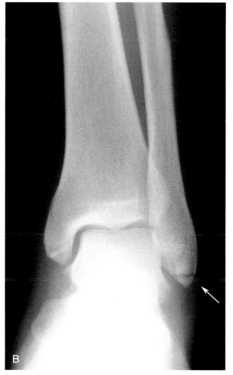

图 9-8 踝关节内翻型骨折病例 1

A. 侧位 X 线片；B. 正位 X 线片。外踝末端横形撕裂骨折（白箭），无移位，未见其他骨折及脱位表现。单纯外踝骨折为踝关节内翻型骨折特征性改变。

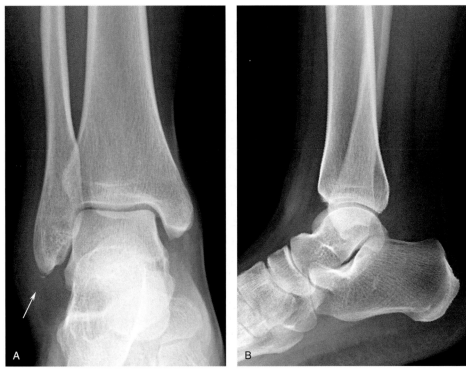

图 9-9　踝关节内翻型骨折病例 2

A. 正位 X 线片；B. 侧位 X 线片。外踝末端见一细小撕裂骨折片（白箭），邻近软组织肿胀。内翻型骨折时外踝撕裂骨折片有时很细小，读片时务必细致，否则容易漏诊。

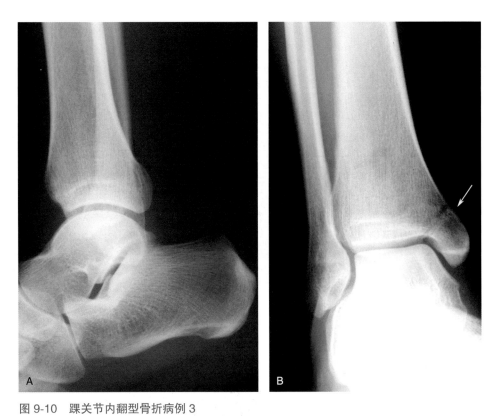

图 9-10　踝关节内翻型骨折病例 3

A. 侧位 X 线片；B. 正位 X 线片。胫骨干下端关节面与内踝根部交界处骨折（白箭），骨折线向内上方呈斜形，骨折端无移位。

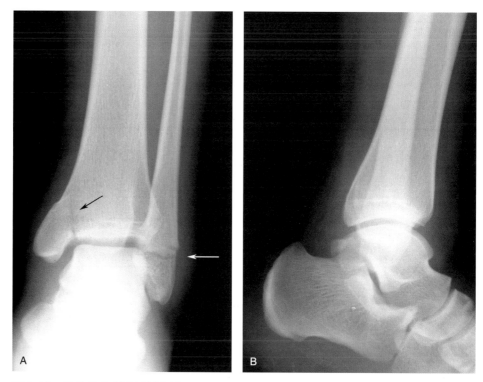

图 9-11　踝关节内翻型骨折病例 4

A. 正位 X 线片;B. 侧位 X 线片。外踝横形骨折(白箭),内踝骨折位于胫骨干下端关节面与内踝根部交界处(黑箭),骨折线近乎垂直向上,骨折端均无移位。

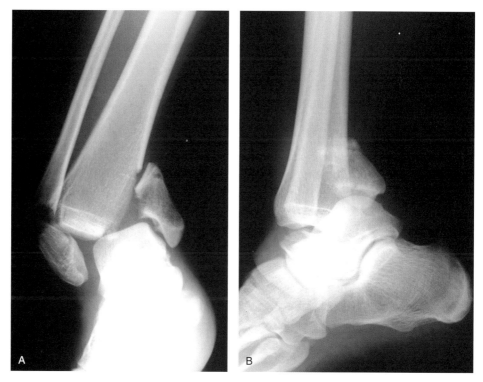

图 9-12　踝关节内翻型骨折病例 5

A. 正位 X 线片显示外踝于胫腓联合发生骨折,骨折线为横形,骨折端向内移位、向外成角,内踝于滑车角处骨折,骨折线垂直向上,骨折块随距骨向内脱位而向内上方移位;B. 侧位 X 线片显示内外踝骨折块均向后移位,距骨向后脱位,后踝未见骨折。

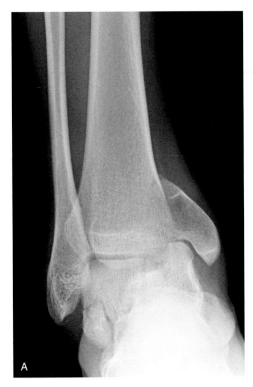
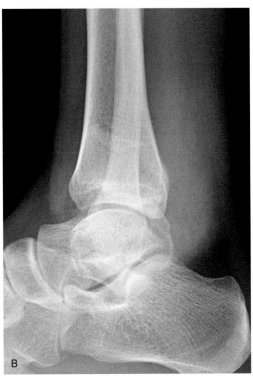

图 9-13　踝关节内翻型骨折病例 6

A. 正位 X 线片;B. 侧位 X 线片。胫骨内踝滑车角处骨折,骨折线垂直向上,骨折块向内上方移位;外踝末端小片撕裂骨折,距骨轻度向内移位,其滑车关节面及外侧缘分别可见塌陷及撕裂骨折,踝关节间隙狭窄,周围软组织显著肿胀。

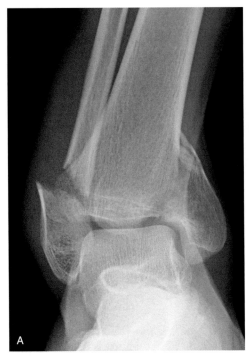
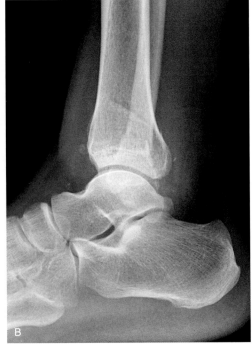

图 9-14　踝关节内翻型骨折病例 7

A. 正位 X 线片;B. 侧位 X 线片。右侧内踝于滑车角处骨折,骨折线垂直向上,外踝于胫腓联合发生骨折,骨折线呈短斜形,骨折端向内倾斜、向外成角,距骨向内半脱位。

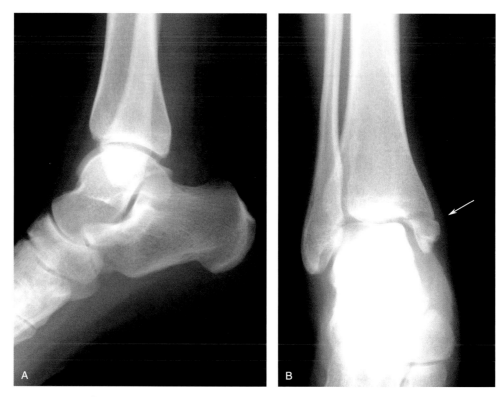

图 9-15　踝关节外翻型骨折病例 1

A. 侧位 X 线片;B. 正位 X 线片。单纯内踝骨折(白箭),骨折线横形,为外翻型骨折的特征性改变。

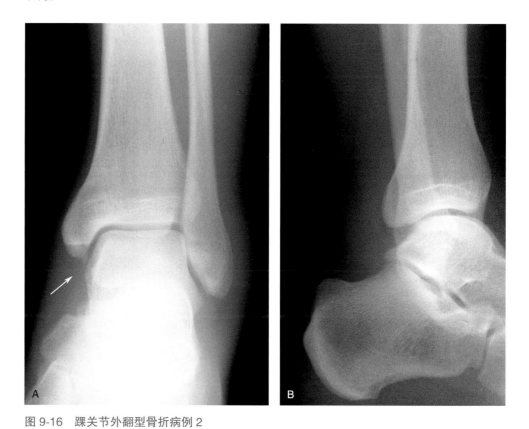

图 9-16　踝关节外翻型骨折病例 2

A. 正位 X 线片;B. 侧位 X 线片。踝关节外翻型骨折有时可表现为内踝末端小片撕裂骨折(白箭),因此读片时须仔细观察。

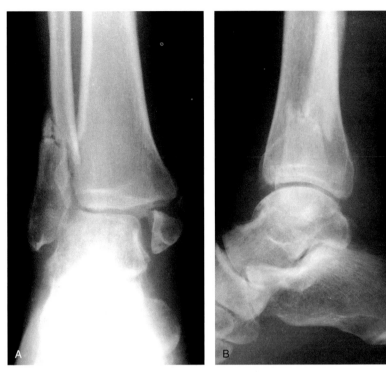

图 9-17 陈旧性踝关节外翻型骨折

A. 正位 X 线片;B. 侧位 X 线片。内踝横形骨折,外踝于胫腓联合处骨折,远折端向外移位,距骨轻度外移呈半脱位。

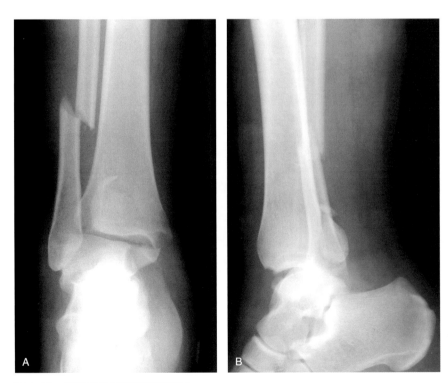

图 9-18 踝关节外翻型骨折病例 3

A. 正位 X 线片;B. 侧位 X 线片。内踝横形骨折,骨折块向外移位,腓骨干下段斜形骨折,骨折线由内下至外上,远折端向外移位,距骨外移,同时内踝关节间隙与胫腓联合呈一致性增宽;后踝纵形骨折。应注意踝关节外翻型骨折的 X 线表现中腓骨干骨折线的走向及内踝关节间隙与胫腓联合一致性增宽的特点有别于外旋型骨折。

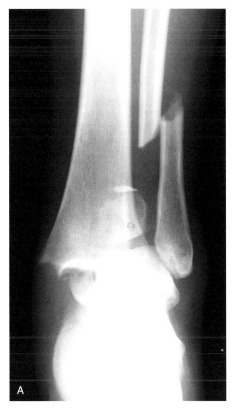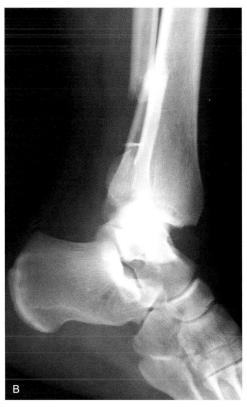

图 9-19　踝关节外翻型骨折病例 4

A. 正位 X 线片；B. 侧位 X 线片。此例与图 9-18 中病例改变相似,腓骨干骨折线的走向由内下至外上,内踝关节间隙与胫腓联合呈一致性增宽。

4. **垂直压迫型骨折**(图 9-20、图 9-21)

(1)胫骨远端粉碎性骨折,胫骨滑车面压缩。

(2)内、外踝骨折,并向两侧分离,胫腓联合也可发生分离。

(3)胫骨下关节面前缘或后缘受距骨体冲击而骨折,距骨可向前或向后上脱位。

5. **特殊类型骨折**

(1)Tillaux 骨折:胫腓下联合前韧带牵拉引起的胫骨远端腓骨切迹前结节的撕脱骨折(图 9-22)。

(2)Dupuytren 骨折:内踝撕裂骨折,同时合并下胫腓韧带撕裂、下胫腓联合分离和腓骨下段骨折(图 9-23)。

(3)Wagstaffe 骨折:胫腓下联合前韧带或距腓前韧带在腓骨附着点的撕裂骨折(图 9-24)。

(4)Bosworth 骨折:踝关节骨折脱位,腓骨近端骨折片向后移位交锁于胫骨后面(图 9-25)。

(5)Maisonneuve 骨折:为踝关节特殊类型的损伤,损伤的部位包含内踝骨折或三角韧带撕裂、后踝骨折、下胫腓前韧带断裂及骨间膜撕裂伴腓骨干上段骨折(图 9-26)。

【鉴别诊断】

1. **腓下骨和胫下骨**　外踝骨折及内踝骨折需分别与腓下骨(图 9-27、图 9-28)和胫下骨(图 9-29)相鉴别,腓下骨和胫下骨均属正常变异,形态多呈圆形,边缘较光滑,与骨折较锐利的边缘有别。

2. **腓骨远端骨骺线**　腓骨远端骨骺线有时似骨折线,也应与骨折相鉴别。

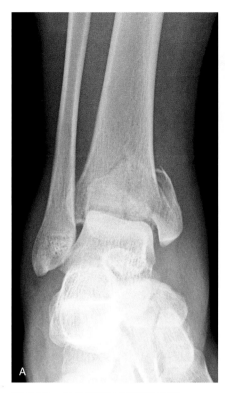
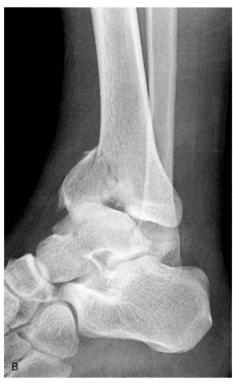

图 9-20　踝关节垂直压迫型骨折

A. 正位 X 线片;B. 侧位 X 线片。患者男性,30 岁。从 3m 高处摔下致左侧踝关节肿痛。胫骨远端前侧滑车关节面压缩,骨折块向前上方移位,内踝滑车角尚可见垂直纵形骨折线,距骨向前半脱位,关节囊显著肿胀。

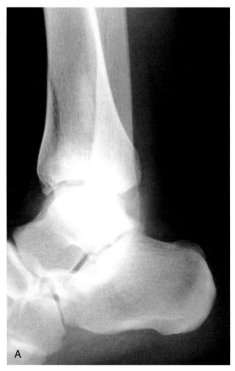
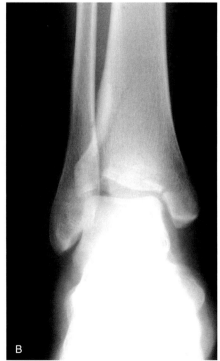

图 9-21　踝关节垂直压迫型骨折

A. 侧位 X 线片;B. 正位 X 线片。胫骨干远端内侧关节面压缩,胫骨干远端前缘纵形劈裂骨折,内踝滑车角处亦见骨折。

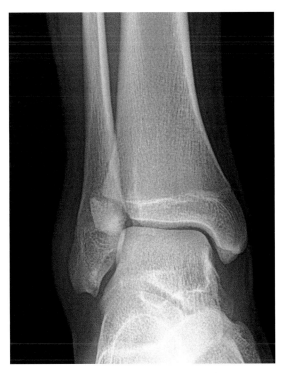

图 9-22　右侧 Tillaux 骨折

右侧胫骨干远端腓骨切迹前结节骨折,骨折块轻度分离移位。

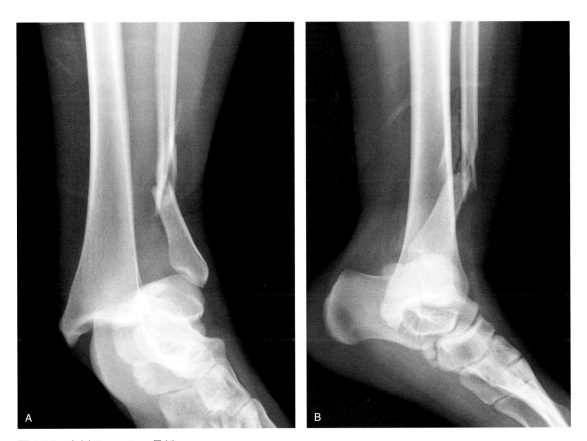

图 9-23　左侧 Dupuytren 骨折

A. 正位 X 线片;B. 侧位 X 线片。左侧距骨向外移位,内侧关节间隙增宽,下胫腓联合明显分离,腓骨干下段同时合并粉碎性骨折。

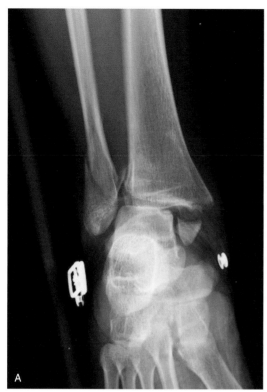
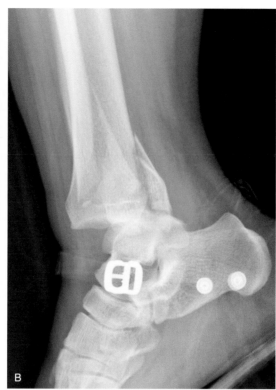

图 9-24　右侧 Wagstaffe 骨折

A. 正位 X 线片;B. 侧位 X 线片。右侧腓骨干下胫腓联合处斜形骨折伴腓骨撕脱骨折,骨折片分离移位,胫骨腓骨切迹前结节亦见骨折,同时内踝及后踝同时骨折,距骨向后、向外脱位。

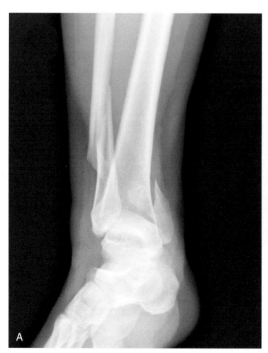
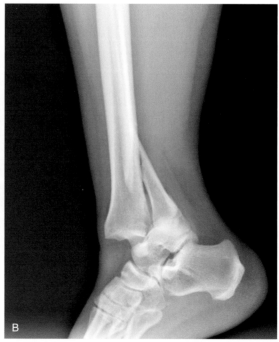

图 9-25　右侧 Borworth 骨折

A. 正位 X 线片;B. 侧位 X 线片。右侧距骨向后方脱位,后踝纵形骨折,腓骨下段骨折,骨折线自后上方斜向前下方,近折端尖端移位至胫骨后侧。

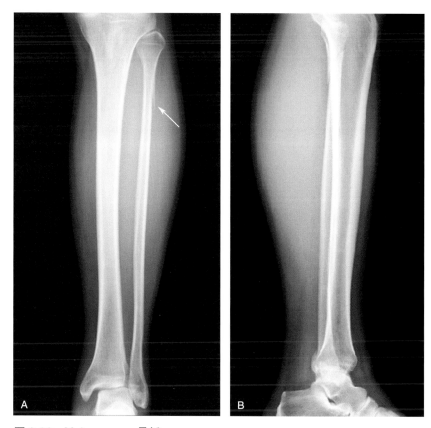

图 9-26　Maisonneuve 骨折

A. 正位 X 线片；B. 侧位 X 线片。左侧内踝间隙增宽，后踝纵形骨折，下胫腓联合间隙分离，胫骨腓骨切迹前结节骨折；腓骨干近端亦可见骨折线（白箭）。

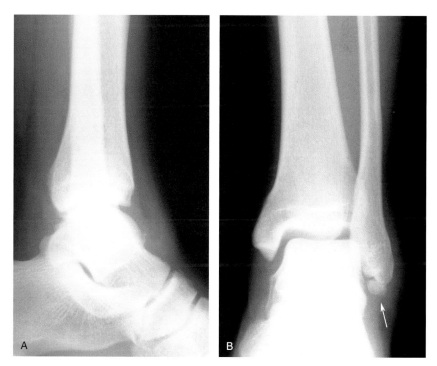

图 9-27　腓下骨示例 1

A. 侧位 X 线片；B. 正位 X 线片。外踝下方显示一类圆形骨化影（白箭），边缘光滑，此为腓下骨，属正常变异，读片时注意勿误诊为外踝撕裂骨折。

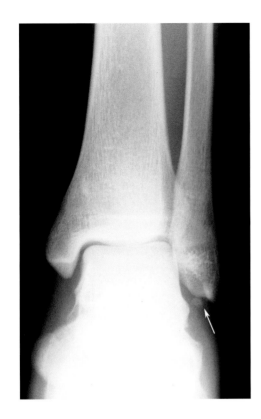

图 9-28 腓下骨示例 2

腓下骨大小不一,形态各异,此为另一例腓下骨(白箭)表现。

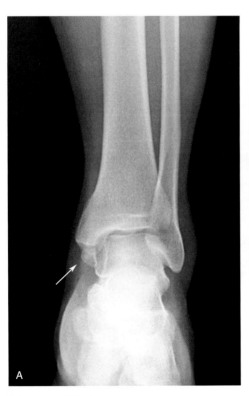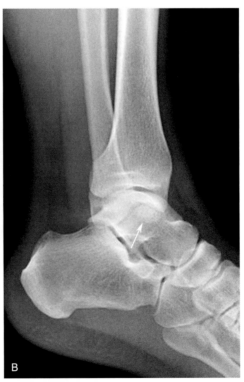

图 9-29 胫下骨

A. 正位 X 线片;B. 侧位 X 线片。胫骨内踝下方可见一类圆形骨化影(白箭),边缘光滑,此为胫下骨,属正常变异,读片时注意勿误诊为内踝骨折。

二、踝关节脱位

【创伤类型】

按脱位的方向可分为内侧脱位、外侧脱位、前脱位和后脱位。

【诊断要点】

1. **内侧脱位** 距骨相对于胫骨远端向内侧移位,常合并双踝骨折。
2. **外侧脱位** 距骨相对于胫骨远端向外侧移位,常合并双踝骨折(图 9-30、图 9-31)。
3. **前脱位** 距骨相对于胫骨远端向前移位。常伴有单踝、双踝或胫骨前唇骨折,有时合并踝关节侧脱位。
4. **后脱位** 距骨相对于胫骨远端向后移位,常合并内踝、外踝及后踝骨折(图 9-32)。

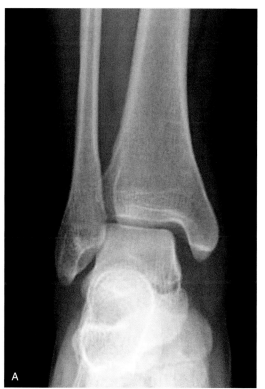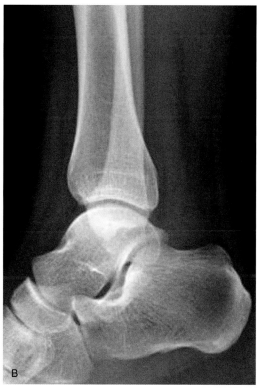

图 9-30 踝关节外侧脱位

A. 正位 X 线片;B. 侧位 X 线片。距骨向外侧移位,与踝穴位置关系失常,关节各构成骨未见骨折。

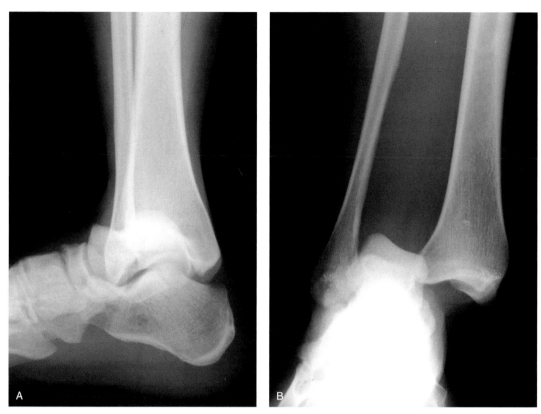

图 9-31 踝关节外侧脱位

A. 侧位 X 线片;B. 正位 X 线片。距骨向前外上方移位,与踝穴失去正常对应关系,胫腓联合明显分离增宽。

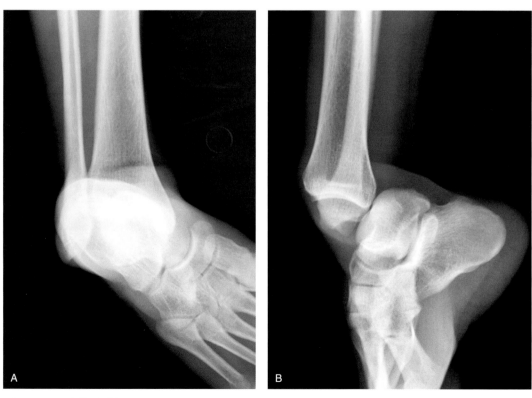

图 9-32 踝关节后脱位

A. 正位 X 线片;B. 侧位 X 线片。右侧距骨脱出踝穴向后方移位,而距骨与其他跗骨关系不变。

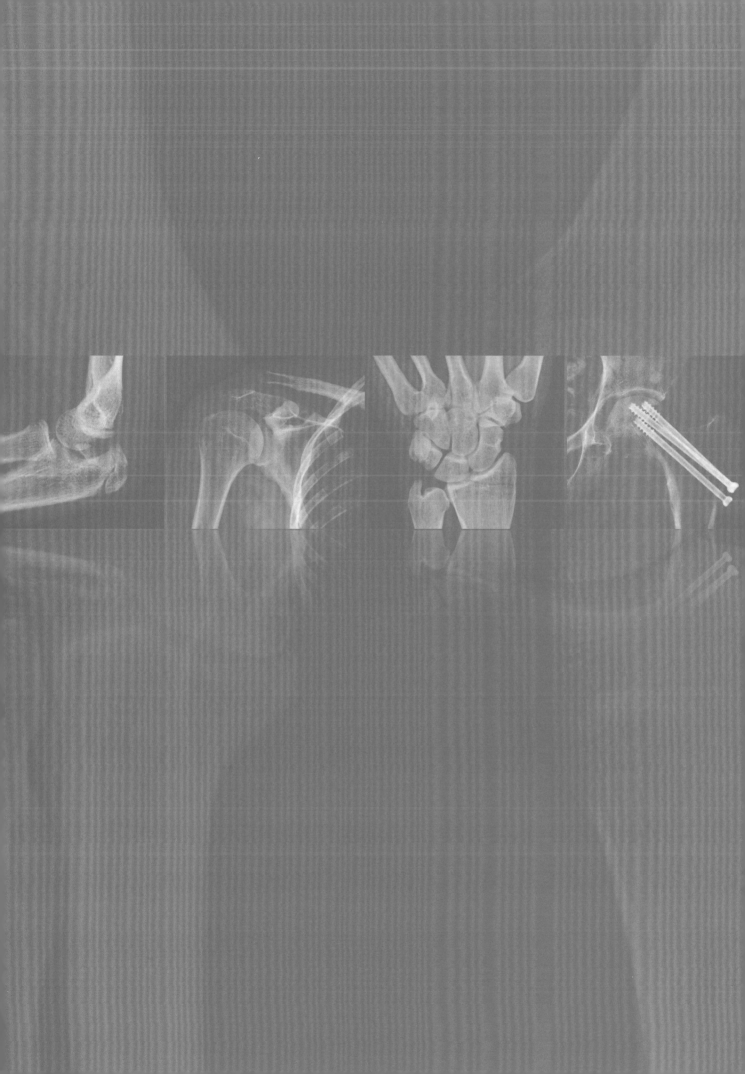

第十章　足部创伤

正常足部 X 线片见图 10-1。正常跟骨 X 线片见图 10-2。

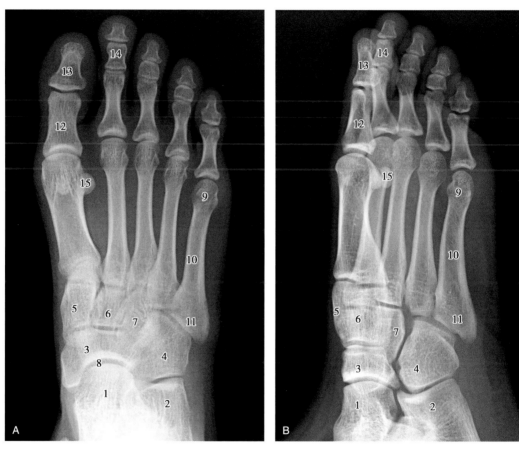

图 10-1　正常足部 X 线片

A. 正位 X 线片；B. 斜位 X 线片。1- 距骨；2- 跟骨；3- 舟骨；4- 骰骨；5- 内侧楔骨；6- 中间楔骨；7- 外侧楔骨；8- 距舟关节；9- 第五跖骨头；10- 第五跖骨干；11- 第五跖骨基底部；12- 姆趾近节趾骨；13- 姆趾远节趾骨；14- 第二趾中间节趾骨；15- 籽骨。

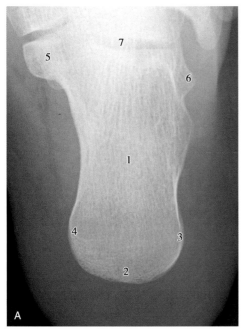
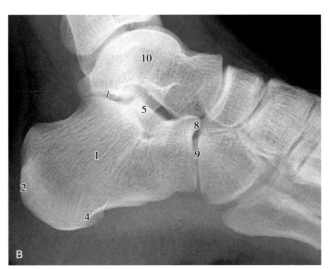

图 10-2 正常跟骨 X 线片

A. 轴位 X 线片；B. 侧位 X 线片。1- 跟骨体；2- 跟骨结节；3- 跟骨外侧突；4- 跟骨内侧突；5- 载距突；6- 滑车突；7- 距下关节；8- 跟骨前突；9- 跟骰关节；10- 距骨体。

一、跟骨骨折

【创伤类型】

根据骨折是否波及距下关节，将跟骨骨折分为距下关节外骨折和距下关节内骨折两型。前者根据骨折部位分为：跟骨结节横形骨折、跟骨结节内侧突骨折、跟骨载距突骨折、跟骨前突骨折和跟骨前外缘撕脱骨折。后者根据关节面损伤程度分为：外侧距下关节面塌陷骨折和全距下关节面塌陷骨折。

【诊断要点】

1. **跟骨结节横形骨折**   侧位 X 线片示跟骨结节撕脱，骨片翘起如张开的鸭嘴状，并呈不同程度向后上移位（图 10-3、图 10-4）。

2. **跟骨结节内侧突骨折**（图 10-5、图 10-6）

（1）必须拍摄跟骨轴位 X 线片才能清楚的显示骨折，仅拍摄侧位 X 线片则容易漏诊。

（2）骨折移位一般不大，骨折线位于跟骨结节内侧，纵向行进，骨皮质断裂，明显者可有骨块移位。

3. **跟骨载距突骨折**   此型骨折通过轴位 X 线片观察较好，可见载距突有纵形骨折线，骨块向下移位（图 10-7、图 10-8）。

4. **跟骨前突骨折**   此型骨折是一种跟、骰、舟三角韧带撕脱性骨折，X 线所见骨折块都较小，呈三角形小骨片，多数移位不大（图 10-9）。

5. **跟骨前外缘撕脱骨折**   表现为跟骨前外侧缘撕脱骨折片有不同程度的分离移位（图 10-10）。

6. **外侧距下关节面塌陷骨折**   轴位 X 线片可见骨折线通过距下关节面外侧，外侧距下关节面塌陷，跟骨体增宽，轴位角加大，侧位 X 线片可见跟骨后半部骨折，骨折块上移，跟骨结节关节角变小，或呈负角（图 10-11～图 10-13）。

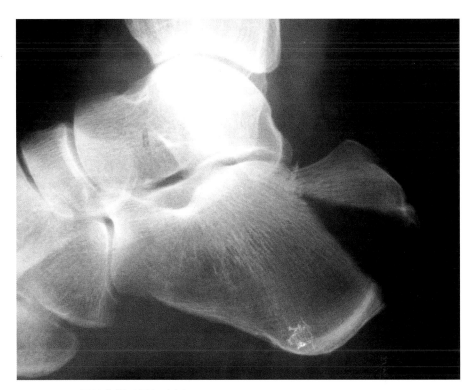

图 10-3　跟骨结节横形骨折病例 1

跟骨结节显示水平方向骨折,跟骨结节因跟腱牵拉向上移位,使骨折呈鸭嘴状改变。

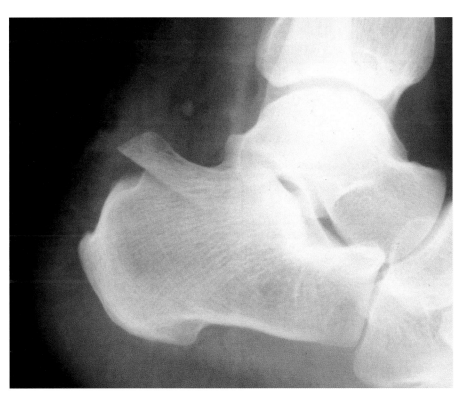

图 10-4　跟骨结节横形骨折病例 2

此例骨折片较小,且轻度向后上方移位,跟腱附着处软组织肿胀,层次模糊。

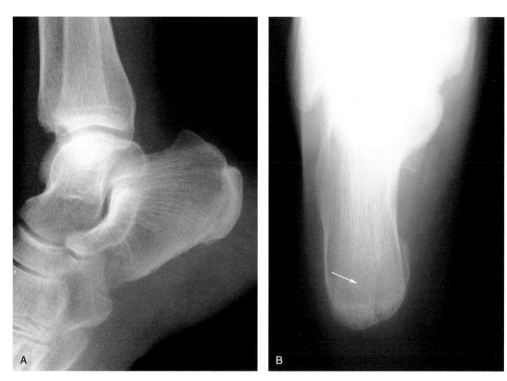

图 10-5　跟骨结节内侧突骨折病例 1

A. 侧位 X 线片未见跟骨明显骨折；B. 轴位 X 线片可见跟骨结节内侧突纵形骨折线（白箭），骨折端无明显移位。此病例提示我们，对于可疑跟骨骨折者，X 线检查必须拍摄完整的侧位 X 线片和轴位 X 线片，仅拍摄侧位 X 线片可能会造成骨折的漏诊。

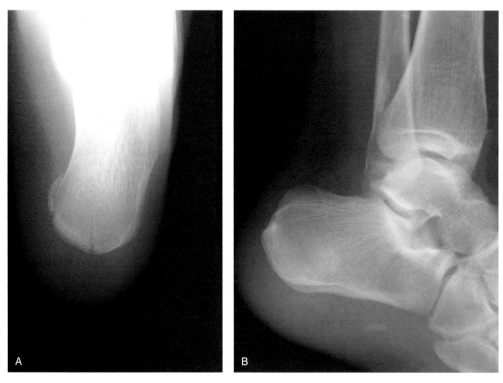

图 10-6　跟骨结节内侧突骨折病例 2

A. 轴位 X 线片显示跟骨结节内侧突纵形骨折线；B. 侧位 X 线片未见明显骨折，但跟骨后下缘处密度增高，跟垫也显示肿胀，层次模糊不清。

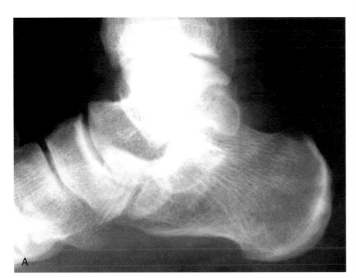

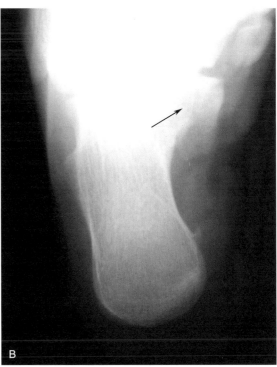

图 10-7　跟骨载距突骨折病例 1

A. 侧位 X 线片中跟骨未见骨折；B. 轴位 X 线片中载距突显示存在骨折（黑箭）。此例再次说明，对于跟骨可疑存在骨折者，拍摄 X 线片时必须包括侧位 X 线片和轴位 X 线片。

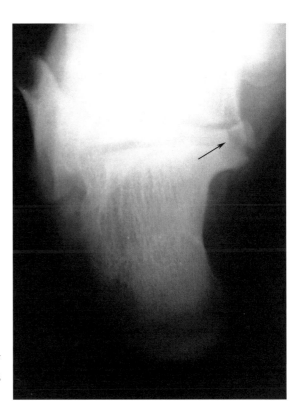

图 10-8　跟骨载距突骨折病例 2

跟骨载距突骨折（黑箭），骨折片轻度分离移位。此种骨折的诊断，很大程度上取决于跟骨轴 X 线片的拍摄质量，如果轴位 X 线片没有清楚显示距下关节，骨折很可能被漏诊。

7. 全距下关节面塌陷骨折　X线片中表现为距下关节面中心塌陷,跟骨结节上升,轴位X线片可见跟骨体增宽,体部外翻,跟骨结节关节角变小(图10-14~图10-16)。

8. 跟骨骨折常同时伴发腰椎骨折,诊断时请注意不要漏诊。

【鉴别诊断】

跟骨后部骨骺:有时骺板较宽,骨骺不规则,勿误诊为跟骨撕脱骨折(图10-17)。

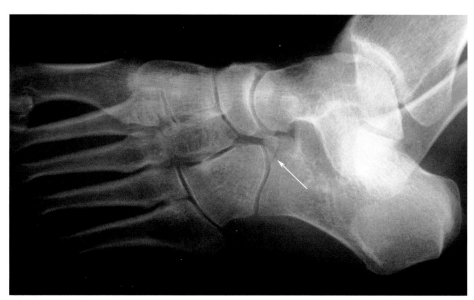

图 10-9　跟骨前突骨折

跟骨前突撕裂骨折(白箭),小骨折块无移位。

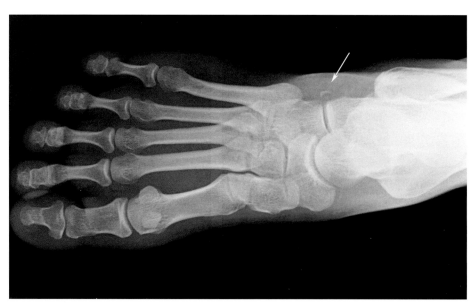

图 10-10　跟骨前外缘撕脱骨折

跟骨前外缘撕脱骨折(白箭),骨折片分离移位。

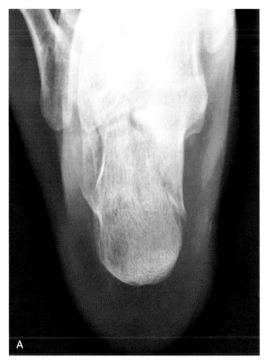
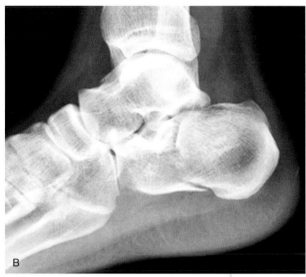

图 10-11　跟骨外侧距下关节面塌陷骨折病例 1

A. 轴位 X 线片显示骨折线通过距下关节面外侧,外侧距下关节面轻度塌陷,跟骨体略增宽,轴位角加大;B. 侧位 X 线片中跟骨可见骨折线,跟骨结节关节角略变小。

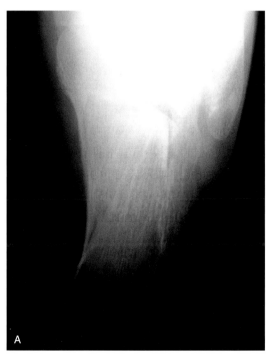
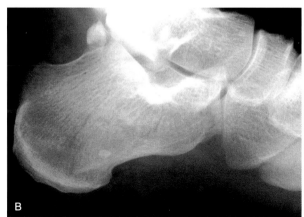

图 10-12　跟骨外侧距下关节面塌陷骨折病例 2

A. 轴位 X 线片仅显示跟骨外侧距下关节面轻度塌陷;B. 侧位 X 线片中跟骨可见骨折线,跟骨结节关节角无改变。

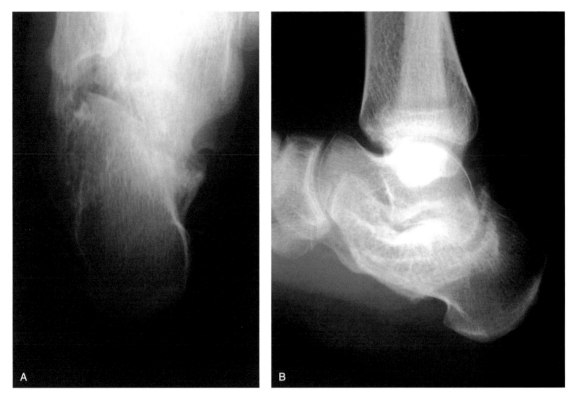

图 10-13　跟骨外侧距下关节面塌陷骨折病例 3

A. 轴位 X 线片显示跟骨外侧距下关节面明显塌陷；B. 侧位 X 线片中跟骨可见骨小梁骨折嵌压线，跟骨结节关节角变小，足纵弓消失。

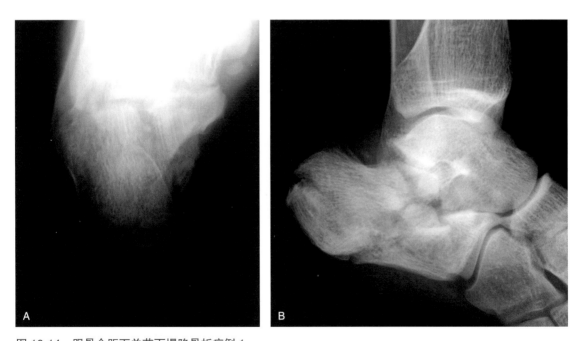

图 10-14　跟骨全距下关节面塌陷骨折病例 1

A. 轴位 X 线片显示距下关节面纵形骨折并塌陷，跟骨体增宽，轴位角增大；B. 侧位 X 线片显示跟骨体部碎成数块，跟骨结节上升，跟骨结节关节角变小。

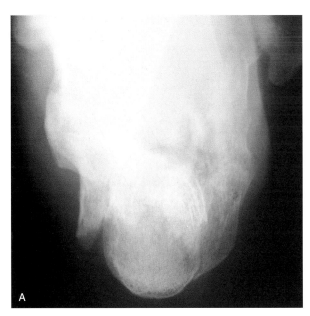
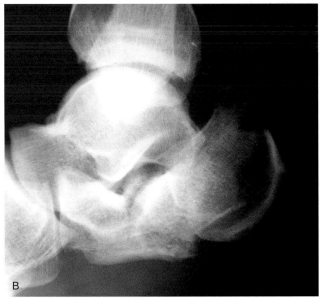

图 10-15　跟骨全距下关节面塌陷骨折病例 2

A. 轴位 X 线片显示距下关节面塌陷,跟骨体增宽,轴位角增大;B. 侧位 X 线片显示跟骨距下关节面中心塌陷,跟骨结节明显上翘,跟骨结节关节角呈负角,足纵弓消失。

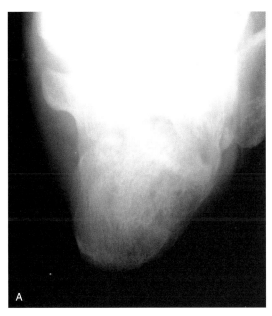
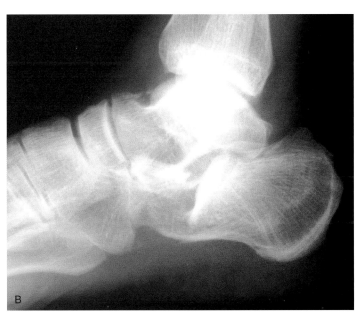

图 10-16　跟骨全距下关节面塌陷骨折病例 3

A. 轴位 X 线片显示距下关节面塌陷,跟骨体压缩增宽,轴位角增大;B. 侧位 X 线片显示跟骨距下关节面中心稍塌陷,跟骨结节上翘,跟骨结节关节角变小。

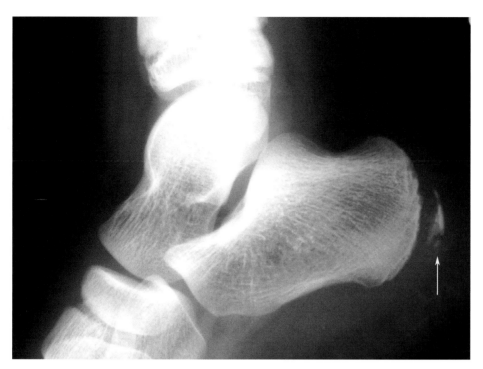

图 10-17　跟骨后部骨骺

跟骨后部骨骺(白箭)有时不规则,骺板较宽,勿误诊为跟骨撕脱骨折。若诊断困难可加照对侧进行比较。

二、距骨骨折

【创伤类型】

根据骨折部位分为距骨体骨折、距骨颈骨折、距骨头骨折、距骨后突骨折、距骨外突骨折、距骨滑车骨折和距骨上缘撕脱骨折。

【诊断要点】

1. **距骨体骨折**　X 线可见距骨后部压缩,塌陷骨折,滑车后部关节面下陷,形成阶梯状改变,骨折为纵形、斜形,或为粉碎性骨折。此种骨折因属关节内骨折,故并发创伤性关节炎不可避免(图 10-18~图 10-20)。

2. **距骨颈骨折**　骨折发生在颈体交界处,距骨体常向后、向内脱位,有时合并内踝骨折(图 10-21)。

3. **距骨头骨折**　以压缩骨折最为常见,常累及距骨头关节面及距舟关节,晚期常可发生距舟关节创伤性关节炎。

4. **距骨后突骨折**　为足部强烈跖屈,距骨后突骨折被胫骨后缘撞击或被跟骨冲击所致,X 线表现为距骨后突小块骨折,骨折片向后、向上移位(图 10-22)。

5. **距骨外突骨折**　表现为距骨外突撕裂骨折,骨折片可向外分离移位。

6. **距骨滑车骨折**　骨折发生在距骨滑车的内上角,为踝内翻时距骨滑车角与胫骨内侧关节面撞击所致(图 10-23、图 10-24)。

7. **距骨上缘撕脱骨折**　表现为距骨上缘撕脱骨折片有不同程度的分离移位(图 10-25)。

【鉴别诊断】

距骨后三角骨：距骨后突骨折需与距骨后三角骨鉴别，距骨后三角骨与距骨后缘紧密相连，边缘光滑，多对称分布，而距骨后突骨折则边缘锐利，且骨折后踝关节后方脂肪垫密度增高混浊(图 10-26)。

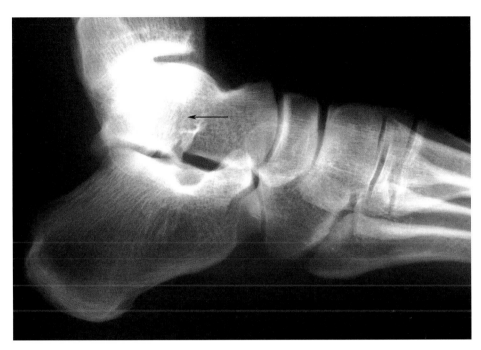

图 10-18 距骨体骨折病例 1

距骨体部可见骨质纵形中断裂缝(黑箭)，骨折端无移位。

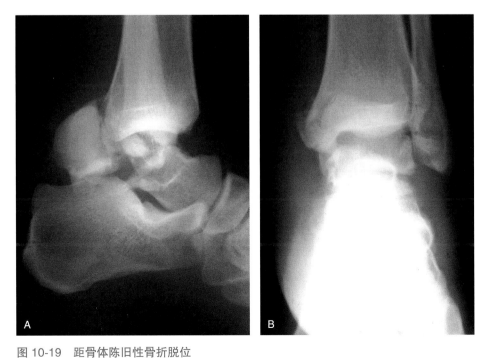

图 10-19 距骨体陈旧性骨折脱位

A.侧位 X 线片;B.正位 X 线片。距骨体骨折,呈粉碎性,距骨体骨折块向后脱位且密度显著增高,提示已发生缺血性坏死。

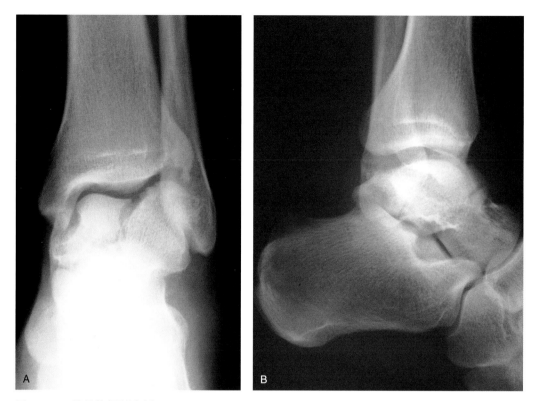

图 10-20   距骨体骨折病例 2

A. 正位 X 线片；B. 侧位 X 线片。距骨体矢状纵形骨折，骨折线通过滑车关节面，关节面塌陷且不光整。

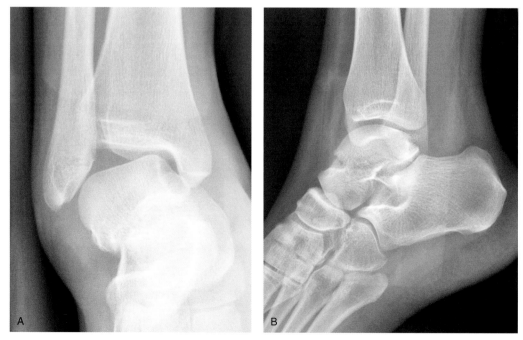

图 10-21   距骨颈骨折

A. 正位 X 线片；B. 侧位 X 线片。距骨颈骨折，骨折端移位不明显，距骨内翻呈半脱位。

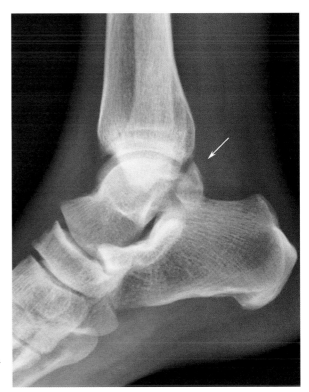

图 10-22 距骨后突骨折病例 1

距骨后突骨折（白箭），骨折块向后上方分离移位，踝关节后方软组织肿胀。

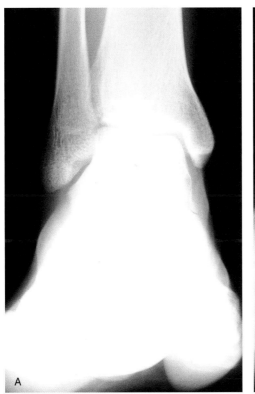

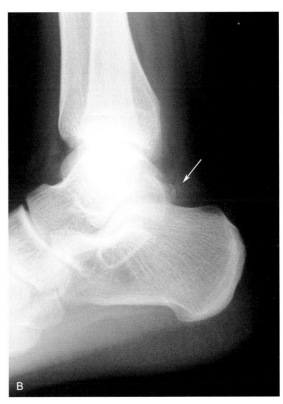

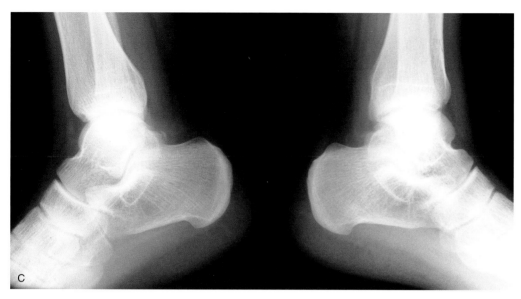

图 10-23   距骨后突骨折病例 2

A. 正位 X 线片中距骨未见异常;B. 侧位 X 线片显示距骨后突骨折(白箭);诊断若有困难,可与健侧相比较,左右两侧 X 线片比较见图 C。

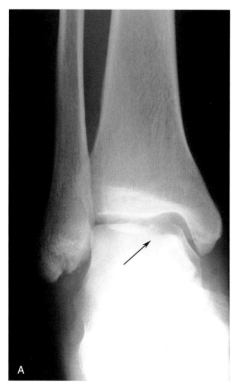
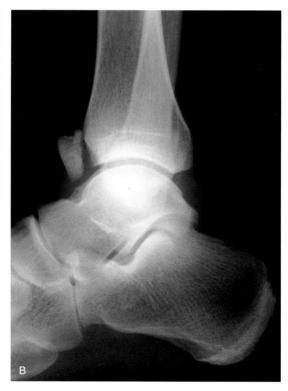

图 10-24   距骨滑车骨折

A. 正位 X 线片;B. 侧位 X 线片。距骨滑车内上角骨折(黑箭),骨折块向前分离移位,外踝末端亦见骨折,由此推测此骨折为踝关节内翻时距骨滑车角与胫骨内侧关节面撞击所致,因骨折涉及关节面,日后易并发创伤性关节炎。

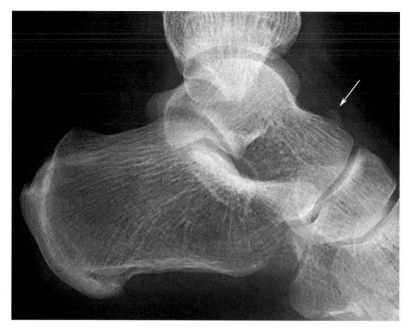

图 10-25 距骨上缘撕脱骨折

距骨上缘撕脱骨折(白箭),骨折片轻度分
离移位。

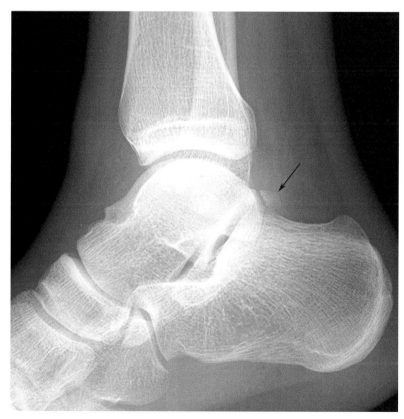

图 10-26 距骨后三角骨

距骨后三角骨(黑箭)为先天性正常变异,
其与距骨后侧紧密相连,边缘光滑,多对称
分布,距骨后突骨折需与之相鉴别。

三、距下关节脱位

【创伤类型】

根据 X 线改变分为内脱位、外脱位、前脱位和后脱位。

【诊断要点】

1. 距下关节脱位亦称距骨周围脱位,主要改变是距跟和距舟关节分离、移位,而踝关节保持完好(图 10-27、图 10-28)。

2. X 线检查可通过投照足部正位、侧位、斜位及拍摄踝关节正位 X 线片进行观察,足正侧位 X 线片可见距舟关节间隙紊乱或消失,距骨头向内侧或外侧突出,并位于舟骨或骰骨的上方或下方,而舟骨相对距骨向内侧、外侧或前后移位。

3. 根据远端移位方向可分为内脱位、外脱位、前脱位及后脱位,其中以内脱位最常见。

4. 常合并舟骨、距骨或骰骨骨折(图 10-29)。

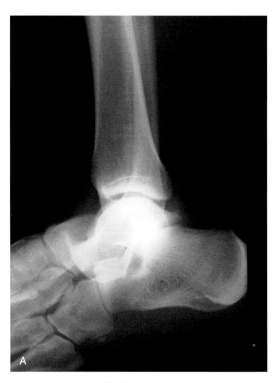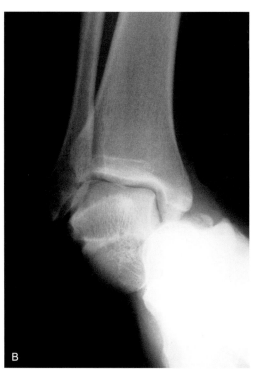

图 10-27　距下关节脱位病例 1

A. 侧位 X 线片;B. 正位 X 线片。距 - 舟 - 跟关节关系失常,跟骨和舟骨相对距骨向内侧移位,踝关节关系正常,各骨未见骨折发生。

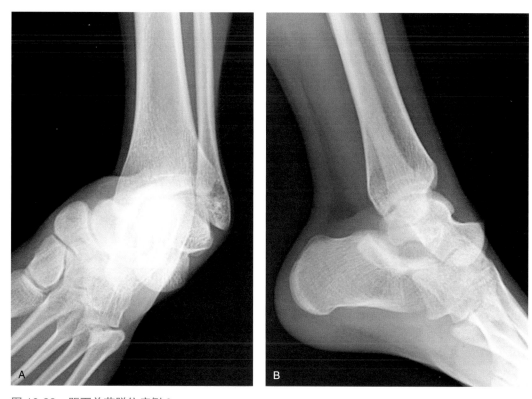

图 10-28 距下关节脱位病例 2

A. 正位 X 线片；B. 侧位 X 线片。距 - 舟 - 跟关节关系失常，跟骨和舟骨相对距骨向内后下方移位，踝关节关系正常。

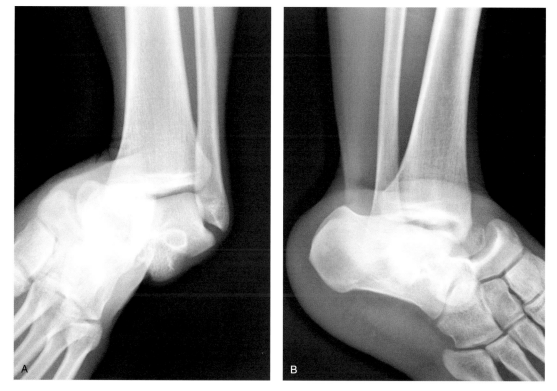

图 10-29 距下关节脱位合并距骨骨折

A. 正位 X 线片；B. 侧位 X 线片。距 - 舟 - 跟关节关系失常，跟骨和舟骨相对距骨主要向内侧移位，同时距骨可见骨折。

四、舟骨骨折

【创伤类型】

按骨折部位分为舟骨结节骨折、舟骨背侧缘骨折和舟骨体骨折。

【诊断要点】

1. **舟骨结节骨折**　多为急性外翻位扭伤所致,表现为舟骨结节撕脱骨折,多无明显移位(图 10-30)。
2. **舟骨背侧缘骨折**　也为扭伤造成,表现为舟骨背侧缘撕脱骨折,骨折块多为小薄片(图 10-31)。
3. **舟骨体骨折**　表现为舟骨体压缩骨折、粉碎性骨折或冠状面骨折(图 10-32~ 图 10-34)。
4. 舟骨骨折同时可并发其他跗骨骨折。

【鉴别诊断】

1. **先天性副舟骨**　舟骨结节骨折需与之相鉴别,后者多为双侧对称且边缘整齐,与舟骨有明显分界(图 10-35)。
2. **舟骨上骨**　舟骨背侧缘撕脱骨折需与之相鉴别,后者为先天正常变异,边缘较光滑,与骨折边缘锐利有别(图 10-36)。

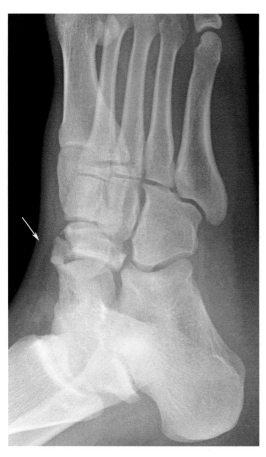

图 10-30　舟骨结节骨折

舟骨结节骨折(白箭),骨折块分离移位。

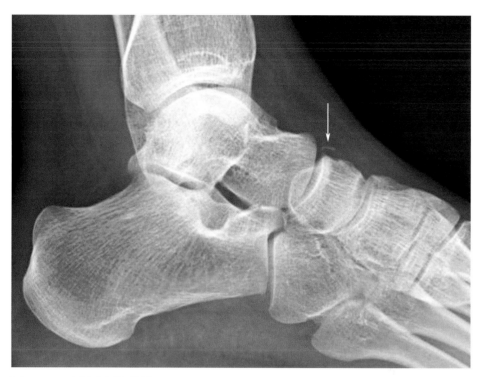

图 10-31　舟骨背侧缘骨折

舟骨背侧缘撕裂骨折(白箭),小骨折片向上分离移位。

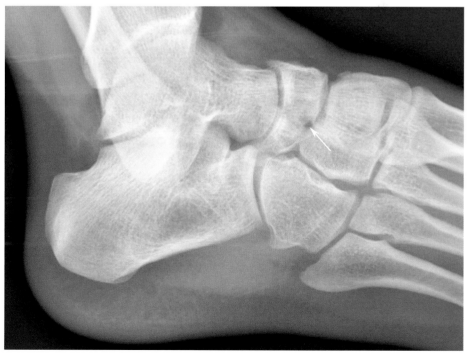

图 10-32　舟骨体骨折

舟骨体纵形骨折(白箭),骨折块稍分离移位。

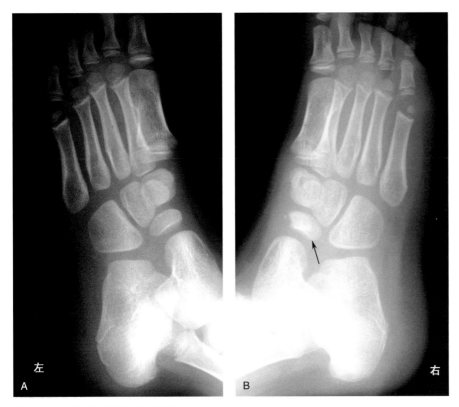

图 10-33　右侧舟骨体压缩骨折

患儿男,7 岁。遭遇车祸 1 小时后就诊。与左侧(正常)足 X 线片(图 A)比较,右侧足
X 线片(图 B)舟骨体积变小(黑箭),密度增高,内侧见撕裂小骨折片,邻近软组织肿胀。

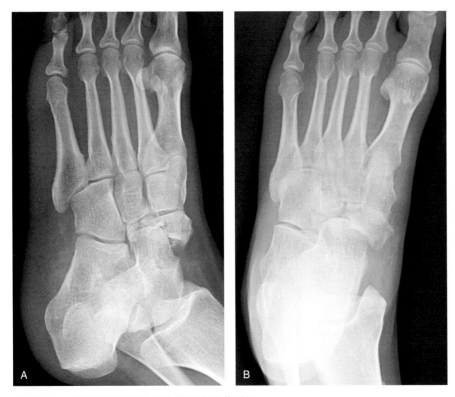

图 10-34　舟骨体粉碎性骨折合并距舟关节脱位

A. 斜位 X 线片;B. 正位 X 线片。舟骨体外侧粉碎性骨折,内侧骨折块向内侧移位,
距舟关节关系失常。

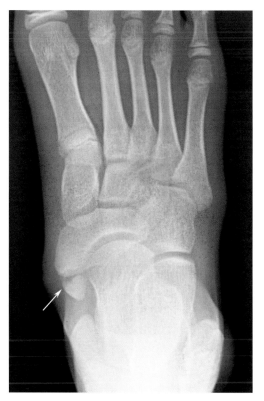

图 10-35　先天性副舟骨

先天性副舟骨(白箭)属正常变异,一般双侧对称且边缘整齐,与舟骨有明显分界,勿误诊为舟骨结节骨折。

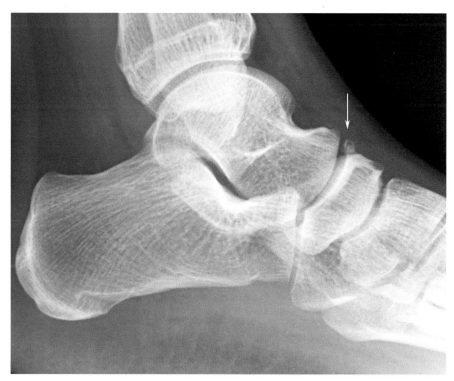

图 10-36　舟骨上骨

舟骨上骨(白箭)为舟骨副骨,一般呈光滑圆形,勿误诊为舟骨背侧缘骨折。

五、楔骨骨折

【诊断要点】

1. 单纯楔骨骨折甚为少见。

2. 表现为楔骨体粉碎性骨折或边缘撕脱骨折。

3. 常同时合并跗间关节或跗跖关节的脱位,或伴有跟骨或舟骨骨折。
楔骨骨折的 X 线片见图 10-37。

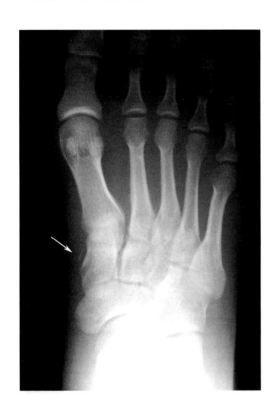

图 10-37　内侧楔骨骨折
内侧楔骨内侧缘撕裂骨折(白箭),小骨折片向
内侧分离移位,邻近软组织肿胀。

六、骰骨骨折

【诊断要点】

1. 骰骨骨折较为少见。

2. 表现为骰骨边缘撕裂骨折或骰骨体粉碎性骨折(图 10-38~图 10-40)。

3. 一般均合并跗间关节或跗跖关节的脱位,或合并跟骨或舟骨骨折。

【鉴别诊断】

腓籽骨：骰骨骨折需与腓籽骨相鉴别，后者属正常变异，位于骰骨外侧，与骰骨外缘平行，边缘光滑，勿误诊为骰骨撕裂骨折（图 10-41）。

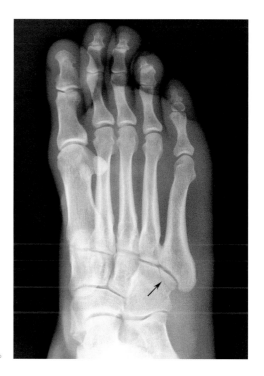

图 10-38　骰骨骨折病例 1

骰骨前外侧缘可见骨折裂缝（黑箭），无移位。

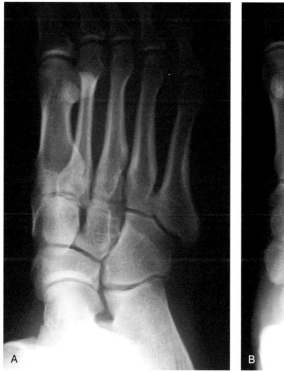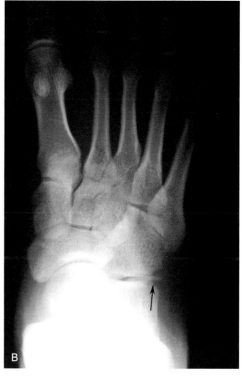

图 10-39　骰骨骨折病例 2

A. 正位 X 线片；B. 斜位 X 线片。可见骰骨后缘撕裂骨折（黑箭），骨折片轻度后移。

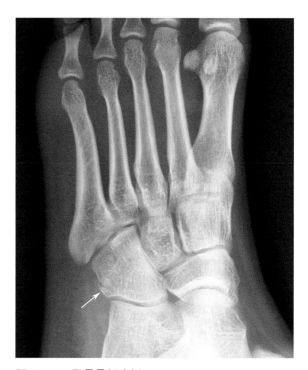

图 10-40　骰骨骨折病例 3

可见骰骨后外缘撕裂骨折(白箭),骨折处轻微移位。

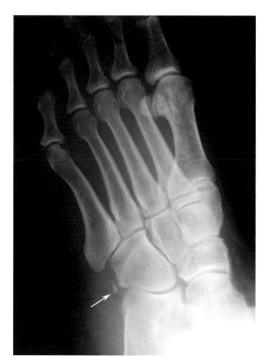

图 10-41　腓籽骨

腓籽骨(白箭)属正常变异,位于骰骨外侧,与骰骨外缘平行,边缘光滑,勿误诊为骰骨撕裂骨折。

七、跖跗关节脱位

【创伤类型】

根据 X 线表现分为同向性脱位、单纯性脱位和分离性脱位。

【诊断要点】

1. **同向性脱位**　即全部 5 个跖骨同时向同一个方向脱位(通常是向背外侧脱位)。常伴有第 2 跖骨基底部或骰骨骨折(图 10-42)。

2. **单纯性脱位**　只有 1 个或 2 个跖骨脱位,以第四、第五跖骨外侧脱位多见(图 10-43)。

3. **分离性脱位**　即第一跖骨和其他 4 个跖骨向相反方向移位(图 10-44、图 10-45)。

4. 跖跗关节脱位常同时合并跖骨骨折及跗骨骨折(图 10-44~图 10-46)。

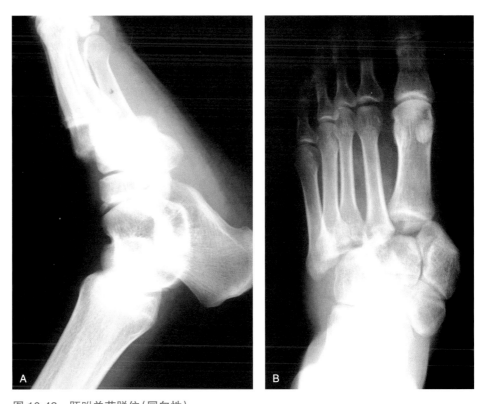

图 10-42　跖跗关节脱位（同向性）

A. 侧位 X 线片;B. 正位 X 线片。诸跖骨近端相对跗骨远端一起向外侧移位,导致跖跗关节关系失常,未见骨折发生。

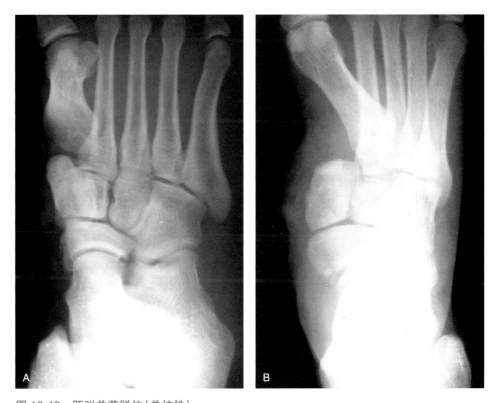

图 10-43　跖跗关节脱位（单纯性）

A. 正位 X 线片;B. 斜位 X 线片。第一跖骨近端向外侧移位,与内侧楔骨失去正常对应关系。

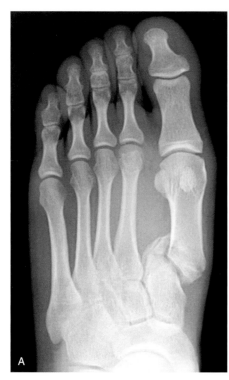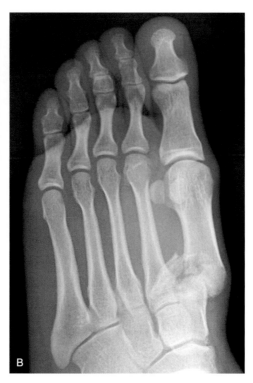

图 10-44 跖跗关节脱位(分离性)

A. 正位 X 线片;B. 斜位 X 线片。第一跖骨基底部向内侧移位,与内侧楔骨失去正常对应关系,同时合并跖骨基底部骨折。

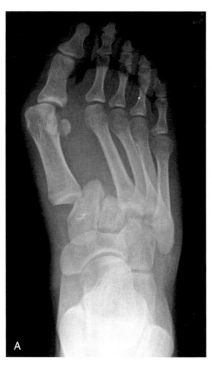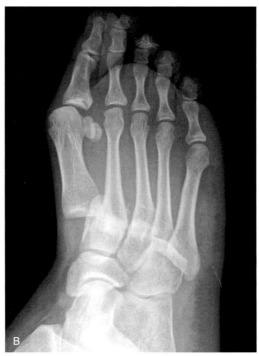

图 10-45 右侧跖跗关节脱位(分离性)

A. 正位 X 线片;B. 斜位 X 线片。右足第一至第五跖跗关节关系失常,第一跖骨近端向内侧移位,第二至第五跖骨近端向外侧移位,同时第一跖趾关节呈半脱位,姆趾籽骨也分离移位。(病例图片由河北省中医院张泽坤主任惠赠,特此感谢。)

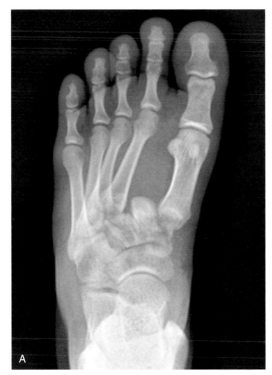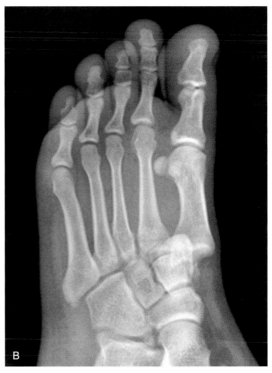

图 10-46　第一跖跗关节脱位合并第一跖骨基底部骨折

A. 正位 X 线片;B. 斜位 X 线片。第一跖骨近端向内侧移位,第二、第三跖骨向外移位,分别与对应的楔骨位置关系失常,合并内侧楔骨撕脱骨折。

八、跖骨骨折

【创伤类型】

根据骨折部位分为跖骨头骨折、跖骨颈骨折、跖骨干骨折和跖骨基底部骨折。

【诊断要点】

1. **跖骨头骨折**　多为直接暴力所致,骨折可单发也可多发,常同时累及前方关节面(图 10-47)。
2. **跖骨颈骨折**　较常见,骨折后因骨间肌的牵拉,跖骨头多向跖侧移位形成向背侧成角(图 10-48)。
3. **跖骨干骨折**　较为多见,常多根跖骨干同时发生。骨折横形、斜形,或为螺旋形或粉碎性。因屈肌及骨间肌牵拉,骨折多向背侧成角(图 10-49~ 图 10-51)。
4. **跖骨基底部骨折**　大多为几个跖骨基底部同时发生骨折,但第五跖骨和第二跖骨基底部骨折常可单独发生,且第五跖骨基底部骨折很常见,骨折线多为横形,骨折后多无明显移位(图 10-52~ 图 10-57)。

【鉴别诊断】

1. **第五跖骨基底部正常骨骺**　第五跖骨基底部骨骺呈条片状,与跖骨外侧皮质平行,骨骺板如较宽,临床常误诊为撕裂骨折,读片应注意此骨骺特点(图 10-58)。
2. **韦萨留斯籽骨**　韦萨留斯籽骨为足外侧正常变异籽骨,当此籽骨较大并接近第五跖骨基底部时,勿误诊为第五跖骨基底部骨折(图 10-59)。

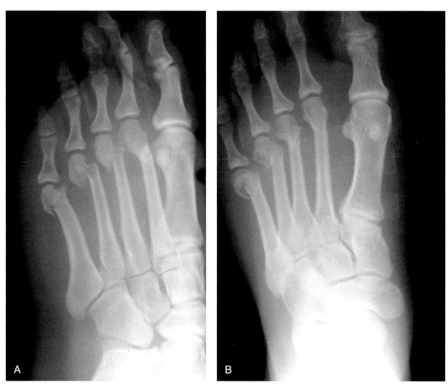

图 10-47 跖骨头、跖骨颈骨折病例 1

A. 正位 X 线片；B. 斜位 X 线片。第二至第五跖骨头、跖骨颈骨折，远折端均向外移位，部分骨折端对位不良。

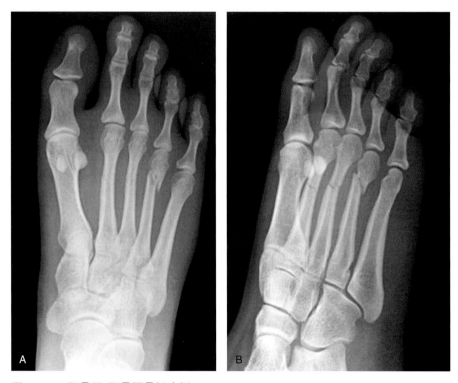

图 10-48 跖骨干、跖骨颈骨折病例 2

A. 正位 X 线片；B. 斜位 X 线片。第二、第三跖骨干骨折，无移位，第四跖骨颈骨折，远折端轻度向外移位。

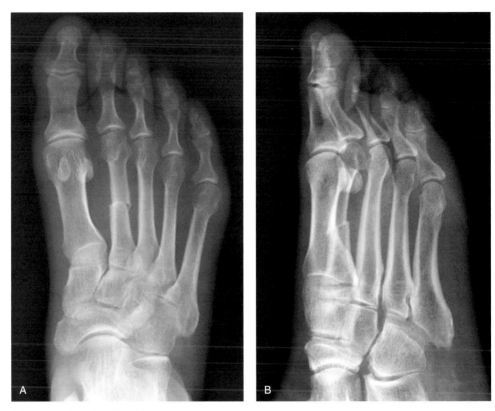

图 10-49　第二跖骨干骨折

A. 正位 X 线片;B. 斜位 X 线片。第二跖骨干中段骨折,骨折端仅轻度移位,无明显成角。

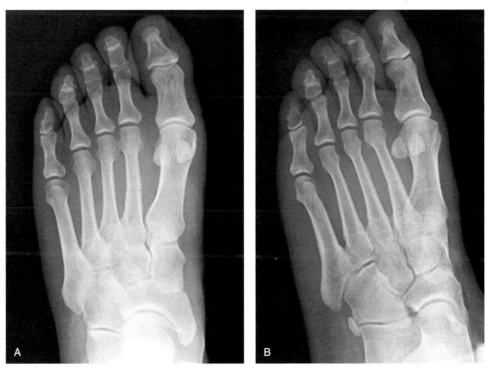

图 10-50　第二、第三跖骨干骨折

A. 正位 X 线片;B. 斜位 X 线片。第二、第三跖骨干骨折,骨折端无移位。

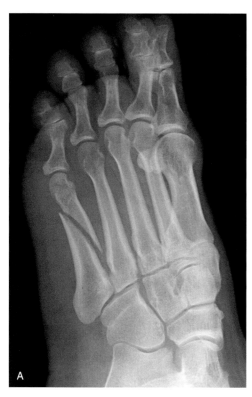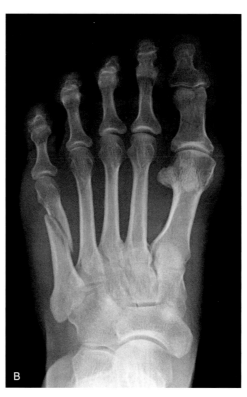

图 10-51   第五跖骨干骨折

A. 斜位 X 线片;B. 正位 X 线片。第五跖骨干长斜形骨折,骨折端分离,远折端向内移位。

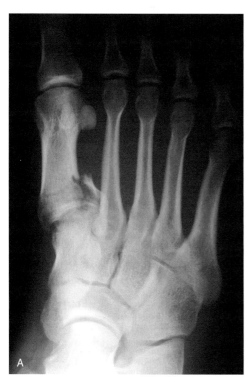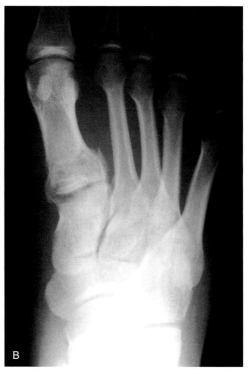

图 10-52   第一跖骨基底部骨折

A. 正位 X 线片;B. 斜位 X 线片。第一跖骨基底部骨折,有骨折片向外侧移位。

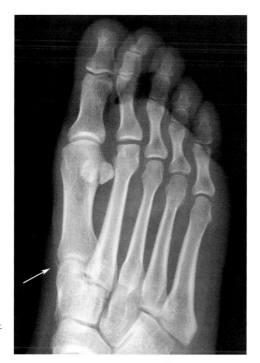

图 10-53　第一跖骨基底部骨折

第一跖骨基底部内侧撕裂骨折(白箭),小骨折片轻度移位。

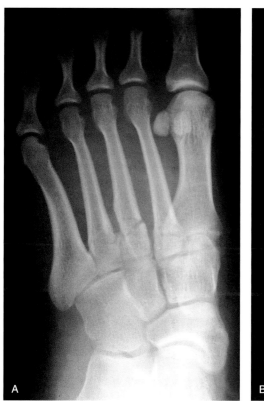

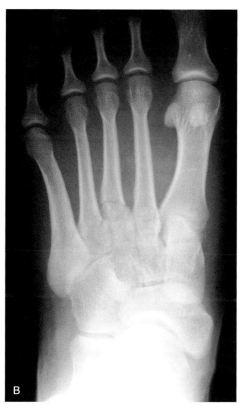

图 10-54　第三、第四跖骨基底部骨折

A. 斜位 X 线片;B. 正位 X 线片。第三、第四跖骨基底部骨折,未见明显移位。

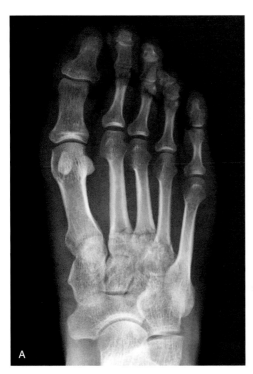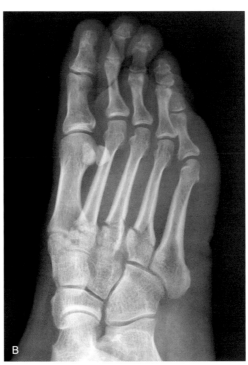

图 10-55　第二、第三、第四跖骨基底部骨折病例 1

A. 正位 X 线片；B. 斜位 X 线片。第二、第三、第四跖骨基底部骨折，移位不明显。

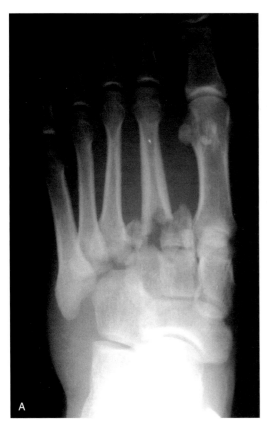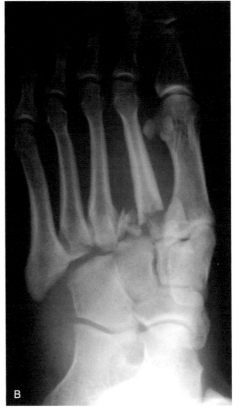

图 10-56　第二、第三、第四跖骨基底部骨折病例 2

A. 正位 X 线片；B. 斜位 X 线片。第二、第三、第四跖骨基底部骨折，远折端向外移位并造成第三、第四、第五跖骨向外脱位。

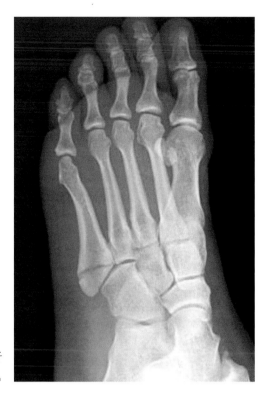

图 10-57 第五跖骨基底部骨折

第五跖骨基底部骨折,骨折线多为横形,骨折端无明显分离移位。此骨折为足部常见损伤。

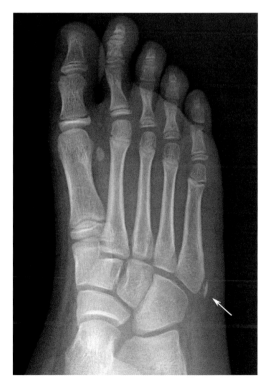

图 10-58 第五跖骨基底部正常骨骺

患儿女,9岁。第五跖骨基底部外侧可见与跖骨外侧皮质平行条片状骨骺(白箭),该骨骺约9岁出现,15~16岁愈合,因骨骺板有时较宽,临床常误诊为跖骨撕裂骨折,读片时需注意此骨骺特点。

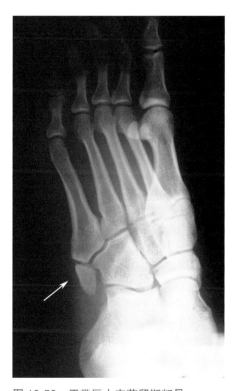

图 10-59 正常巨大韦萨留斯籽骨

韦萨留斯籽骨为足外侧正常变异籽骨(白箭),有时可以很大,并接近第五跖骨基底部,不要误诊为第五跖骨基底部骨折。

九、趾骨骨折

【诊断要点】

1. 为足部常见创伤,以踇趾骨骨折最多见。
2. 若为重物砸伤,则多为粉碎性骨折或纵形骨折;而踢碰硬物造成的骨折则多呈横形或斜形。
3. 骨折常为多发性,有时合并跖骨骨折。

【鉴别诊断】

踇趾近节远端副骨:踇趾近节远端骨折需与踇趾近节远端副骨相鉴别,后者边缘光滑,与前者骨折边缘锐利有别。

趾骨骨折及其鉴别诊断的 X 线表现见图 10-60~ 图 10-67。

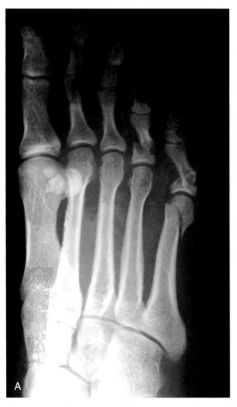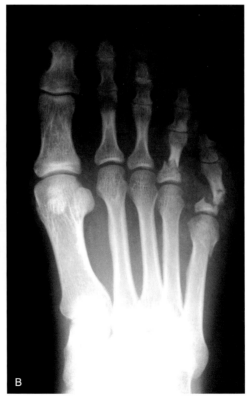

图 10-60　第四趾、小趾近节及第五跖骨头骨折

A. 斜位 X 线片;B. 正位 X 线片。第四趾、小趾近节基底部及第五跖骨头骨折,趾骨骨折远端向外移位,断端不等宽提示有旋转,跖骨骨折端对位稍欠佳。

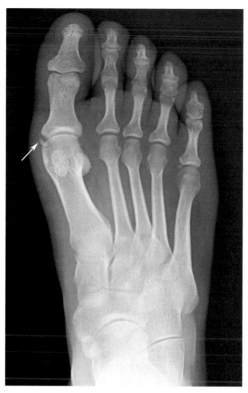

图 10-61　踇趾近节基底部骨折

踇趾近节基底部内侧骨折,小骨折片(白箭)分
离移位。

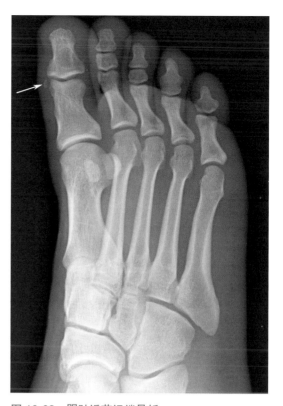

图 10-62　踇趾近节远端骨折

踇趾近节远端内侧骨折,小骨折片(白箭)向内分离
移位。

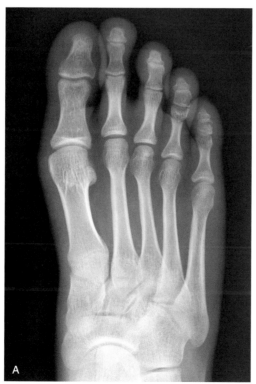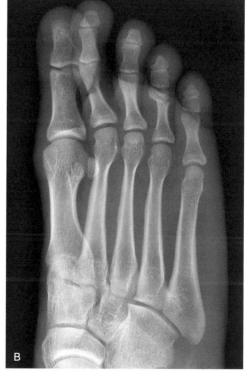

图 10-63　第四趾、小趾骨骨折

A. 正位 X 线片;B. 斜位 X 线片。第四趾骨近节远端及小趾中间节远端横形骨折,骨折端略移
位,无明显成角。

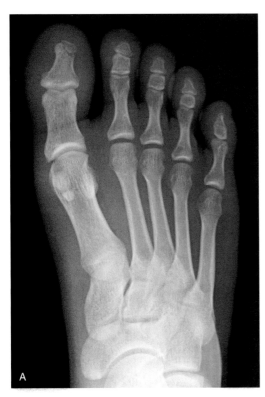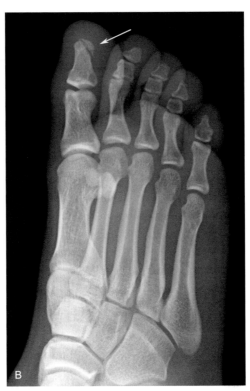

图 10-64 姆趾远节末端骨折

A. 正位 X 线片;B. 斜位 X 线片。姆趾远节末端折裂(白箭),骨折端未见明显分离移位。

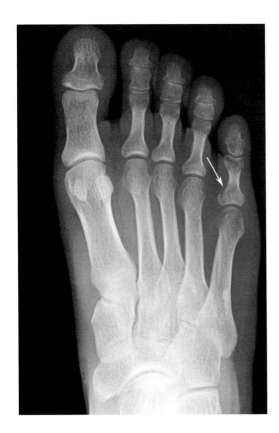

图 10-65 小趾近节基底部骨折

小趾近节基底部见横形骨折线(白箭),骨折端
无移位。

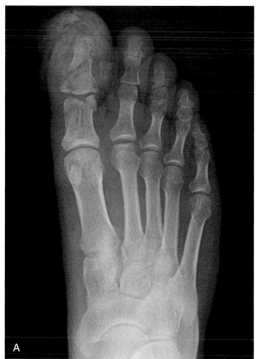
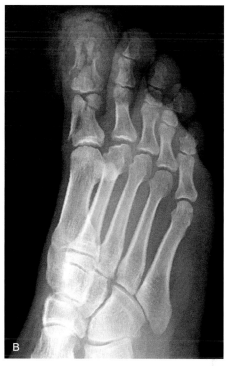

图 10-66　多发足趾骨折

A. 正位 X 线片;B. 斜位 X 线片。蹞趾近节及远节、第二趾远节和第三趾中间节及远节见多条骨折线,部分骨折线通过关节面,骨折端不同程度分离移位,同时伴第二跖趾关节半脱位。

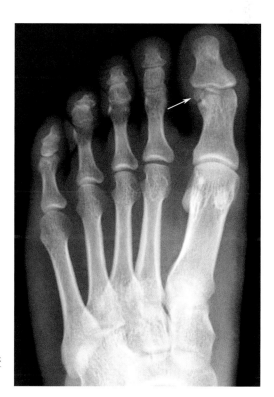

图 10-67　蹞趾近节远端副骨

蹞趾近节远端外侧副骨(白箭),属正常变异,勿误诊为趾骨撕裂骨折。

十、跖趾关节脱位

【诊断要点】

1. 跖趾关节脱位以背侧脱位多见。

2. 正位 X 线片可见近节趾骨和跖骨头重叠,侧位 X 线片可显示近节趾骨在跖骨头背侧。

跖趾关节脱位的 X 线表现见图 10-68~ 图 10-70。

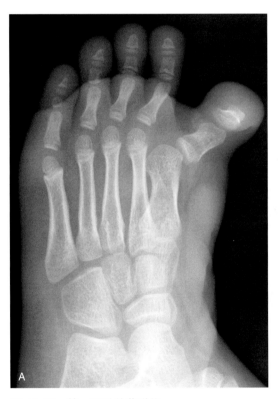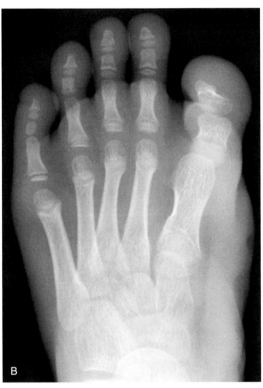

图 10-68　第一跖趾关节脱位

A. 斜位 X 线片;B. 正位 X 线片。踇趾近节近端向内侧倾斜移位,与第一跖骨远端关节面失去正常对应关系。

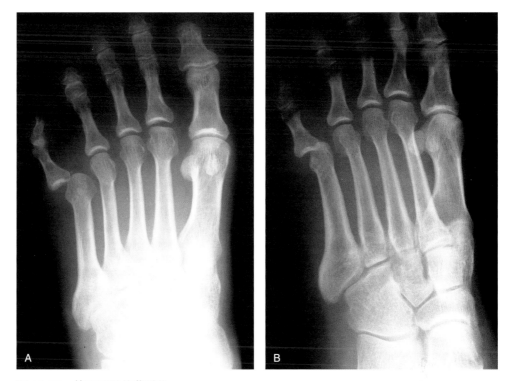

图 10-69　第五跖趾关节脱位

A. 正位 X 线片；B. 斜位 X 线片。第五跖趾关节位置关系失常，趾骨近端向背外侧移位。

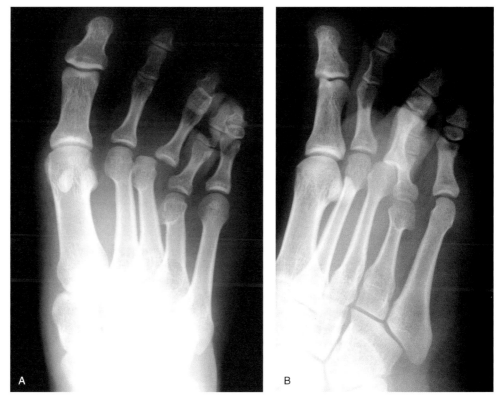

图 10-70　第三跖趾关节脱位

A. 正位 X 线片；B. 斜位 X 线片。第三跖趾关节位置关系失常，趾骨近端向外侧移位。

十一、趾间关节脱位

【诊断要点】

1. X线片必须包括正位X线片及斜位X线片或侧位X线片,单纯正位X线片可能会漏诊。
2. 以背侧及侧方脱位多见。
3. 有时也合并趾骨骨折。

趾间关节脱位的X线表现见图10-71~图10-74。

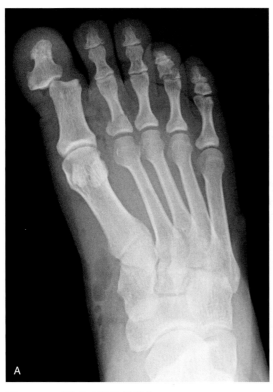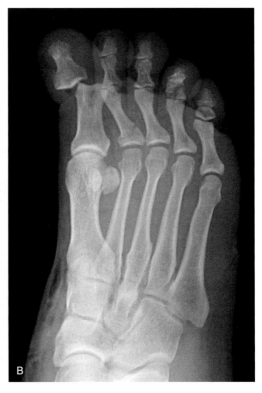

图 10-71　踇趾趾间关节脱位

A. 正位X线片;B. 斜位X线片。踇趾趾间关节位置关系失常,远节趾骨向内侧脱位,同时第二跖骨基底部及第二、第四趾骨亦见骨折,可见软组织肿胀及气体影。

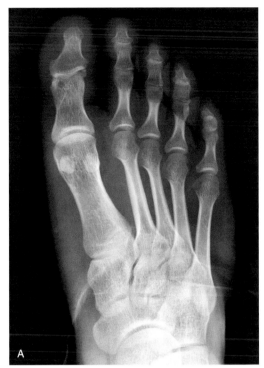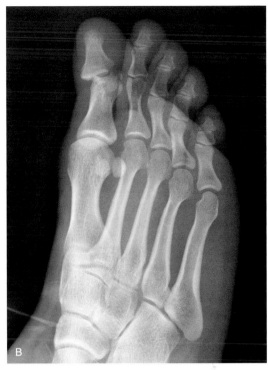

图 10-72 踇趾趾间关节脱位

A. 正位 X 线片；B. 斜位 X 线片。踇趾趾间关节位置关系失常，远节趾骨向内侧脱位，同时末节趾骨基底部外侧撕脱骨折。

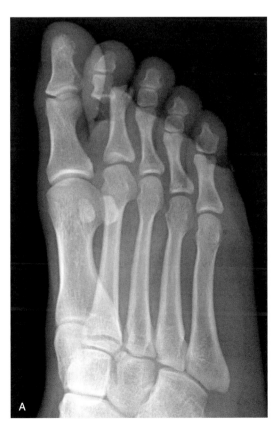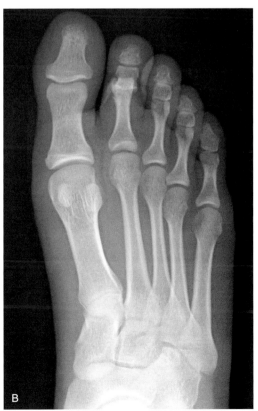

图 10-73 第二趾近侧趾间关节脱位

A. 正位 X 线片；B. 斜位 X 线片。第二趾近侧趾间关节位置关系失常，趾骨中间节向内后方移位。

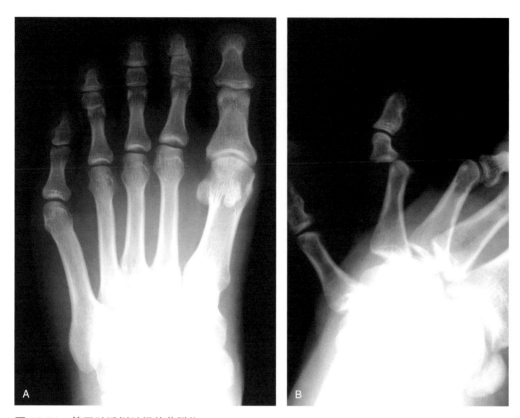

图 10-74 第四趾近侧趾间关节脱位

A. 正位 X 线片中关节未见异常;B. 侧位 X 线片中可显示第四趾近侧趾间关节脱位。

十二、籽骨骨折

【诊断要点】

1. 患者有明确的直接暴力外伤史,有局部疼痛,被动背伸跖趾关节疼痛加重。
2. 姆趾内侧籽骨多见,多数表现为横形骨折,边缘清楚锐利(图 10-75)。

【鉴别诊断】

二分或三分籽骨:籽骨骨折应注意与二分或三分籽骨相鉴别。二分或三分籽骨为先天性正常变异,多为双侧性,边缘光滑整齐,而骨折为非对称性,边缘锐利且不整齐(图 10-76)。

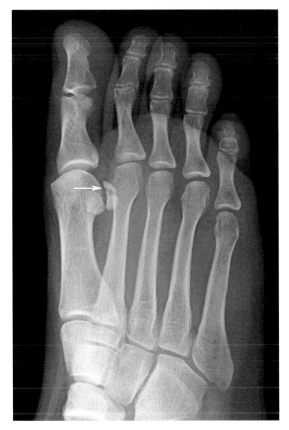

图 10-75　籽骨骨折

患者被重物砸伤就诊。姆趾外侧籽骨横形骨折(白箭),骨折线清楚锐利。

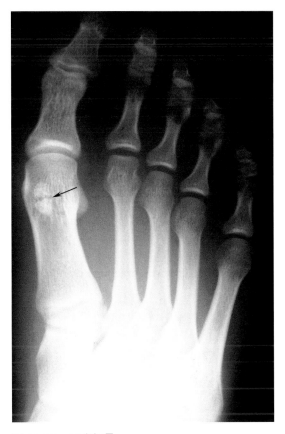

图 10-76　二分籽骨

姆趾内侧二分籽骨(黑箭),边缘光滑,注意勿误诊为籽骨骨折。

第十一章　胸部创伤

正常胸肋 X 线片见图 11-1。

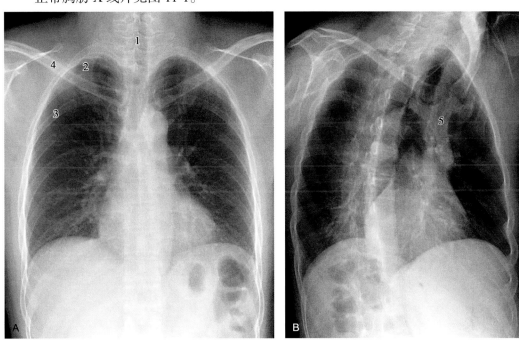

图 11-1　正常胸肋 X 线片

A. 正位 X 线片;B. 斜位 X 线片。1- 第 1 胸椎;2- 右侧第 1 前肋;3- 右侧第 5 近端肋骨;4- 锁骨;5- 胸骨。

一、肋骨骨折

【诊断要点】

1. 对于怀疑存在肋骨骨折的患者进行 X 线检查须同时拍摄正位及斜位 X 线片,仅有正位 X 线片或斜位 X 线片均容易漏诊。

2. 骨折多见于近端肋骨腋线处,表现为一根或几根肋骨骨折,也可一根肋骨同时有 2~3 处断裂。

3. 除单纯骨折外,肋骨骨折常合并邻近骨及胸腹部内脏损伤,读片时须注意仔细观察并想到有出现上述损伤的可能。

肋骨骨折的 X 线表现见图 11-2~ 图 11-13。

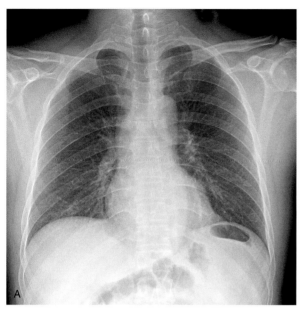
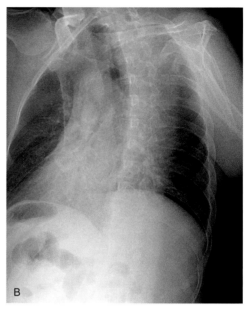

图 11-2　左侧第 10、11 肋骨骨折

左侧第 10、11 肋骨腋前线处骨折。注意正位 X 线片（图 A）未显示骨折，斜位 X 线片（图 B）则可显示 2 根肋骨骨折，说明疑有肋骨骨折时，进行 X 线检查要包括正位 X 线片及斜位 X 线片，仅有其中一个位置可能会发生漏诊。

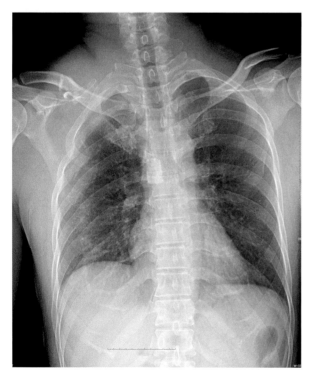
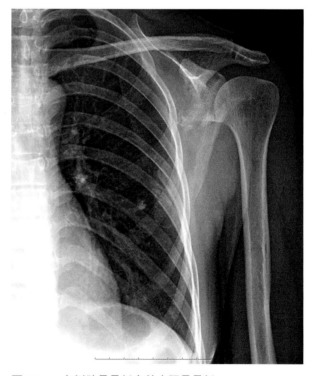

图 11-3　右侧多发肋骨骨折合并锁骨骨折

右侧肋骨多发骨折，部分呈多段性，右侧锁骨同时合并骨折。

图 11-4　左侧肋骨骨折合并肩胛骨骨折

左侧第 3、6、7 近端肋骨骨折，骨折端有不同程度的移位；肩胛骨体部亦见骨折。肋骨骨折常合并肩胛骨骨折，诊断时注意不要漏诊。

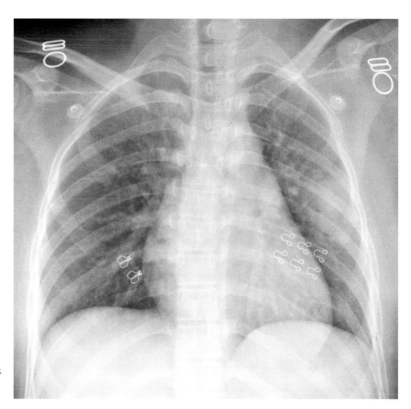

图 11-5　左侧多发肋骨骨折合并肺挫伤

左侧第 3、4、8 近端肋骨骨折；左侧肺中野可见斑片状模糊影。

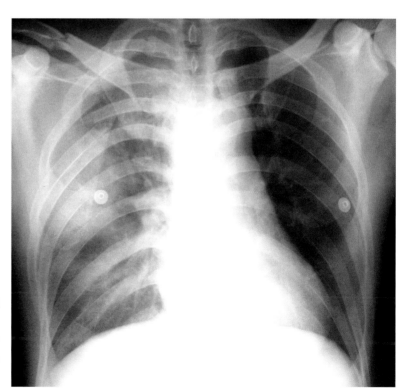

图 11-6　右侧多发肋骨骨折合并肺挫伤、锁骨骨折

右侧多根肋骨移位骨折；右侧肺中上野可见斑片状模糊影，为肺挫伤改变；右侧锁骨亦合并骨折。

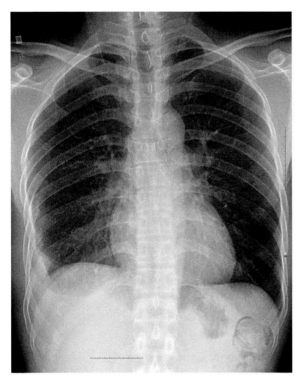

图 11-7　右侧肋骨多发骨折合并血胸病例 1

右侧第 6 至第 8 肋骨骨折，同侧胸腔内可见液平面。

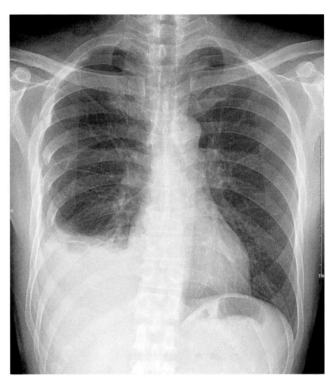

图 11-8　右侧肋骨多发骨折合并血胸病例 2

右侧第 4、6、7、8 肋骨骨折，骨折端有不同程度的移位；右侧下肺野可见弧形液平面。

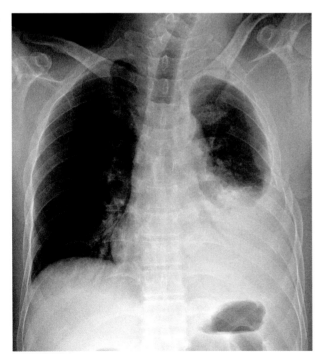

图 11-9　左侧肋骨多发骨折合并血胸

左侧第 4 至第 8 肋骨骨折；同侧胸腔内可见液平面。

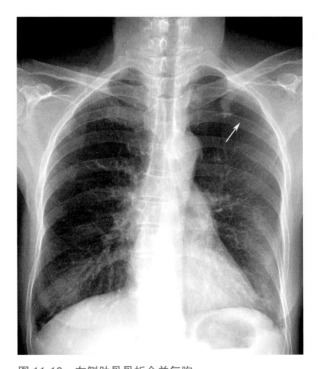

图 11-10　左侧肋骨骨折合并气胸

左侧第 7 肋骨近端骨折，骨折端有轻度移位；左侧上肺野外带纹理消失，并可见左侧肺压缩的边缘（白箭），为气胸改变。

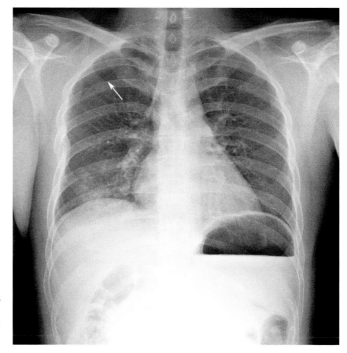

图 11-11 右侧肋骨骨折合并气胸

右侧第 4、5 肋骨骨折,骨折端有轻度移位;右侧上肺野纹理消失,并可见肺压缩的边缘(白箭),为气胸改变;右侧下肺可见斑片状模糊影,为肺挫伤表现。

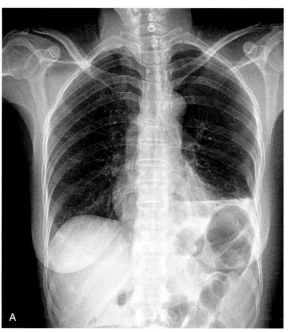

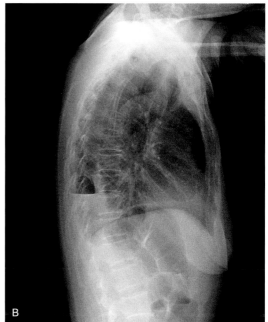

图 11-12 左侧肋骨骨折合并血气胸病例 1

A. 正位 X 线片;B. 侧位 X 线片。左侧第 6、7 近端肋骨骨折;左侧上肺纹理消失,可见肺压缩的边缘;左侧下肺野可见气液平面。

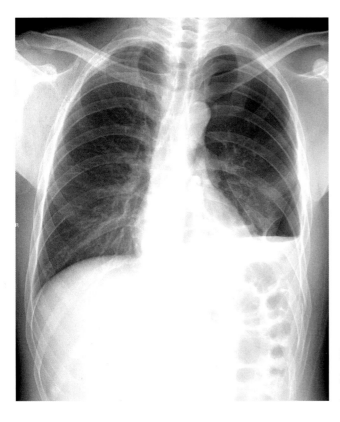

图 11-13　左侧肋骨骨折合并血气胸病例 2

左侧第 9、10 肋骨骨折；左侧上肺及中下肺外带可见肺压缩边缘；左侧肺下野可见气液平面。

二、胸骨骨折

【诊断要点】

1. 胸骨骨折较少见，多为直接暴力所致。

2. X 线检查是本病诊断的主要手段，疑有骨折时须拍摄侧位 X 线片及斜位 X 线片。

3. 骨折线为横形或斜形，多位于胸骨体、柄交界处附近，若有移位，远折端多向前移位并与近折端重叠。

4. 常合并有肋骨骨折、血气胸、纵隔气肿或血肿及肺实质损伤。

胸骨骨折的 X 线表现见图 11-14~ 图 11-19。

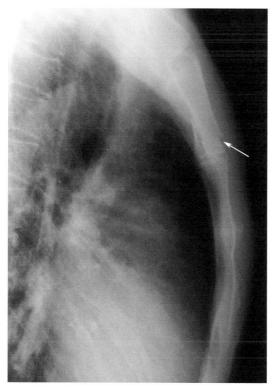

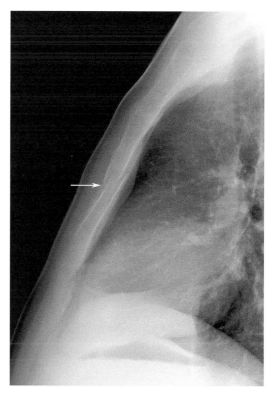

图 11-14 胸骨骨折病例 1

胸骨柄下段见不完全骨折线(白箭),骨折端无成角。

图 11-15 胸骨骨折病例 2

胸骨体中段斜形骨折(白箭),骨折端轻度移位并向后成角,前胸壁软组织明显肿胀。

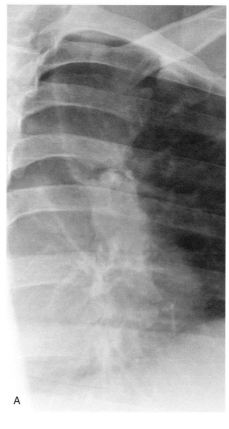

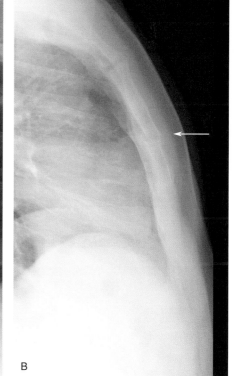

图 11-16 胸骨骨折病例 3

A.斜位 X 线片;B.侧位 X 线片。胸骨体中段骨折(白箭),骨折端轻度移位。

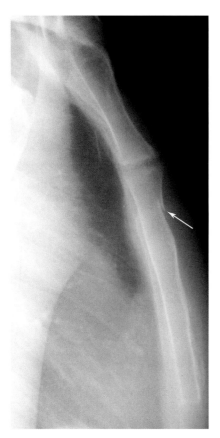

图 11-17　胸骨骨折病例 4

胸骨体上段前缘皮质断裂(白箭),骨折端无移位及成角。

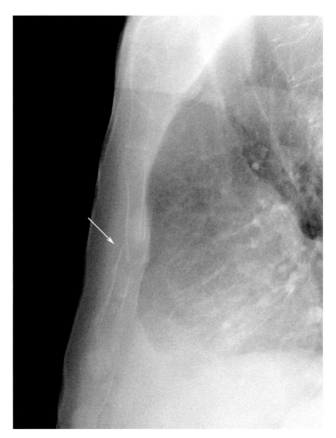

图 11-18　胸骨骨折病例 5

胸骨体中段骨折(白箭),骨折端重叠并向后成角。

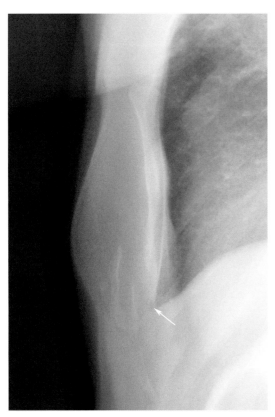

图 11-19　胸骨骨折病例 6

胸骨体斜形骨折(白箭),远折端向前明显移位,局部软组织显著肿胀。

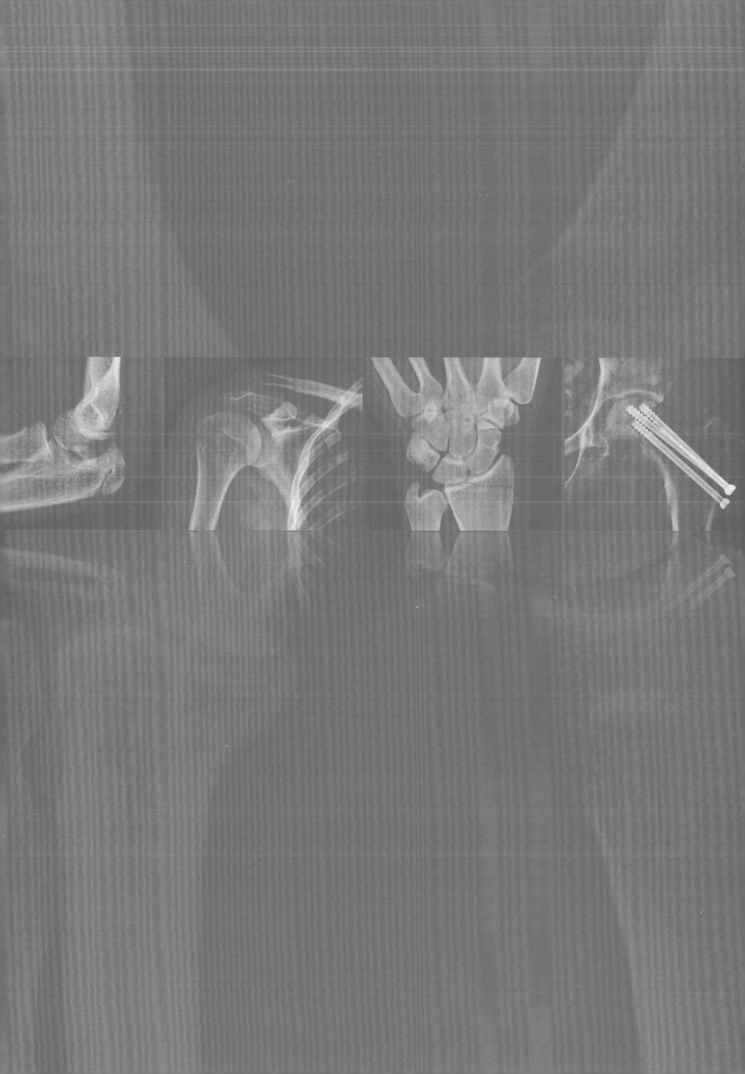

第十二章　脊柱创伤

第一节　颈椎创伤

　　正常颈椎 X 线片见图 12-1。正常寰枢椎张口位 X 线片见图 12-2。

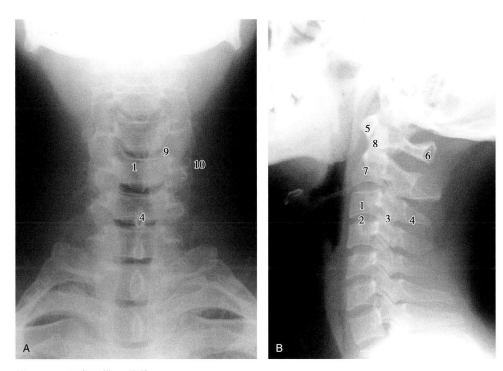

图 12-1　正常颈椎 X 线片

A. 正位 X 线片;B. 侧位 X 线片。1- 椎体;2- 椎间隙;3- 椎小关节;4- 棘突;5- 寰椎前结节;
6- 寰椎后结节;7- 枢椎体;8- 齿状突;9- 钩突;10- 横突。

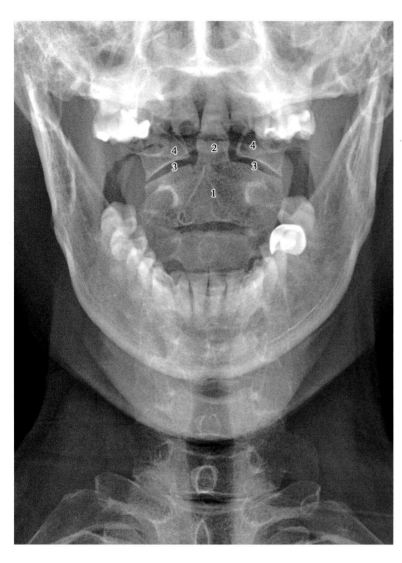

图 12-2　正常寰枢椎张口位 X 线片

1- 枢椎体;2- 齿状突;3- 寰枢关节;
4- 寰椎侧块。

一、寰椎骨折

【创伤类型】

根据创伤机制和 X 线表现分为寰椎后弓骨折和侧块分离骨折。

【诊断要点】

1. **寰椎后弓骨折**　主要通过颈椎侧位 X 线片观察,可显示寰椎后弓断裂(图 12-3)。

2. **侧块分离骨折**　也称 Jefferson 骨折,侧位 X 线片显示寰椎后弓断裂,张口正位 X 线片可见寰椎侧块向两侧移位,齿状突与两个侧块的距离加宽。

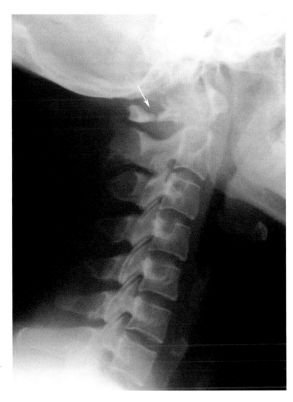

图 12-3 寰椎后弓骨折

侧位 X 线片显示寰椎后弓骨折(白箭),骨折端轻度分离,局部椎管无变窄。

二、单纯寰枢关节脱位

【创伤类型】

单纯寰枢关节脱位分为寰枢关节前脱位和寰枢关节旋转脱位。

【诊断要点】

1. 寰枢关节前脱位

(1)侧位 X 线片显示寰椎前结节后缘与枢椎齿状突前缘距离增宽(成人>2mm,儿童>4mm)(图 12-4A)。

(2)张口正位 X 线片显示寰椎两侧块宽度一致,枢椎齿状突与寰椎两侧块距离对称(图 12-4B)。

(3)部分齿状突可伴有向左侧或向右侧的轻度平移,造成齿状突与寰椎两侧块间距欠对称。

2. 寰枢关节旋转脱位

(1)张口正位 X 线片显示枢椎棘突明显偏离中线,枢椎齿状突与寰椎两侧块距离不对称,寰椎两侧块宽度不等(图 12-5A)。

(2)侧位 X 线片显示寰椎前结节后缘与枢椎齿状突前缘距离增宽,寰椎前后结节连线与枢椎棘突纵轴成一定角度(图 12-5B)。

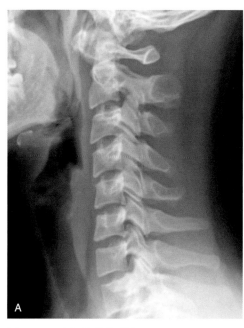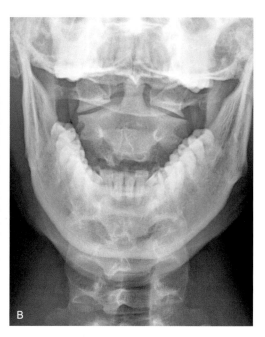

图 12-4　寰枢关节前脱位

A. 侧位 X 线片显示寰椎前结节后缘与枢椎齿状突前缘距离增宽;B. 张口正位 X 线片显示寰椎两侧块宽度一致,枢椎齿状突可伴有向左侧的轻度平移,齿状突与寰椎两侧块间距欠对称。

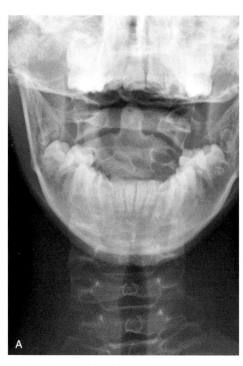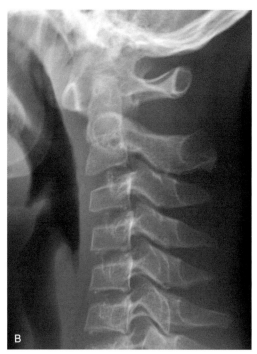

图 12-5　寰枢关节旋转脱位

A. 张口正位 X 线片显示枢椎棘突明显偏离中线,枢椎齿状突与寰椎两侧块距离不对称,寰椎两侧块宽度不一致;B. 侧位 X 线片显示寰椎前结节后缘与枢椎齿状突前缘距离增宽,寰椎前后结节连线与枢椎棘突纵轴成一定角度。

三、齿状突骨折

【创伤类型】

根据是否伴发寰椎脱位分为无移位齿状突骨折和齿状突骨折伴寰椎脱位。

【诊断要点】

1. **无移位齿状突骨折**　骨折最多见于齿状突基底部,少数发生于齿状突尖和齿状突腰部,张口正位 X 线片显示上述部位骨质中断,侧位 X 线片齿状突对位良好,未见移位(图 12-6)。

2. **齿状突骨折伴寰椎脱位**

(1) 张口正位 X 线片可见齿状突基底部横形骨折线,偶见齿状突轻度倾斜,少有左右移位。

(2) 齿体角 >20°。

(3) 合并寰椎前脱位者,侧位 X 线片可见齿状突合并寰椎向前移位,咽后壁软组织增厚向前方突出,寰椎后弓向前移位,枢椎棘突显得特别突出。头前倾,颈椎生理前突代偿性增大(图 12-7)。

(4) 合并寰椎后脱位者,侧位 X 线片可见齿状突合并寰椎向后移位,寰椎前弓骑跨在枢椎齿状突骨折面之上;寰椎后弓与枢椎棘突距离缩短、向后突出;头后倾,颈椎生理前突存在或变直。

【鉴别诊断】

齿状突基底部未闭合的骨骺线:齿状突骨折需与齿状突基底部未闭合的骨骺线相鉴别,后者表现为齿状突基底部与枢椎体部交界处光滑透亮线,齿状突无移位,齿体角在 20° 以内。

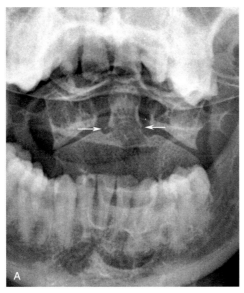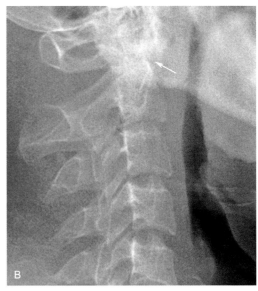

图 12-6　齿状突骨折

A. 张口正位 X 线片;B. 侧位 X 线片。齿状突基底部骨折(白箭),齿状突轻度前移,寰枢关节未见脱位。

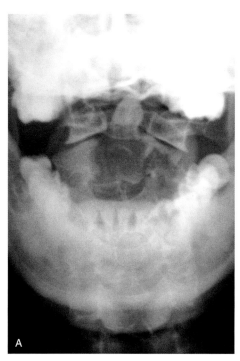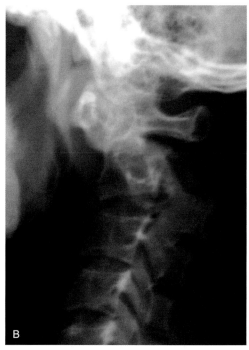

图 12-7 齿状突骨折合并寰椎前脱位

A. 张口正位 X 线片显示齿状突向左侧倾斜,齿状突与枢椎侧块距离不一致,呈左侧宽右侧窄;B. 侧位 X 线片显示齿状突前倾,齿体角 >20°,寰椎随齿状突向前移位。

四、Hangman 骨折

【创伤类型】

根据骨折及移位程度,Effend 将 Hangman 骨折分为三型。

【诊断要点】

1. Hangman 骨折即枢椎椎弓骨折。

2. 骨折主要通过侧位 X 线片或斜位 X 线片显示,后前位 X 线片一般无阳性征象。

3. 侧位 X 线片或斜位 X 线片显示枢椎椎弓断裂,骨折线为纵形或斜形,椎体和椎弓可分离或旋转移位,颈椎弧线不连续或轻度成角。除椎弓骨折外,有时可合并枢椎侧块、关节突及寰椎骨折。

4. **骨折分为三型**

(1)Ⅰ型:为单纯枢椎后部和椎弓骨折。

(2)Ⅱ型:为枢椎后部及椎弓骨折,并枢椎前移>3mm 或成角>15°。

(3)Ⅲ型:除具有Ⅱ型骨折的特点外,还伴有单侧或双侧第 2、3 颈椎关节突的骨折。

Hangman 骨折的 X 线表现见图 12-8、图 12-9。

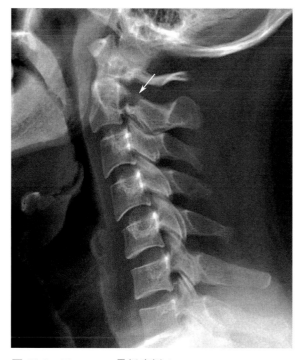

图 12-8　Hangman 骨折病例 1

颈椎正常弯曲消失呈轻度弧形后突,枢椎椎弓纵形骨折(白箭),椎体与椎弓分离、轻度向前滑脱。

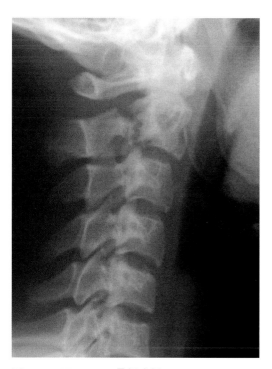

图 12-9　Hangman 骨折病例 2

颈椎正常弯曲消失呈轻度弧形后突,枢椎椎弓纵形骨折(白箭),累及椎体后缘,椎体与椎弓分离、轻度向前滑脱。

五、枢椎体骨折

【创伤类型】

根据骨折的形态和损伤机制,Fujimura 将此类骨折分为四型。

【诊断要点】

1. 枢椎体骨折是指发生于齿突基底与椎弓峡部之间区域的骨折。

2. **骨折分为四型**

(1)Ⅰ型:为椎体撕脱骨折,指枢椎椎体前下缘的骨块撕脱,也被称为枢椎体泪滴样骨折(图 12-10)。

(2)Ⅱ型:为枢椎水平面骨折,骨折线位于枢椎上关节突的上缘。

(3)Ⅲ型:为枢椎体爆裂骨折,骨折块向周围移位。

(4)Ⅳ型:为枢椎矢状面的骨折(图 12-11)。

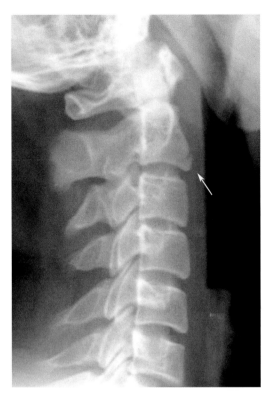

图 12-10 枢椎体前下缘撕脱骨折(Ⅰ型)

颈椎生理曲度消失变直,枢椎前下缘小片撕脱骨折(白箭),无移位。

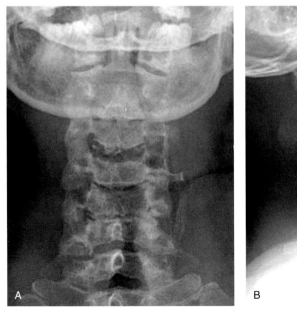 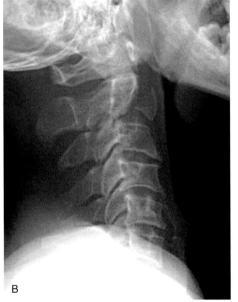

图 12-11 枢椎体骨折(Ⅳ型)

A. 正位 X 线片;B. 侧位 X 线片。颈椎生理曲度消失变直,枢椎体左侧纵形骨折,骨折端移位分离。

六、下颈椎骨折与脱位

【创伤类型】

根据骨折部位及类型,将下颈椎骨折与脱位分为椎体压缩骨折、椎体爆裂骨折、脱位型骨折、泪滴样骨折、棘突骨折、横突骨折和椎间小关节脱位、交锁。

【诊断要点】

1. **椎体压缩骨折**(图 12-12、图 12-13)

(1)主要为屈曲压缩应力导致颈椎前柱损伤。

(2)侧位 X 线片显示颈椎生理弯曲消失、变直或后凸,椎体前缘受压变扁呈楔形,椎体中央可见骨小梁压缩的致密嵌压线,颈椎后缘连线连续。

(3)椎体前缘和两侧皮质断裂、成角、嵌入,而后柱高度不变,局部椎管无狭窄。

(4)正位 X 线片显示压缩的椎体密度增高,椎弓根距正常。

(5)屈曲应力严重时,可致棘上及棘间韧带断裂而表现为棘突间隙增宽。

2. **椎体爆裂骨折**(图 12-14)

(1)侧位 X 线片显示受伤椎体除有楔形改变外,还可出现程度不一的碎骨折片分离移位。

(2)椎体后缘线断裂及后移,局部椎管狭窄。

(3)正位 X 线片显示两侧椎弓间距增宽,椎板断裂。

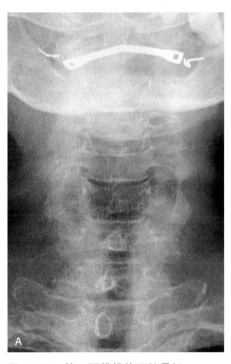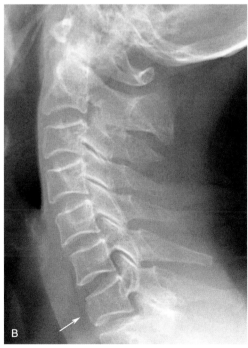

图 12-12　第 7 颈椎椎体压缩骨折

A. 正位 X 线片;B. 侧位 X 线片。第 7 颈椎椎体压缩呈楔形(白箭),椎体后缘未见受累,局部椎管未见变窄。

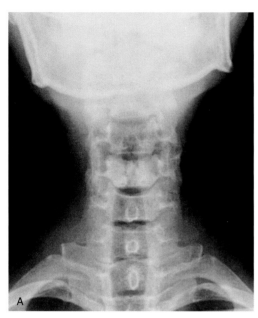
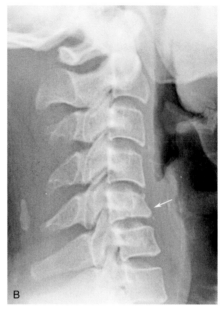

图 12-13　第 5 颈椎椎体压缩骨折

A. 正位 X 线片；B. 侧位 X 线片。颈椎生理曲度消失呈轻度后凸，第 5 颈椎椎体压缩呈楔形（白箭），椎体后缘未见受累，局部椎管未见变窄。

3. 脱位型骨折（图 12-15）

（1）损伤以脱位为主，椎体压缩楔形变不明显或仅有轻度的压缩楔形变。

（2）椎体脱位明显，超出下一椎体上面的一半以上。严重者上一椎体完全超出下一椎体的前方，下一椎体可出现前缘骨折，骨折块随上一椎体向前移位。

（3）关节突、椎弓、椎板、棘突均可发生骨折。

（4）关节突关节常有半脱位、交锁。

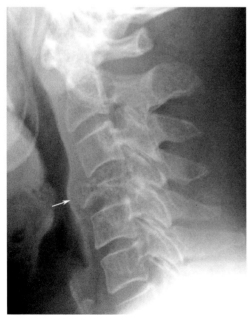
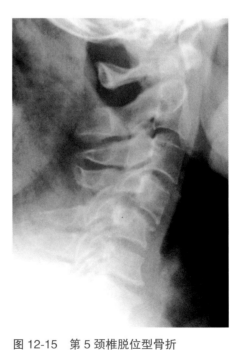

图 12-14　第 4 颈椎椎体爆裂骨折

颈椎曲度消失呈轻度后凸，第 4 颈椎椎体变扁碎裂并向周围移位，椎体后缘向后膨隆（白箭）。

图 12-15　第 5 颈椎脱位型骨折

第 5 颈椎椎体骨折呈楔形改变，第 4 颈椎以上向前屈曲移位，第 4、5 颈椎棘突间隙增宽，椎间小关节脱位。

4. 泪滴样骨折(图 12-16)

(1)受累椎体受到垂直与水平两个方向的暴力。

(2)典型表现是椎体前下角的三角形撕脱骨折,骨折块大小不一,可有不同程度的移位。

(3)受累椎体后移,相应层面椎管变窄,损伤常累及三柱结构。

(4)椎板及棘突间隙增宽,关节突脱位,损伤节段后凸畸形。

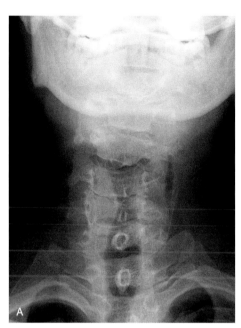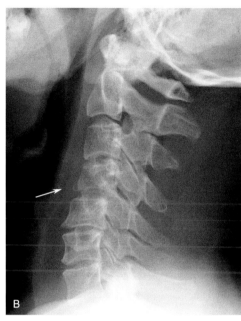

图 12-16　第 4 颈椎泪滴样骨折

A. 正位 X 线片;B. 侧位 X 线片。第 4 颈椎椎体后移,该椎体前下角撕脱骨折(白箭),三角形骨折片向前下方分离移位,上颈椎曲度变直。

5. 棘突骨折(图 12-17)

(1)又称铲土者骨折,多由急性屈曲暴力所致,常见于第 6、7 颈椎棘突。

(2)侧位 X 线片多呈斜形或垂直骨折,骨折端有不同程度的移位。

(3)正位 X 线片由于骨折后棘突尖向足侧轻度移位,可形成双棘突表现。

6. 横突骨折(图 12-18)

(1)多发生于第 4、5 颈椎一侧横突。

(2)表现横突骨质完全断裂,骨折片向外下方移位,相应部位的颈部皮下软组织肿胀。

7. 椎间小关节脱位、交锁(图 12-19)

(1)多由屈曲和旋转暴力协同作用所致。

(2)X 线表现为:①关节突关节半脱位,关节突关节间隙增宽,完整对合的关节面减少;②关节突闲置,呈现关节面裸露征,即小关节突关节面不再并列出现,而是在上椎骨的下关节突的下一层面出现下一椎骨的上关节突;③关节交锁,上方椎体前移,上椎体下关节突移位于下椎体上关节突的前方,形成关节突交锁,椎间隙前窄后宽。

【鉴别诊断】

发育期颈椎正常楔形变:发育期颈椎呈轻度楔形,系正常生理性改变,勿误诊为压缩骨折(图 12-20)。

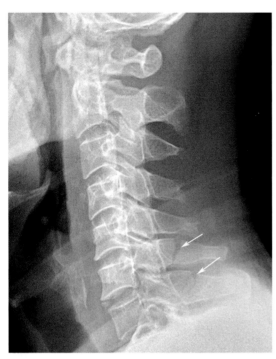

图 12-17　第 6、7 颈椎棘突骨折

第 6、7 颈椎棘突骨折(白箭),骨折端分离移位,颈椎生理弯曲消失变直。

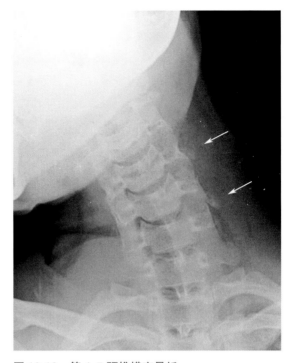

图 12-18　第 4、5 颈椎横突骨折

颈椎侧凸,第 4、5 颈椎左侧横突骨质完全断裂(白箭),骨折片向外下方移位,左侧颈部皮下软组织肿胀,内见散在气体影。

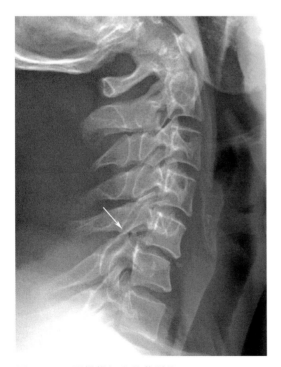

图 12-19　颈椎椎间小关节脱位

第 5、6 颈椎椎间小关节关系失常(白箭),上位颈椎向前滑移。

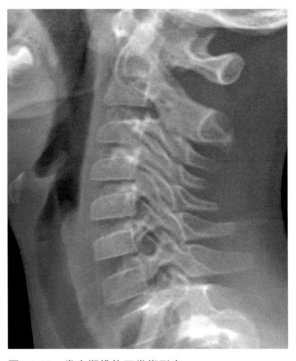

图 12-20　发育期椎体正常楔形变

颈椎多个椎体楔状变形,属发育期正常生理改变,勿误诊为压缩骨折。

第二节 胸腰椎创伤

正常腰椎 X 线片见图 12-21。

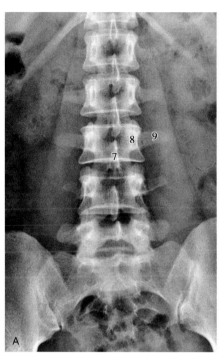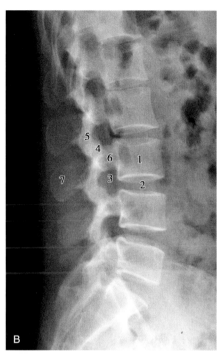

图 12-21 正常腰椎 X 线片

A. 正位 X 线片;B. 侧位 X 线片。
1- 椎体;2- 椎间隙;3- 椎间孔;
4- 上关节突;5- 下关节突;6- 椎弓;
7- 棘突;8- 椎弓根;9- 横突。

【创伤类型】

根据 Denis 提出的三柱结构学说,结合骨折 X 线表现,分为屈曲压缩骨折、爆裂骨折、Chance 骨折、脱位型骨折和单纯附件骨折。

【诊断要点】

1. 屈曲压缩骨折(图 12-22~ 图 12-24)
(1)主要为屈曲应力合并压缩暴力造成前柱损伤。
(2)侧位 X 线片显示椎体前缘受压变扁呈楔形,椎体中央可见骨小梁压缩的致密嵌压线。
(3)椎体前缘和两侧皮质断裂、成角、嵌入,而后柱高度不变,局部椎管不狭窄。
(4)正位 X 线片显示压缩的椎体密度增高,椎弓根距正常。
(5)屈曲应力严重时,可致棘上、棘间韧带断裂而表现为棘突间隙增宽。
(6)多无上、下关节突骨折。

2. 爆裂骨折(图 12-25、图 12-26)
(1)主要由垂直压缩应力合并屈曲压缩应力致前、中、后三柱受累的胸腰椎粉碎性骨折。
(2)椎体明显压缩楔形变,前部窄,后部宽,椎体变扁,边缘超出原椎体范围向四周扩展,椎体后上缘可突入椎管。
(3)椎弓向两侧分离,椎体后缘线断裂、弓形、成角、S 状变形及一段后移。
(4)终板骨折,可发生横突、椎板骨折和小关节侧方分离。

（5）棘上、棘间韧带和小关节韧带撕裂,椎弓和小关节突骨折。

（6）棘突、关节突间距增宽。

（7）脊椎生理曲度消失,呈明显成角畸形。

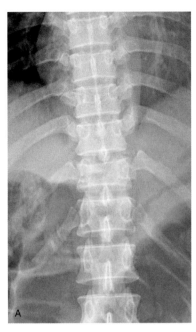
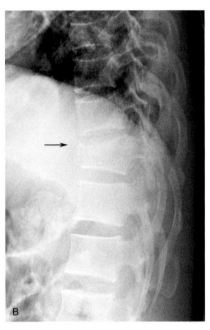

图 12-22　胸椎屈曲压缩骨折

A.正位 X 线片;B.侧位 X 线片。第 11 胸椎椎体变扁呈楔形(黑箭),椎体前缘可见骨折片,脊椎以该椎体为中心轻度后凸,局部椎管无狭窄,附件未见异常。

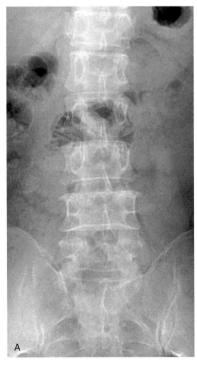
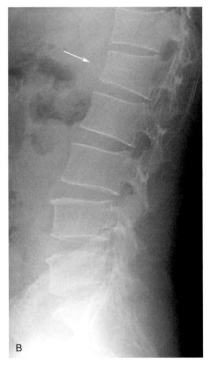

图 12-23　腰椎屈曲压缩骨折病例 1

A.正位 X 线片;B.侧位 X 线片。第 1 腰椎椎体左侧前缘变扁呈楔形改变(白箭),椎体中央可见骨小梁嵌压致密线,椎弓根距及局部椎管无变窄,附件也未见异常。

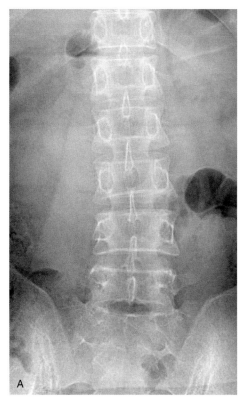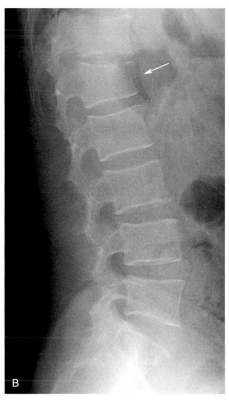

图 12-24 腰椎屈曲压缩骨折病例 2

A. 正位 X 线片;B. 侧位 X 线片。第 1 腰椎椎体左侧前缘变扁呈楔形改变(白箭),前上角可见骨折片,椎弓根距及局部椎管无变窄,附件也未见异常。

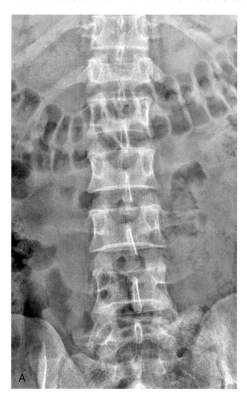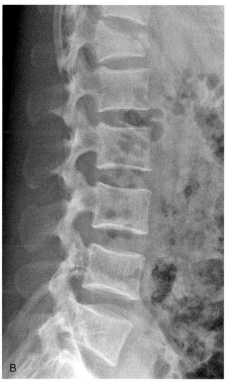

图 12-25 胸椎爆裂骨折

A. 正位 X 线片;B. 侧位 X 线片。第 12 胸椎椎体压缩变扁,前上角可见粉碎性骨折片,椎体后缘线后移,局部椎管变窄,椎体横径及椎弓根距增宽。

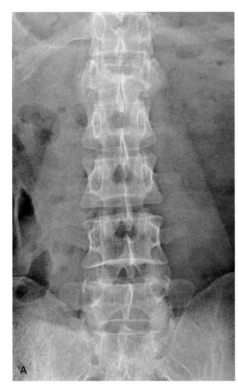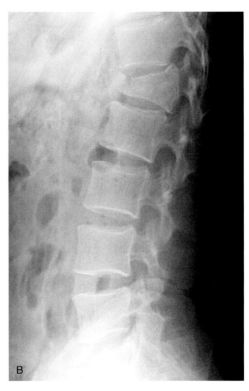

图 12-26　腰椎爆裂骨折

A. 正位 X 线片；B. 侧位 X 线片。第 1 腰椎椎体压缩呈楔形改变，前缘可见碎裂分离的骨折块，椎体后缘线向后膨隆致局部椎管显著变窄，椎弓根距增宽。

3. Chance 骨折（图 12-27、图 12-28）

（1）也称安全带骨折，常见于交通事故中系安全带者。

（2）多发生于上腰椎，是横向极度屈曲剪力伤造成的水平向骨折。

（3）正位 X 线片可见横形穿过椎弓根的骨折线，导致一侧或双侧椎弓根不完整，伤椎与下位椎体棘突间歇增宽，相应椎体中部密度减低，呈"椎体中空征"。

（4）侧位 X 线片显示骨折线呈水平或近似水平经过椎体，后柱呈扇形张开、高度增加，前柱可有压缩，棘突间距增宽。

4. 脱位型骨折（图 12-29～图 12-31）

（1）发生于胸腰连接处，损伤以脱位为主，椎体压缩楔形变不明显或仅有轻度的压缩楔形变。

（2）椎体脱位明显，超出下一椎体上面一半以上，严重者上一椎体完全超出下一椎体的前方；下一椎体可出现前缘骨折，骨折块随上一椎体向前移位。

（3）关节突、椎弓、椎板、棘突均可发生粉碎性骨折。

（4）关节突关节常呈半脱位、交锁。

5. 单纯附件骨折

（1）腰椎横突骨折：主要于正位 X 线片观察，多为一侧性，表现为 1 个或 5 个横突同时骨折，骨折线一般为纵形，可无移位或明显移位分离（图 12-32）。

（2）腰椎棘突骨折：较少见，多见于腰椎棘突，一般移位不明显（图 12-33）。

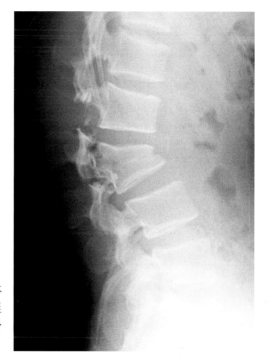

图 12-27　腰椎 Chance 骨折病例 1
胸腰段脊椎明显后凸成角,第 3 腰椎椎体中央可见自前向后水平向骨折线,向后延伸累及椎弓根,同时第 2、3 腰椎小关节骨折脱位。

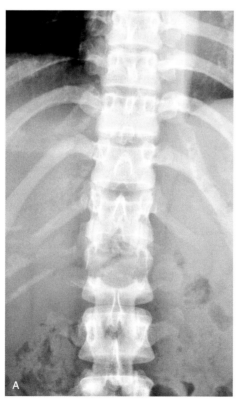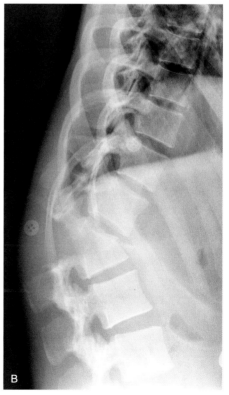

图 12-28　腰椎 Chance 骨折病例 2
A. 正位 X 线片;B. 侧位 X 线片。第 1 腰椎椎体中央可见自前向后水平向骨折线,向后延伸累及椎板及棘突,椎体后部及棘突张开,胸腰段脊椎以该椎体为中心明显后凸。

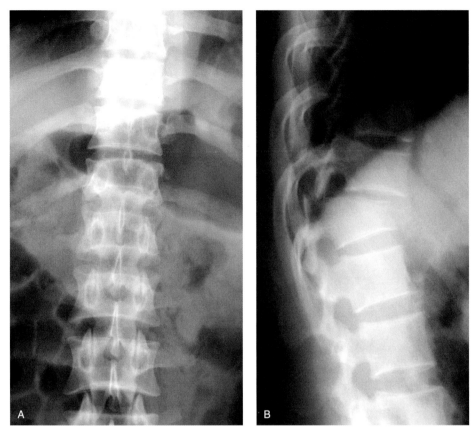

图 12-29　胸椎脱位型骨折

A. 正位 X 线片;B. 侧位 X 线片。第 12 胸椎椎体压缩变扁并向后明显移位,局部椎管扭曲变窄,其他椎体及附件未见异常。

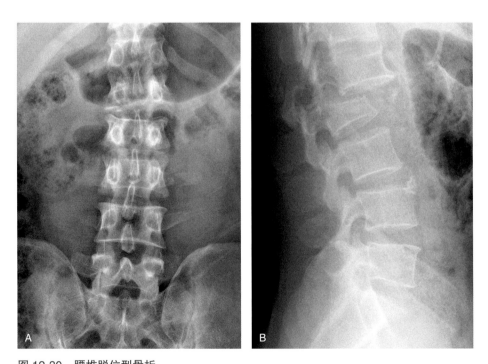

图 12-30　腰椎脱位型骨折

A. 正位 X 线片;B. 侧位 X 线片。第 2 腰椎椎体压缩变扁并向后明显移位,局部椎管扭曲变窄,该椎体棘突同时亦见骨折。

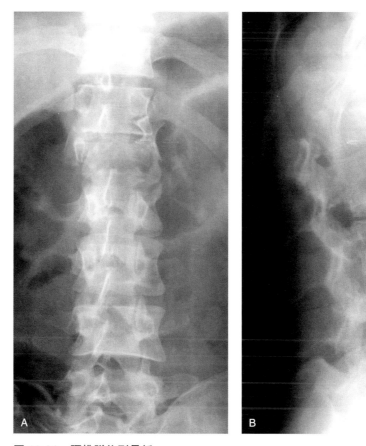

图 12-31 腰椎脱位型骨折

A.正位X线片;B.侧位X线片。第1腰椎椎体压缩粉碎性骨折,向后明显移位压迫椎管,左右椎弓根环均断裂,左侧横突亦见骨折移位。

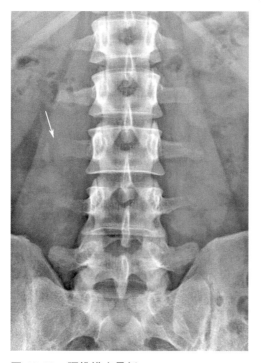

图 12-32 腰椎横突骨折

第3腰椎右侧横突骨折(白箭),骨折端分离移位。

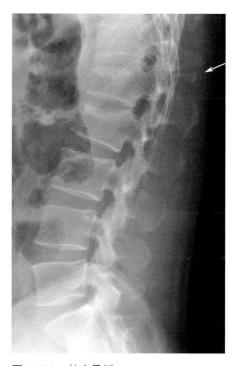

图 12-33 棘突骨折

第12胸椎棘突横形骨折(白箭),骨折端分离,同时第1、2腰椎压缩骨折。

【鉴别诊断】

1. **正常椎体**　正常第 11、12 胸椎及第 1、2 腰椎椎体可呈轻度楔形,为生理性改变,勿误诊为压缩骨折(图 12-34)。

2. **椎缘骨**　为椎体前上角或前下角未闭合骨骺,可为 1 个或多个,注意勿误诊为撕裂骨折。

3. **椎体骺板骨软骨炎后遗楔形改变**　需与压缩骨折相鉴别,前者表现为椎体前后径增宽,椎体中央无致密骨小梁嵌压线(图 12-35)。

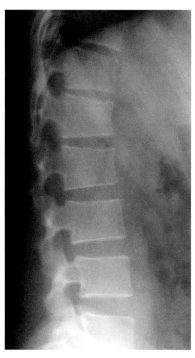 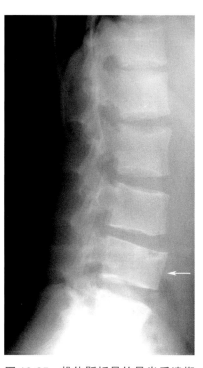

图 12-34　正常椎体生理性楔形变

第 11、12 胸椎椎体及第 1、2 腰椎椎体正常可呈轻度楔形改变,为正常生理性改变,勿误诊为压缩骨折。

图 12-35　椎体骺板骨软骨炎后遗楔形改变

第 4 腰椎椎体变扁(白箭),前后径增大,椎体前上缘可见愈合后痕迹,以上征象均为骨软骨炎修复后表现,注意勿将变扁椎体诊断为压缩骨折。

第三节　骶尾椎创伤

正常骶尾椎侧位 X 线片见图 12-36。

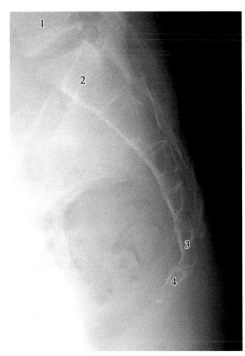

图 12-36　正常骶尾侧位 X 线片

1- 第 5 腰椎;2- 第 1 骶椎;3- 第 5 骶椎;4- 第 1 尾椎。

一、骶椎骨折

【诊断要点】

1. 多为横形骨折,骨折线常在第 2 骶椎或骶髂关节面以下。

2. 骨折线可横贯整个骶骨或偏向一侧,远折端向前移位。

3. 少数骨折线为纵形,骨折线自第 1 骶椎上缘下行,通过各骶孔。

骶椎骨折的 X 线表现见图 12-37、图 12-38。

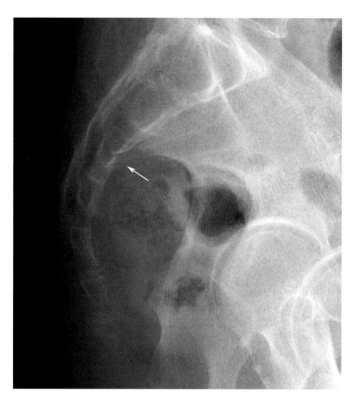

图 12-37　骶椎骨折病例 1

第 3 骶椎前缘骨质中断(白箭),骨折端未见明显成角。

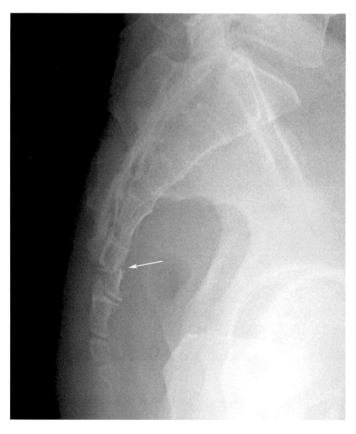

图 12-38　骶椎骨折病例 2

第 5 骶椎横形骨折(白箭),远折端轻度前移,骨折端未见明显成角。

二、尾椎骨折

【诊断要点】

1. 尾椎可见骨折裂纹（图 12-39），远折端常向前移位。
2. 局部软组织肿胀。

【鉴别诊断】

钩状尾椎：为尾椎正常变异，表现为尾椎呈钩形，骶尾关节向前倾斜，勿误诊为尾椎骨折（图 12-40）。

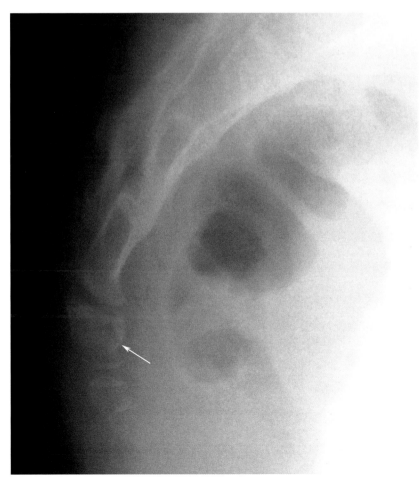

图 12-39 尾椎骨折

第 1 尾椎前缘骨折（白箭），骨折片未见明显移位，骶尾关节未见脱位。

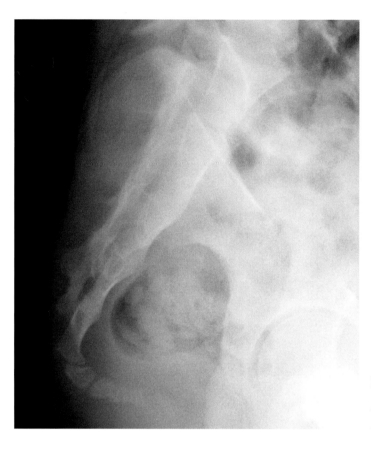

图 12-40   钩状尾椎

尾椎向前倾斜,与骶骨的角度近 90°,勿误诊为尾椎骨折。

三、骶尾关节脱位

【诊断要点】

1. 多由于跌倒时臀部着地或骶尾背面直接触地所致。
2. 尾椎向前上移位,与骶椎失去正常对应关系(图 12-41)。
3. 部分病例可同时合并尾椎骨折。

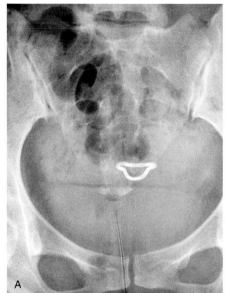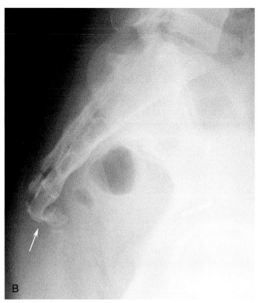

图 12-41 骶尾关节脱位

A. 正位 X 线片;B. 侧位 X 线片。第 1 尾椎向前上方移位,与第 5 骶椎失去正常对应关系(白箭),骶尾椎未见骨折。

第十三章　骨盆创伤

正常骨盆正位 X 线片见图 13-1。

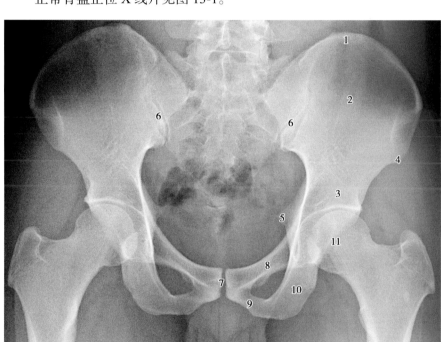

图 13-1　正常骨盆正位 X 线片

1- 髂嵴;2- 髂骨翼;3- 髂骨体;4- 髂前下棘;5- 坐骨棘;6- 骶髂关节;7- 耻骨联合;
8- 耻骨上支;9- 耻骨下支;10- 坐骨支;11- 股骨头。

【创伤类型】

根据骨盆环的完整性和受损程度可分为无损于骨盆环完整的骨折、骨盆环一处损伤、骨盆环两处以上损伤和髋臼骨折。

【诊断要点】

1. 无损于骨盆环完整的骨折

(1)髂骨翼骨折:骨折可为线状或粉碎性,移位多不明显,诊断时须注意以下容易漏诊的 X 线征象。①骨折面倾斜不平者常表现为模糊较宽的透亮带;②骨折片重叠时为致密的线条状阴影;③骨折片旋转时,骨折块显示两层平行的致密骨皮质(图 13-2~图 13-4)。

(2)骨盆撕脱骨折:常见有髂前上棘骨折、髂前下棘骨折和坐骨结节撕脱骨折,多见于青少年,X 线片显示上述部位撕脱骨折,骨折片向下移位(图 13-5、图 13-6)。

(3)一侧或两侧单一耻骨支或坐骨支骨折:比较多见,骨折端移位一般不明显(图 13-7~图 13-10)。

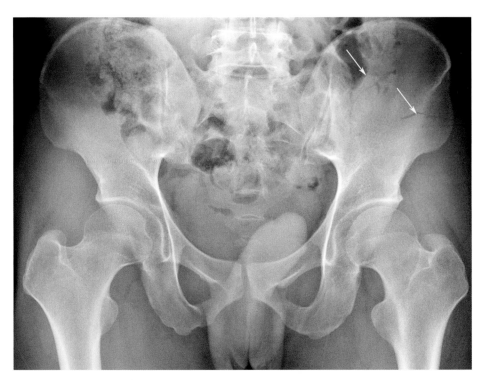

图 13-2　左侧髂骨翼裂纹骨折

左侧髂骨翼可见数条骨质中断裂纹（白箭）。

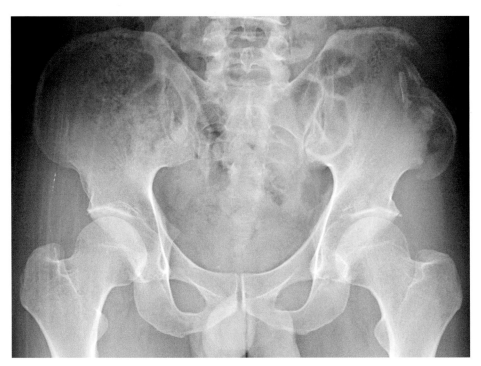

图 13-3　左侧髂骨翼粉碎性骨折

左侧髂骨翼外缘粉碎性骨折，主要骨折块向下移位，其中尚可见条片状骨折片分离重叠。

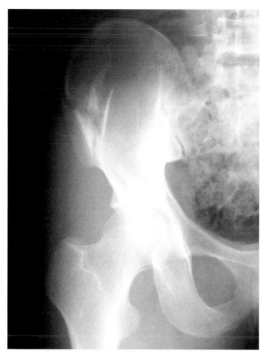

图 13-4 右侧髂骨翼粉碎性骨折

右侧髂骨翼外缘粉碎性骨折,其中可见条片状致密影,为分离移位的粉碎性骨折片。

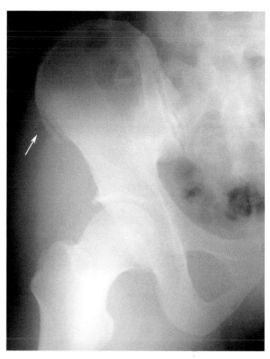

图 13-5 右侧髂前上棘撕脱骨折

右侧髂前上棘撕脱骨折(白箭),骨折片轻度分离移位。

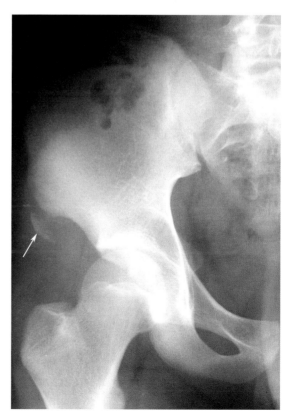

图 13-6 右侧髂前下棘撕脱骨折

右侧髂前下棘撕脱骨折(白箭),骨折片向下分离移位。

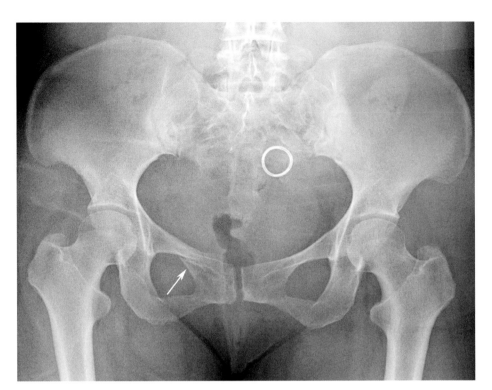

图 13-7 右侧耻骨上支骨折

右侧耻骨上支骨折(白箭),骨折端轻度移位,骨盆环完整性未受损。

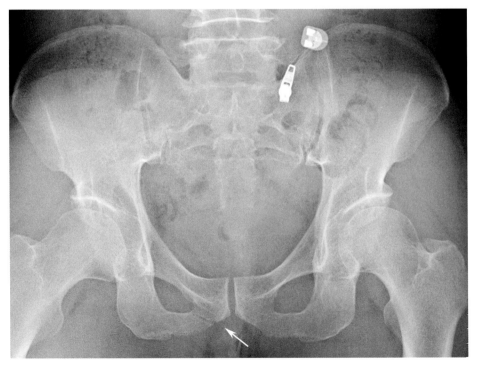

图 13-8 右侧耻骨下支骨折

右侧耻骨下支骨折(白箭),骨折端无移位,骨盆环完整性未受损。

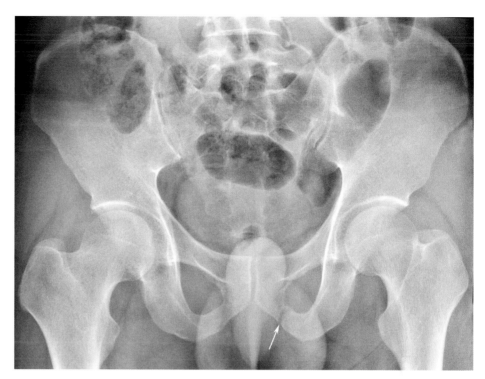

图 13-9　左侧耻骨下支骨折

左侧耻骨下支骨折(白箭),骨折端无移位,骨盆环完整性未受损。

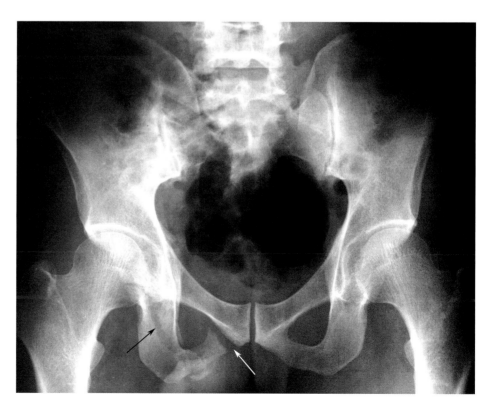

图 13-10　右侧耻骨下支及坐骨支骨折

右侧耻骨下支骨折(白箭),骨折端分离,同时坐骨支亦见骨折(黑箭),骨折线涉及髋臼底,骨盆环完整性无受损。

2. 骨盆环一处损伤

（1）一侧耻骨上、下支骨折：耻骨上支向下移位，骨块旋转，骨折端重叠，常合并对侧耻骨上、下支连接部骨小梁扭曲错乱，但在 X 线片中骨折线不明确（图 13-11、图 13-12）。

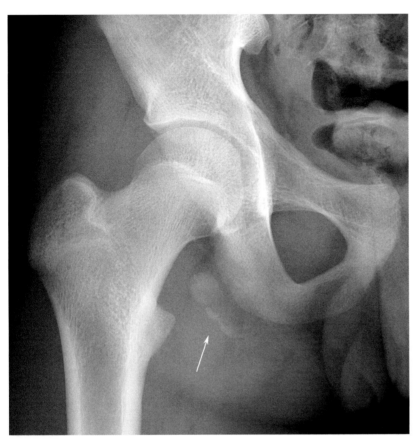

图 13-11　右侧坐骨支骨折

右侧坐骨支撕脱骨折，骨折片向外下方分离移位（白箭）。

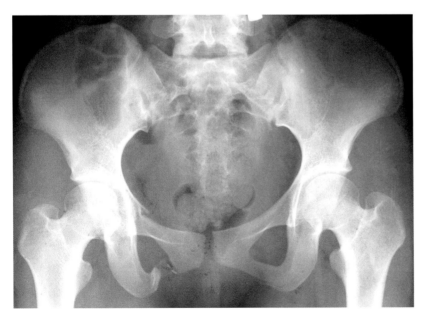

图 13-12　右侧耻骨上下支骨折

耻骨上下支骨折为常见骨盆环一处损伤，骨折端轻度移位，骶髂关节未见脱位。

（2）耻骨体骨折：常发生在耻骨上支的髋臼部，纵形垂直向下达闭孔内缘（图 13-13）。

（3）耻骨联合分离：单纯耻骨联合分离少见，若耻骨联合有较大的分离，很可能合并耻、坐支骨折或骶髂关节分离。X 线表现为耻骨联合间隙增宽（正常为 4~6mm），耻骨联合部左右不等宽、上下移位（图 13-14、图 13-15）。

（4）骶髂关节半脱位：X 线片显示骶髂关节关系失常，伤侧髂骨向上方及背侧移位，与对侧比较，伤侧髂骨更接近中线，与骶骨阴影有重叠。

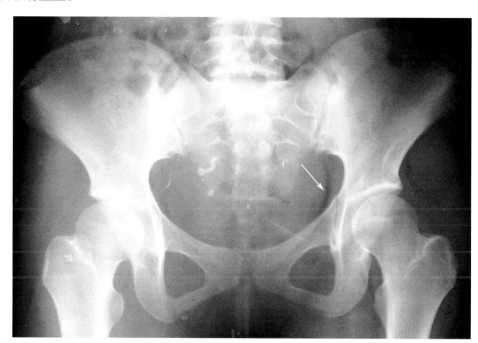

图 13-13　左侧耻骨体骨折

左侧耻骨体骨折（白箭），骨折线为纵形，骶髂关节未见异常。

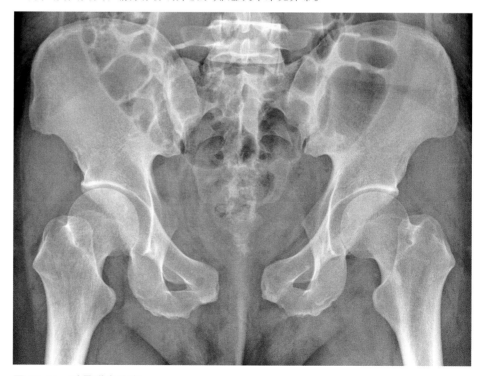

图 13-14　耻骨联合分离

耻骨联合间隙显著增宽，同时右侧骶髂关节轻度分离增宽，未见骨折表现。

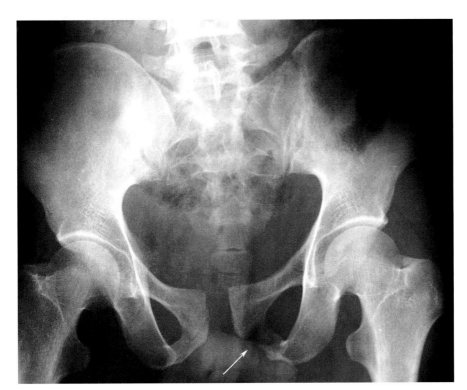

图 13-15　耻骨联合分离

耻骨联合间隙增宽(正常 4~6mm),同时左侧耻骨下支(白箭)亦见骨折。

3. 骨盆环两处以上损伤

(1)双侧耻骨上下支骨折:也称骑跨骨折,多由于骨盆挤压所致,X 线片显示双侧耻骨上下支骨折,骨折端多有重叠或向后移位,常合并尿道损伤(图 13-16)。

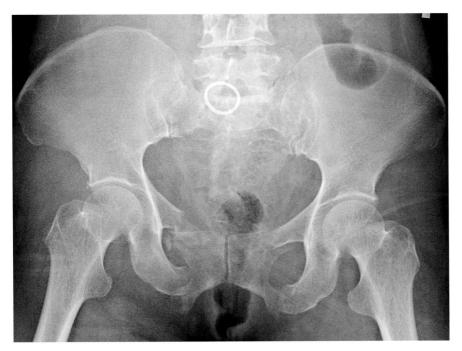

图 13-16　双侧耻骨上下支骨折

双侧耻骨上下支骨折,骨折块下陷并向右侧移位。此为骨盆环两处损伤,常造成膀胱及尿道破裂。

（2）骨盆环前后联合损伤：表现为骨盆环前侧段耻坐骨骨折，或耻骨联合分离与后侧段骶髂关节脱位，或关节附近骶骨或髂骨骨折，骨盆常发生变形，根据变形情况，损伤可分为以下四型。①分离型，又称开书型，为前后方向外力挤压骨盆所致，表现为伤侧髋骨外翻、外旋，与对侧相比，伤侧髂骨翼变宽，闭孔变小，骨折端相互分离，骨盆环显示张开变形（图13-17）；②压缩型，X线片显示骨盆压缩变形，骨盆向健侧翻转，骨折端重叠，伤侧髋骨内翻、内旋、髂骨翼影像变窄、闭孔变大，耻骨联合向健侧移位或骨折端相互重叠（图13-18~图13-20）；③垂直型，X线片示骨盆前侧耻骨上下支骨折，或耻骨联合分离与同侧或对侧骶髂关节脱位，或骶髂骨骨折，伤侧半个骨盆连同下肢向上移位（图13-21~图13-24）；④中间型，骨盆环前后联合发生骨折或脱位，但骨盆无扭转变形（图13-25~图13-27）。

4. 髋臼骨折

（1）无移位型：髋臼骨折，但无移位或仅有轻微移位，髋臼和股骨头解剖关系正常（图13-28）。

（2）移位型：髋臼骨折并移位，合并或不合并髋关节脱位（图13-29、图13-30）。

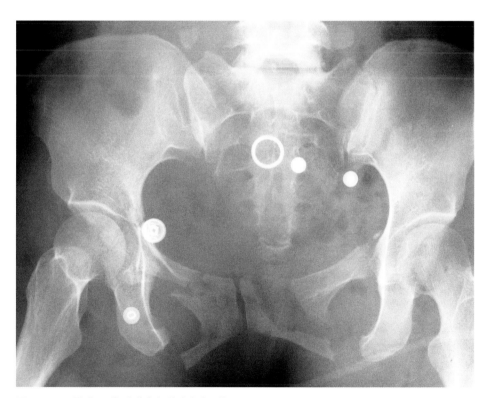

图13-17　骨盆环前后联合损伤（分离型）

双侧耻骨上下支多处骨折，骨折端分离移位，右侧骶髂关节分离增宽，骨盆环横径增大，第5腰椎右侧横突亦见骨折。

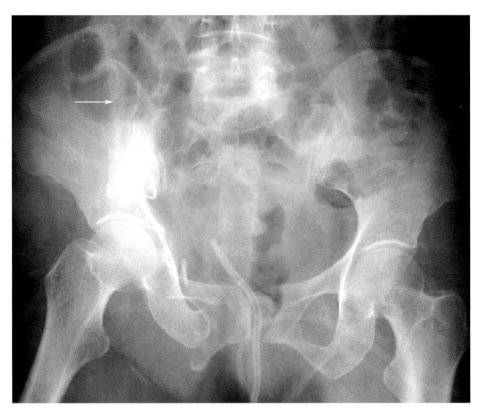

图 13-18 骨盆环前后联合损伤（压缩型）病例 1

右侧髂骨翼内侧断裂（白箭），同侧耻骨上下支骨折，右侧半骨盆向内侧移位致骨折端重叠、闭孔缩小。

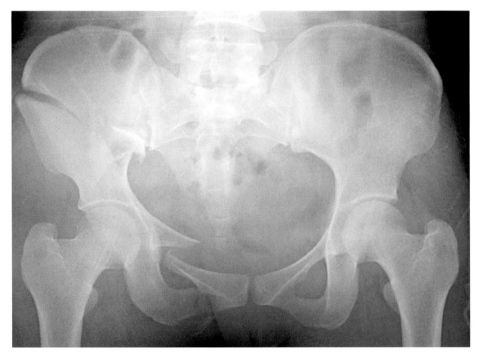

图 13-19 骨盆环前后联合损伤（压缩型）病例 2

右侧骶髂关节轻度分离，同侧髂骨翼粉碎性骨折，右侧耻骨上下支骨折，右侧半骨盆向内侧移位，右侧闭孔缩小。

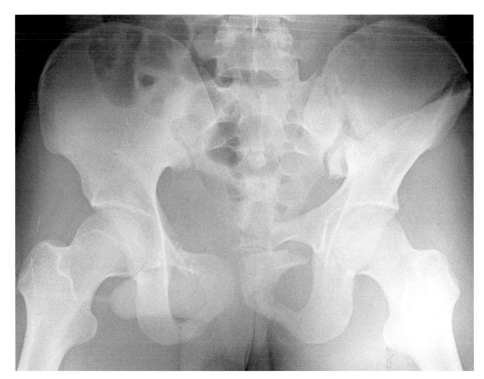

图 13-20 骨盆环前后联合损伤（压缩型）病例 3

左侧髂骨翼粉碎性骨折，骨折端重叠，双侧耻骨上下支骨折，左侧半骨盆向内侧移位致同侧闭孔缩小。

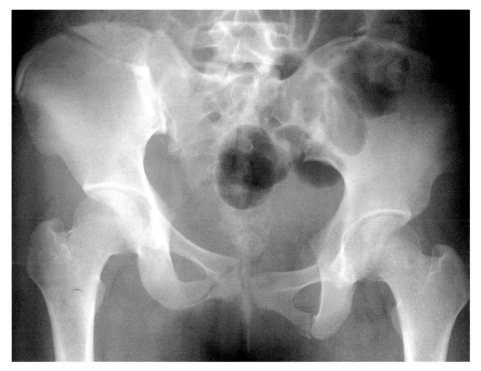

图 13-21 骨盆环前后联合损伤（垂直型）病例 1

右侧骶髂关节脱位，同侧髂骨翼上部、耻骨联合及左侧耻骨上下支骨折，耻骨联合移位，右侧半骨盆向上移位，骨盆环变形。

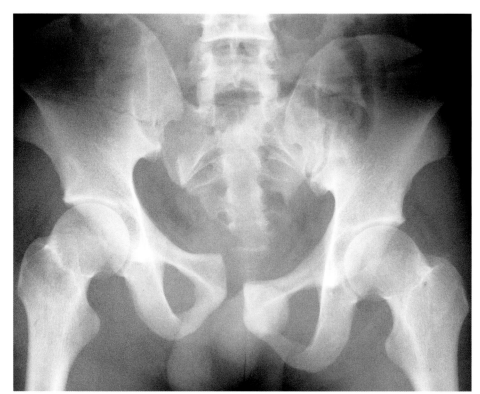

图 13-22   骨盆环前后联合损伤（垂直型）病例 2

右侧骶髂关节脱位、耻骨联合分离，右侧半骨盆连同下肢向上明显移位，骨盆环变形，同时双侧髂骨翼可见裂缝骨折。

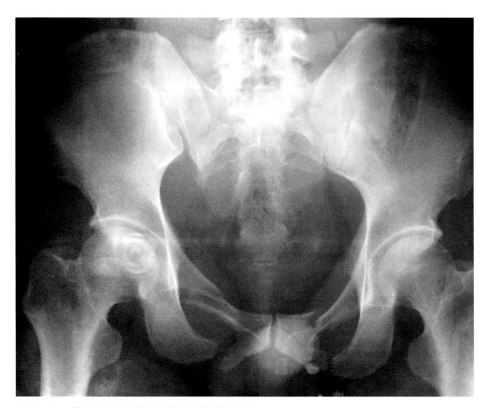

图 13-23   骨盆环前后联合损伤（垂直型）病例 3

右侧骶髂关节脱位，双侧耻骨上下支骨折，右侧半骨盆轻度上移。

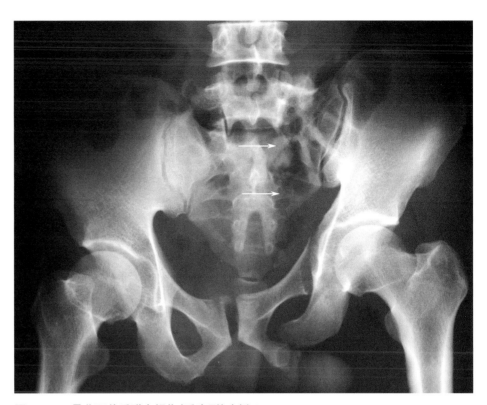

图 13-24　骨盆环前后联合损伤（垂直型）病例 4

左侧骶骨翼（白箭）及同侧耻骨上下支纵形骨折，左侧半骨盆上移，骨盆环变形，右侧耻骨上支及第 5 腰椎左侧横突亦骨折。

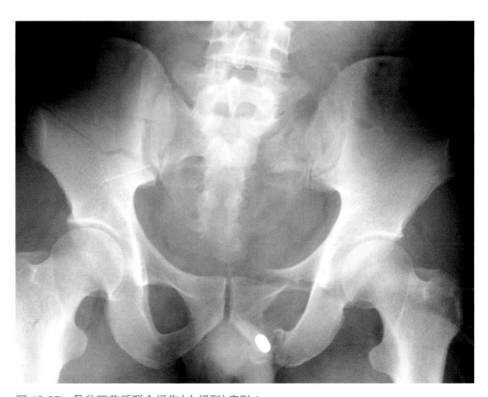

图 13-25　骨盆环前后联合损伤（中间型）病例 1

右侧骶髂关节分离，同侧髂骨翼显示骨折裂缝，左侧耻骨上下支骨折，骨折端轻度移位，骨盆环基本无扭转变形。

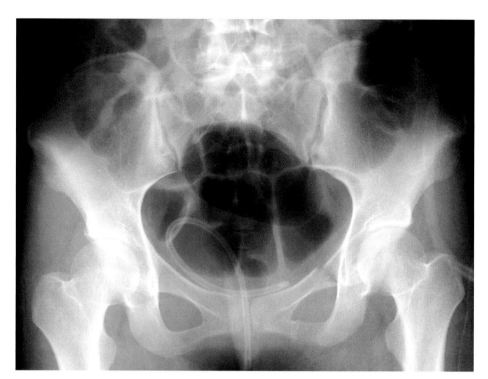

图 13-26　骨盆环前后联合损伤（中间型）病例 2

左侧骶髂关节间隙增宽，同侧耻骨上下支骨折，移位不明显，骨盆环形态基本保持不变。

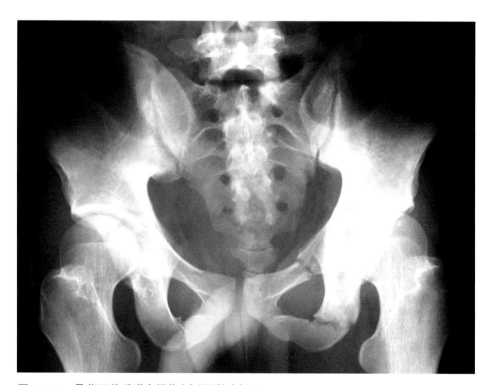

图 13-27　骨盆环前后联合损伤（中间型）病例 3

右侧骶髂关节间隙稍分离增宽，双侧耻骨上支、右侧耻骨下支及左侧坐骨支骨折，骨折端无显著移位，骨盆环形态基本保持正常。

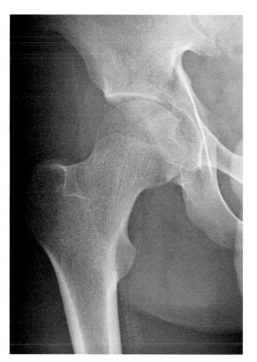

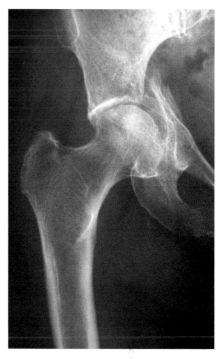

图 13-28 髋臼骨折（无移位型）
右侧髋臼底骨折，骨折端无移位。

图 13-29 髋臼骨折（移位型）病例 1
右侧髋臼底骨折，骨折端移位，股骨头无脱位。

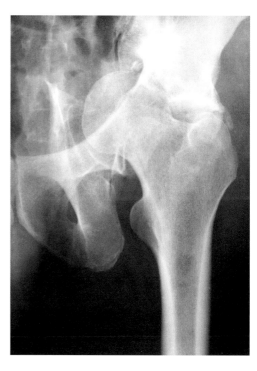

图 13-30 髋臼骨折（移位型）病例 2
左侧髋臼底骨折，股骨头随骨折块向骨盆内移位呈中心性脱位。

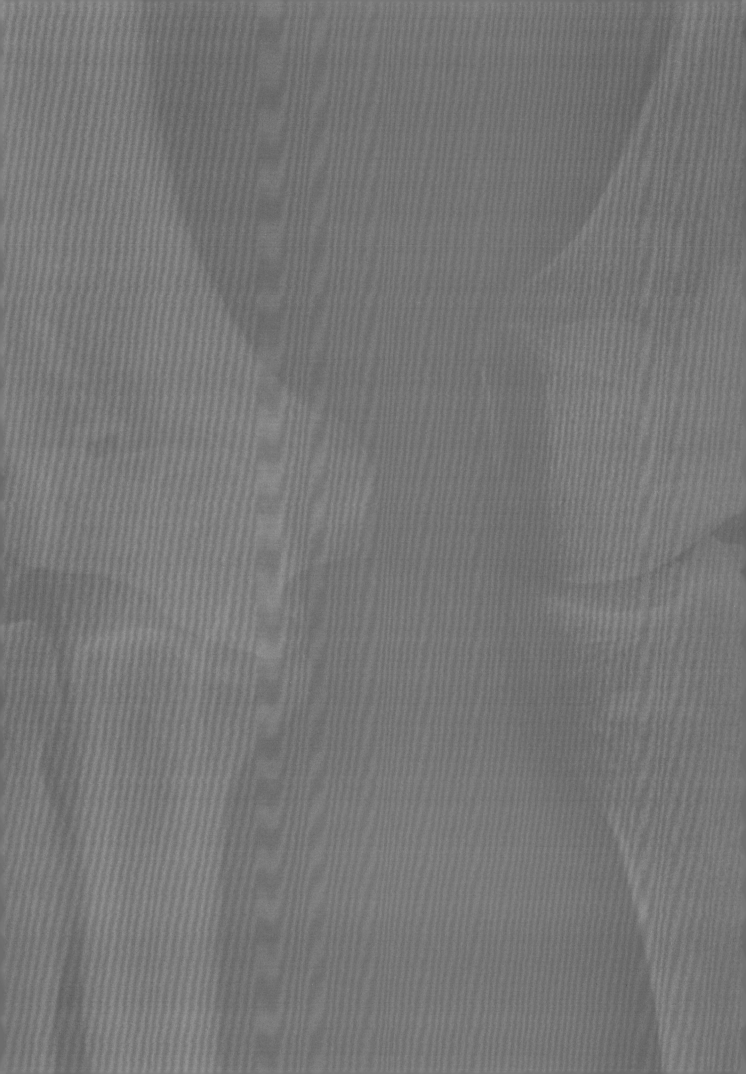

第十四章　骨骺创伤

第一节　上肢骨骺损伤

正常儿童肩关节正位 X 线片见图 14-1。

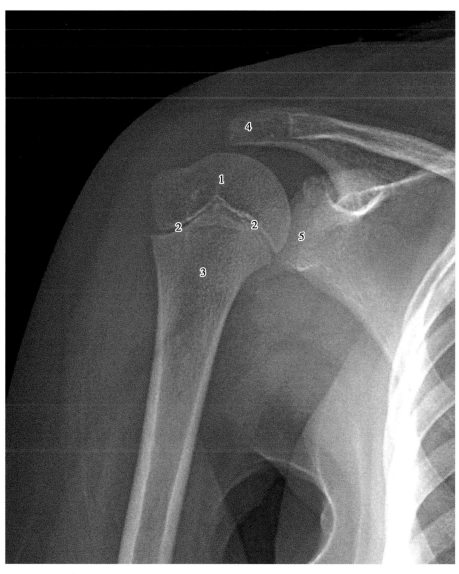

图 14-1　正常儿童肩关节正位 X 线片（患儿男,9 岁）

1- 肱骨近端骨骺;2- 骨骺板;3- 肱骨近端干骺端;4- 肩峰;5- 关节盂。

一、肱骨近端骨骺分离

【创伤类型】

根据 Salter-Harris 骨骺损伤分类法,肱骨近端骨骺分离多数为 Salter-Harris Ⅱ型骨骺损伤,根据创伤机制分为内收型和伸展型。

【诊断要点】

1. **内收型**　骨折线从外面骺线开始,通过骺软骨板进入干骺端,骨骺向内侧移位(图 14-2)。
2. **伸展型**　骨折线从前面骺线开始,通过骺软骨板进入后侧干骺端,骨骺向后移位,骨折端向前成角(图 14-3)。

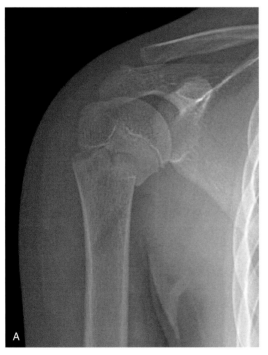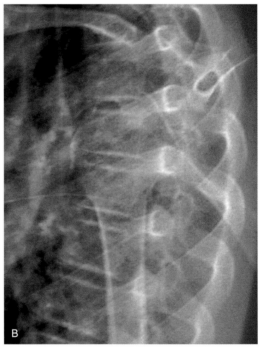

图 14-2　右侧肱骨近端骨骺分离(内收型)

A. 正位 X 线片;B. 穿胸位 X 线片。右侧肱骨近端骨骺分离骨折,骨折端外侧分离,而内侧相嵌,颈干角变小,穿胸位 X 线片骨折端未见明显成角。

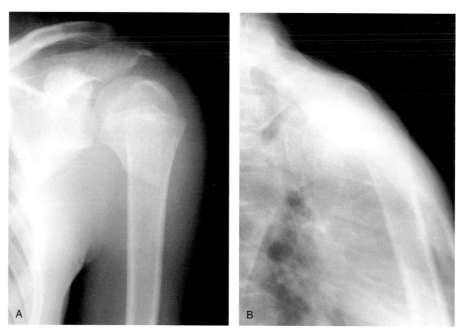

图 14-3　左侧肱骨近端骨骺分离（伸展型）

A. 正位 X 线片；B. 穿胸位 X 线片。左侧肱骨近端骨骺分离骨折，骨骺连同后内侧干骺端骨折块向后内侧移位，对位欠佳，骨折端主要向前成角。

二、肱骨远端全骨骺分离

正常儿童肘关节 X 线片见图 14-4。

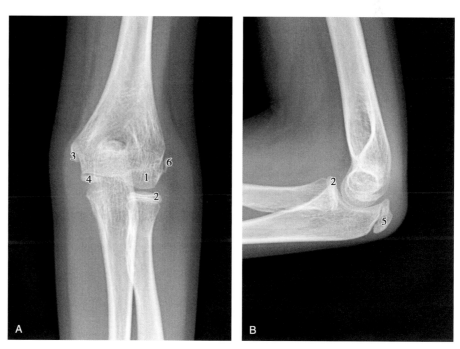

图 14-4　正常儿童肘关节 X 线片（患儿女，12 岁）

A. 正位 X 线片；B. 侧位 X 线片。1- 肱骨小头骨骺；2- 桡骨头骨骺；3- 肱骨内上髁骨骺；4- 肱骨滑车骨骺；5- 尺骨鹰嘴骨骺；6- 肱骨外上髁骨骺。

【创伤类型】

肱骨远端全骨骺分离属 S-H Ⅰ型或Ⅱ型骨骺损伤。

【诊断要点】

1. 肱骨远端干骺端骨折,骨折片或骨折块向尺侧移位。
2. 肱骨外髁骨骺移至干骺端的中心,或更偏尺侧。
3. 桡骨头或干骺端与肱骨小头骨骺关系不变,一起向尺侧移位。
4. 侧位 X 线片可见尺桡骨与骨折片一起向后移位。

【鉴别诊断】

1. **肘关节脱位**   全骨骺分离时,无论是在正位 X 线片中还是在侧位 X 线片中,桡骨头与肱骨小头骨骺的关系都相对应在一条直线上。而肘关节脱位的病例中两者的关系则不对应。

2. **单纯肱骨外髁骨骺骨折**   全骨骺分离时,肱骨干和尺桡骨的对应关系发生改变,发生尺桡骨向尺侧移位。如为单纯肱骨外髁骨骺骨折,则三者对位关系不变,只发生肱骨小头骨骺向外移位。

肱骨远端全骨骺分离的 X 线表现见图 14-5~ 图 14-10。

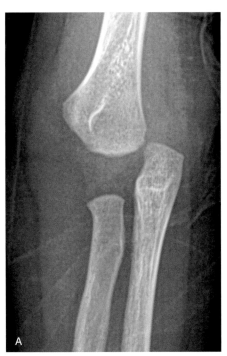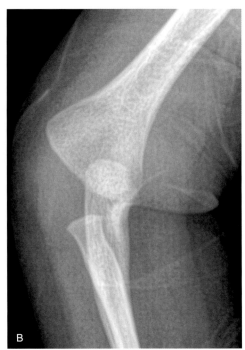

图 14-5　肱骨远端全骨骺分离病例 1

A. 正位 X 线片;B. 侧位 X 线片。桡尺骨近端与肱骨小头骨骺整体向内侧移位,桡骨轴线通过肱骨小头中心。

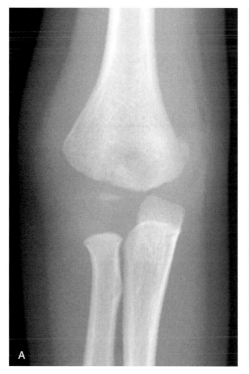
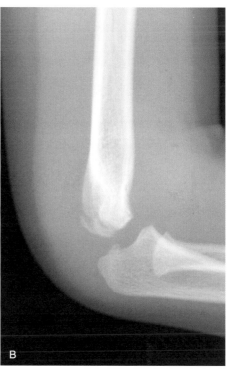

图 14-6 肱骨远端全骨骺分离病例 2

A. 正位 X 线片;B. 侧位 X 线片。右侧肱骨远端干骺端骨折,骨折块向内侧移位,桡骨干骺端与肱骨小头骨骺关系不变,一起向内侧移位。

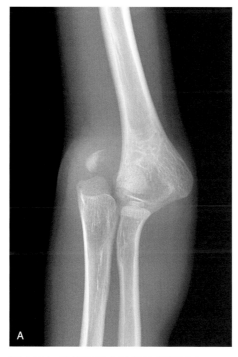
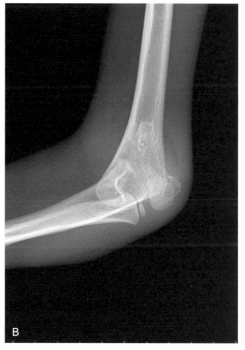

图 14-7 肱骨远端全骨骺分离病例 3

A. 正位 X 线片;B. 侧位 X 线片。肱骨远端干骺端骨折片及肱骨小头骨骺整体向内上后方移位,其与尺骨及桡骨小头的关系不变。

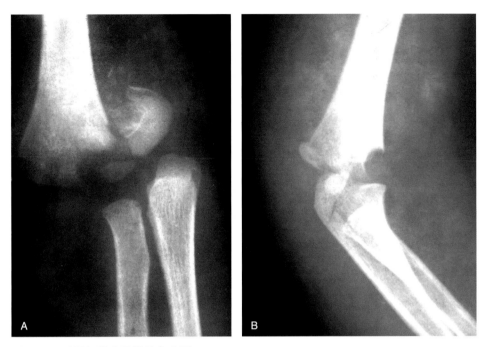

图 14-8 肱骨远端全骨骺分离病例 4

A. 正位 X 线片;B. 侧位 X 线片。肱骨远端干骺端骨折,骨折块向后内侧移位,桡骨干骺端
与肱骨小头骨骺关系不变,一起向后内侧移位。

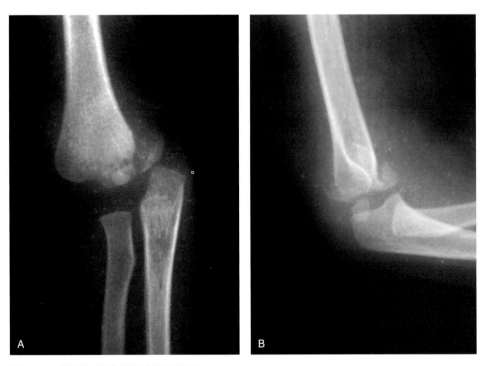

图 14-9 肱骨远端全骨骺分离病例 5

A. 正位 X 线片;B. 侧位 X 线片。骨折改变与图 14-8 类似,诊断时不要误诊为肘关节脱位。
避免误诊的关键是要识别桡骨头与肱骨小头骨骺的关系,若关系不变,为肱骨远端全骨骺
分离,否则为肘关节脱位。

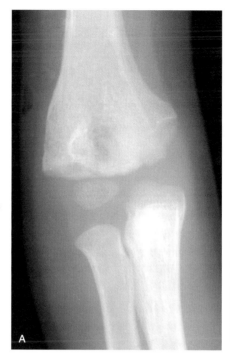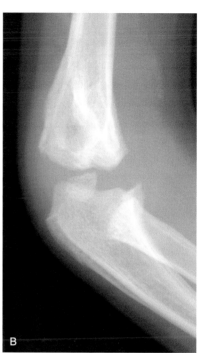

图 14-10　陈旧性肱骨远端全骨骺分离

A. 正位 X 线片;B. 侧位 X 线片。肱骨外髁骨骺连同桡尺骨近端均向内后方移位,肱骨远端增粗不光滑,内后侧见层状骨膜新生骨;尺骨近端背侧亦见类似骨膜改变,估计原合并有青枝骨折。

三、肱骨内髁骨骺骨折

【创伤类型】

肱骨内髁骨骺骨折属 S-H Ⅳ型骨骺损伤,根据骨折块移位情况将骨折分为三型。

【诊断要点】

1. 骨折线常由滑车斜向内上髁,骨折块包括滑车关节面的大部或全部。

2. 根据骨折块移位情况分为三型

(1)Ⅰ型:骨折端无移位(图 14-11)。

(2)Ⅱ型:骨折块有侧方移位或向上移位而无旋转移位。

(3)Ⅲ型:骨折块有明显旋转移位。最常见的是在冠状面上的旋转,有时可达 180°,致使骨折面完全朝向内侧。此外,骨折块也可在矢状面上旋转,导致骨折面向后而滑车关节面向前,有时尺骨可随骨折块向内移位而导致肘关节半脱位(图 14-12)。

3. 骨折易损伤干骺部血管,常发生迟缓愈合并导致肘内翻畸形。

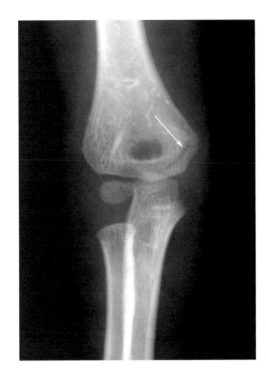

图 14-11 肱骨内髁骨骺骨折 I 型

肱骨内髁干骺端可见斜形骨折线(白箭),
骨折线自内上髁斜向滑车关节面,骨折
端无移位。

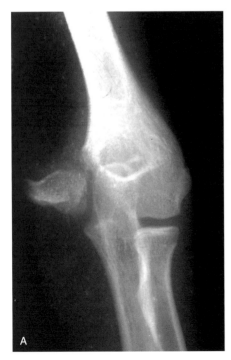

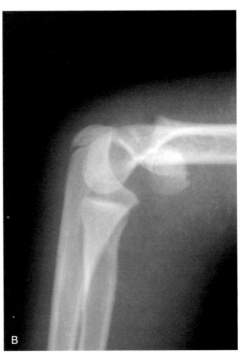

图 14-12 肱骨内髁骨骺骨折 III 型

A. 正位 X 线片;B. 侧位 X 线片。肱骨内髁骨折,骨折累及滑车关节面,骨折块较大向前
外翻转移位。

四、肱骨小头骨骺分离

【创伤类型】

肱骨小头骨骺分离属 S-H Ⅰ 型骨骺损伤。

【诊断要点】

1. 肱骨小头骨骺移位,桡骨纵轴线不能通过肱骨小头骨骺中心。
2. 侧位 X 线片上可见肱骨小头骨骺有倾斜及偏前或偏后现象。
3. 肱骨小头与干骺端间发生重叠,并出现干骺角异常。

【鉴别诊断】

肱骨远端全骨骺分离:主要与肱骨远端全骨骺分离相鉴别,前者肱桡关节关系失常,桡骨纵轴线不能通过肱骨小头骨骺中心,而肱骨远端全骨骺分离病例中肱桡关节关系正常。

肱骨小头骨骺分离的 X 线表现见图 14-13。

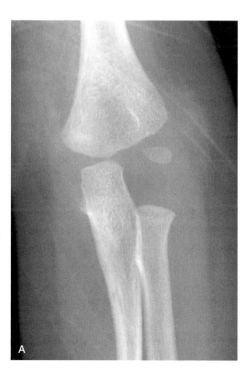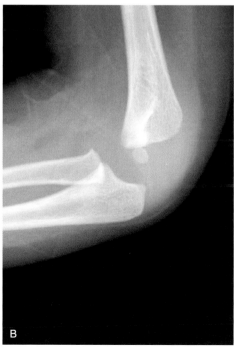

图 14-13　肱骨小头骨骺分离

A.正位 X 线片;B.侧位 X 线片。肱骨小头骨骺移位,与肱骨外侧干骺端距离加大,桡骨纵轴线未能通过肱骨小头骨骺中心。

五、肱骨外髁骨骺骨折

【创伤类型】

肱骨外髁骨骺骨折多属 S-H Ⅳ型骨骺损伤。根据骨折块移位变化分为无移位型、侧方移位型、旋转移位型和骨折脱位型四型。

【诊断要点】

1. 肱骨外髁干骺端部分骨折,骨折线通过骺软骨,骨折片呈三角形或薄片状。
2. **无移位型**　肱骨外髁骨骺骨折轻者骨折无移位,骨折处呈裂纹状(图 14-14)。
3. **侧方移位型**　肱骨外髁骨骺骨折重者骨折块可向侧方、前方或后方移位(图 14-15)。
4. **旋转移位型**　骨折向外发生旋转,旋转可达 90°~180°(图 14-16、图 14-17)。
5. **骨折脱位型**　少数病例可合并肘关节后脱位、尺骨鹰嘴或肱骨外上髁骨折(图 14-18)。
6. 骨折易损伤干骺部血管,愈合后多数会遗留沟形缺损和肘外翻畸形(图 14-19~ 图 14-21)。

【鉴别诊断】

肱骨外上髁正常骨骺:有时肱骨外上髁骺板较宽,且可以有 2 个或多个化骨核,勿误诊为肱骨外髁骨骺骨折(图 14-22)。

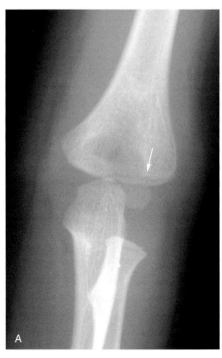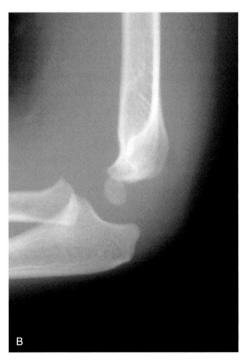

图 14-14　肱骨外髁骨骺骨折(无移位型)

A. 正位 X 线片;B. 侧位 X 线片。肱骨外髁干骺端可见横形骨折裂纹(白箭),骨折端无移位。

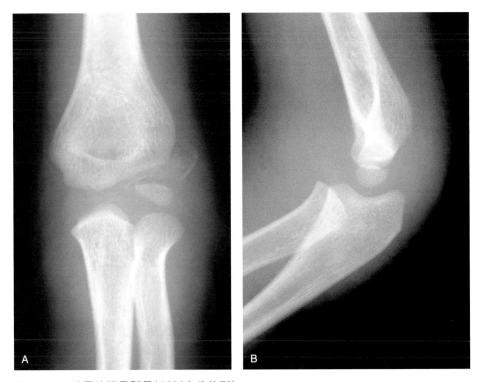

图 14-15 肱骨外髁骨骺骨折（侧方移位型）

A. 正位 X 线片；B. 侧位 X 线片。肱骨外髁干骺端骨折，骨折端分离，骨折块轻度外移，关节无脱位。

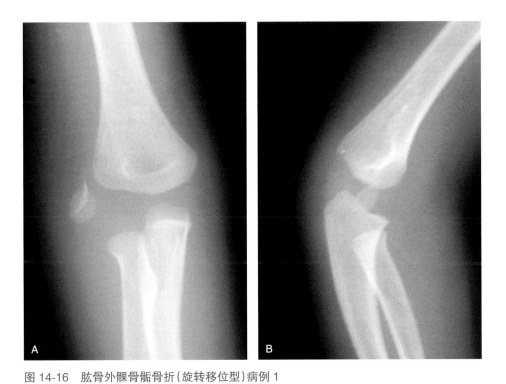

图 14-16 肱骨外髁骨骺骨折（旋转移位型）病例 1

A. 正位 X 线片；B. 侧位 X 线片。肱骨外髁干骺端骨折，骨折片连同外髁骨骺向外移位旋转，桡尺骨近端与肱骨对应关系正常。

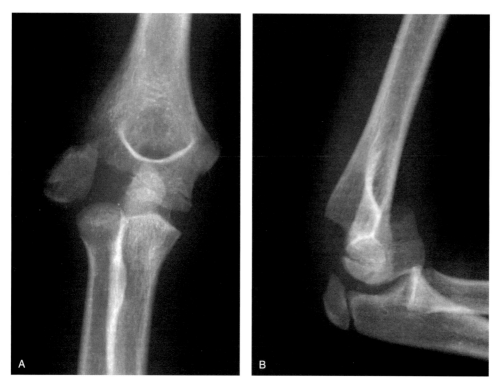

图 14-17 肱骨外髁骨骺骨折(旋转移位型)病例 2

A. 正位 X 线片;B. 侧位 X 线片。此例撕脱骨折块向前外旋转移位。

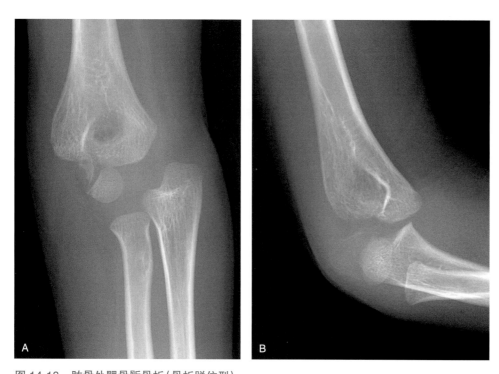

图 14-18 肱骨外髁骨骺骨折(骨折脱位型)

A. 正位 X 线片;B. 侧位 X 线片。肱骨外髁骨骺骨折,骨折块向内后方翻转,同时桡尺骨近端向内移位,与肱骨对应关系失常。

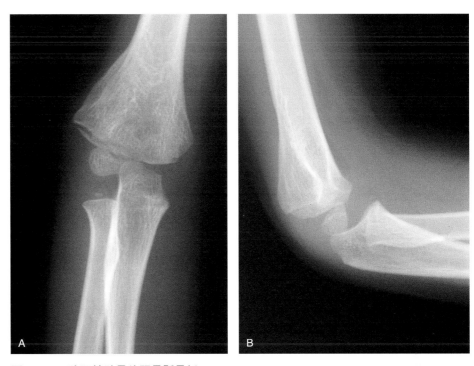

图 14-19 陈旧性肱骨外髁骨骺骨折

A. 正位 X 线片;B. 侧位 X 线片。肱骨外髁干骺端仍见骨折线,肱骨远端外侧见膜性骨痂形成。

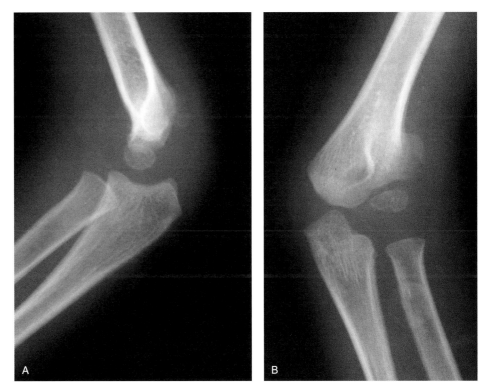

图 14-20 陈旧性肱骨外髁骨骺骨折后遗肘关节外翻畸形

A. 侧位 X 线片;B. 正位 X 线片。骨折未能解剖对位愈合,肘关节呈外翻畸形。

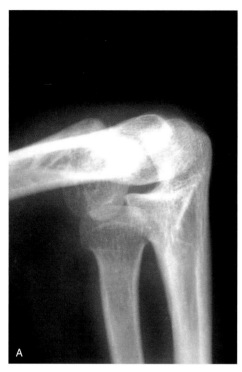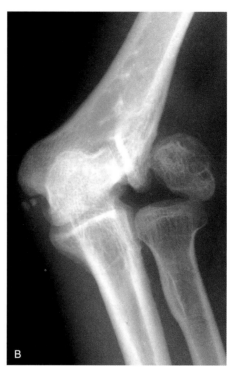

图 14-21 肱骨外髁骨骺骨折后遗肘外翻畸形

A. 侧位 X 线片；B. 正位 X 线片。肱骨外髁骨骺骨折，骨折不愈合，肱骨外髁骨折块向外移位，其边缘光滑，肱骨内髁发育较大，肱骨滑车中部骨性缺损，肘关节呈外翻畸形。

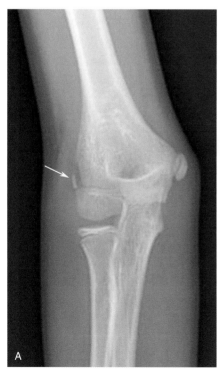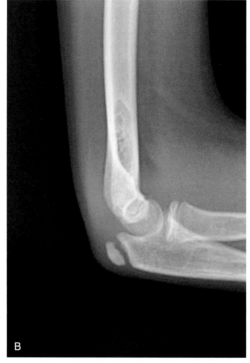

图 14-22 肱骨外上髁正常骨骺

A. 正位 X 线片；B. 侧位 X 线片。肱骨外上髁骨骺（白箭）通常于 11 岁左右出现，骨骺板有时较宽，勿误诊为肱骨外髁或外上髁骨骺撕裂骨折。

六、肱骨内上髁骨骺分离

【创伤类型】

肱骨内上髁骨骺分离多属 S-H Ⅰ型或Ⅱ型骨骺损伤,根据其损伤程度分为四度。

【诊断要点】

1. 肱骨内上髁骨骺分离,骨折线可完全通过骺板或涉及部分干骺端。

2. 撕脱骨骺因屈肌腱的牵拉可发生移位,根据损伤程度的不同可分为四度。

(1)Ⅰ度:内上髁骨骺分离,无移位或轻微移位(图 14-23、图 14-24)。

(2)Ⅱ度:撕脱内上髁骨骺向下、向前旋转移位,可达关节间隙水平(图 14-25)。

(3)Ⅲ度:撕脱内上髁骨骺嵌夹在内侧关节间隙内,肘关节呈半脱位状态(图 14-26、图 14-27)。

(4)Ⅳ度:肘关节向后或向后外脱位,撕脱内上髁骨骺嵌夹在关节内(图 14-28)。

3. 对移位轻微而诊断困难者,可在同样旋转角度拍摄对侧肘关节 X 线片进行比较。

4. 对 5 岁以下,未出现肱骨内上髁骨骺的患儿,若肱骨内上髁出现明显肿胀,应高度怀疑肱骨内上髁骨骺分离(图 14-29)。

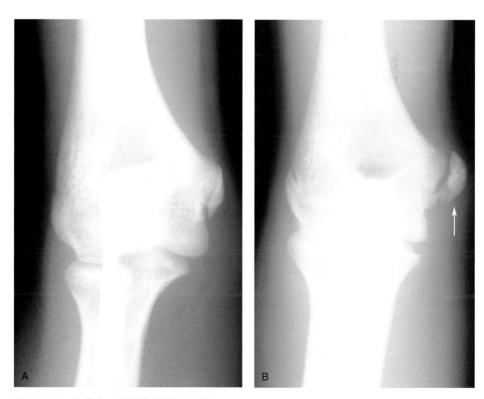

图 14-23　肱骨内上髁骨骺分离(Ⅰ度)

A. 健侧正位 X 线片;B. 患侧正位 X 线片。肱骨内上髁骨骺撕脱(白箭),与健侧比较,骨折端轻度分离移位。

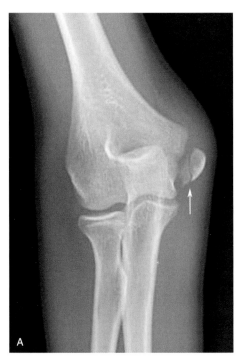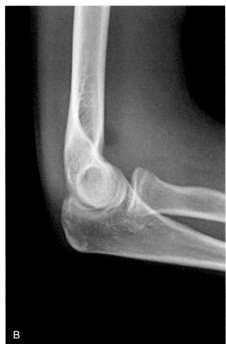

图 14-24 肱骨内上髁骨骺分离（Ⅰ度）

A. 正位 X 线片；B. 侧位 X 线片。肱骨内上髁骨骺撕脱（白箭），并向下分离移位，但未达关节间隙平面。

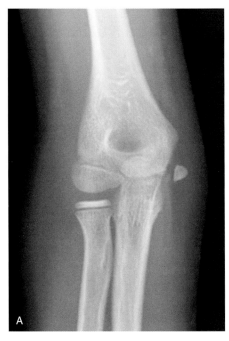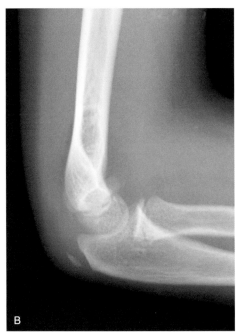

图 14-25 肱骨内上髁骨骺分离（Ⅱ度）

A. 正位 X 线片；B. 侧位 X 线片。肱骨内上髁骨骺撕脱向前下分离移位，达关节间隙水平。

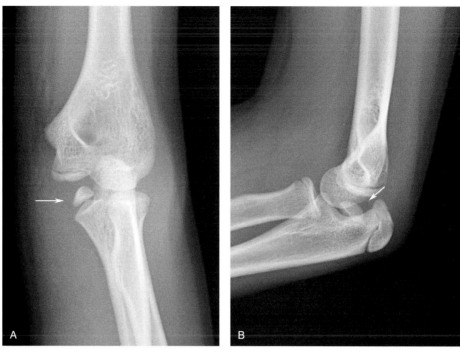

图 14-26 肱骨内上髁骨骺分离（Ⅲ度）

A. 正位 X 线片；B. 侧位 X 线片。肘关节呈外翻畸形，肱骨内上髁骨骺撕脱（白箭），并移位至肱尺间隙内，肘关节向外半脱位，软组织显著肿胀。

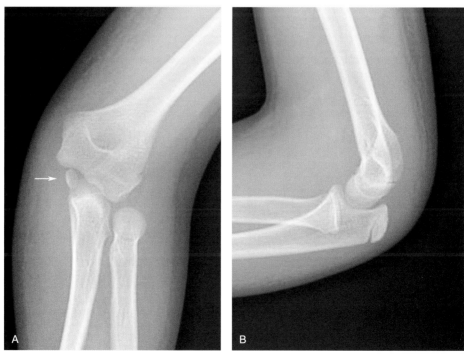

图 14-27 肱骨内上髁骨骺分离（Ⅲ度）

A. 正位 X 线片；B. 侧位 X 线片。肱骨内上髁骨骺撕脱（白箭），并移位至肱尺间隙内，肘关节向外半脱位并呈外翻畸形，软组织显著肿胀。

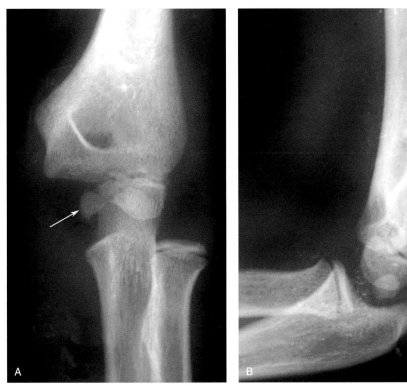

图 14-28   肱骨内上髁骨骺分离（Ⅳ度）

A. 正位 X 线片；B. 侧位 X 线片。肱骨内上髁撕脱的骨骺（白箭）明显移位，并嵌夹在关节内，肘关节向外脱位。

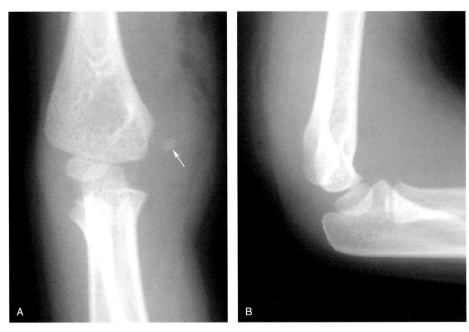

图 14-29   肱骨内上髁骨骺分离

A. 正位 X 线片；B. 侧位 X 线片。此例撕脱分离的骨骺较小（白箭），软组织肿胀明显。若肱骨内上髁化骨核未出现，但邻近软组织出现明显肿胀，诊断时要考虑肱骨内上髁骨骺可能已出现撕脱。

七、尺骨鹰嘴骨骺分离

【创伤类型】

尺骨鹰嘴骨骺分离多数属于 S-H Ⅱ 型骨骺损伤,少数属于 S-H Ⅰ 型骨骺损伤。

【诊断要点】

1. 骨折发生于鹰嘴骺板的远端,骨折线先经过骺板,然后涉及干骺端(图 14-30~图 14-33)。
2. 由于肱三头肌肌腱的牵拉,骨折块可向上分离移位。
3. 诊断有困难者可拍摄对侧肘关节侧位 X 线片进行对照。

【鉴别诊断】

正常尺骨鹰嘴骨骺:尺骨鹰嘴骨骺分离需与正常尺骨鹰嘴骨骺相鉴别,尺骨鹰嘴有两个骨骺,先出现的骨化中心偏后,骺板前宽后窄,勿误诊为尺骨鹰嘴骨骺分离(图 14-34、图 14-35)。

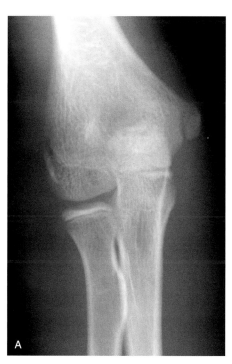
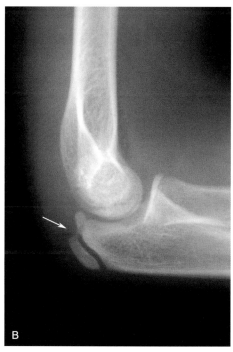

图 14-30　尺骨鹰嘴骨骺分离病例 1

A. 正位 X 线片;B. 侧位 X 线片。尺骨鹰嘴干骺端骨质中断(白箭),骨折片轻度向前倾斜,肱三头肌附着处软组织肿胀。

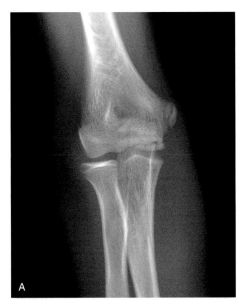
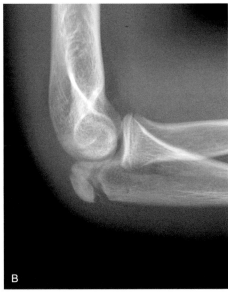

图 14-31　尺骨鹰嘴骨骺分离病例 2

A. 正位 X 线片;B. 侧位 X 线片。尺骨鹰嘴骺板增宽,骨骺连同干骺端部分骨质分离移位,局部软组织肿胀。

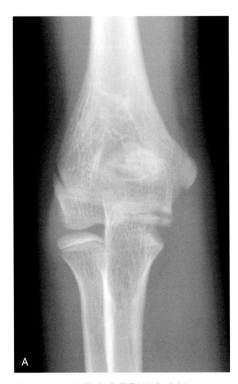
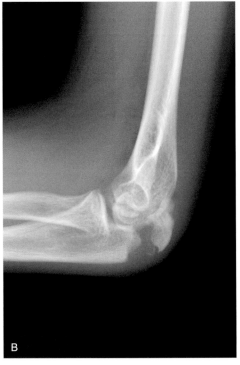

图 14-32　尺骨鹰嘴骨骺分离病例 3

A. 正位 X 线片;B. 侧位 X 线片。右侧尺骨鹰嘴骨骺分离,骨折块向上分离移位。

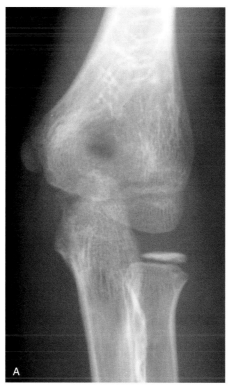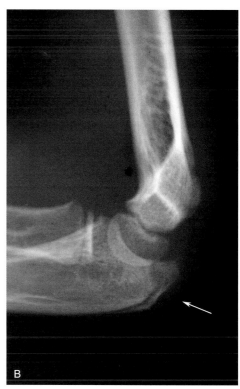

图 14-33　陈旧性尺骨鹰嘴骨骺分离

A. 正位 X 线片;B. 侧位 X 线片。尺骨鹰嘴骨骺未出现,但干骺端可见骨质中断(白箭),并有骨痂形成,邻近软组织肿胀。

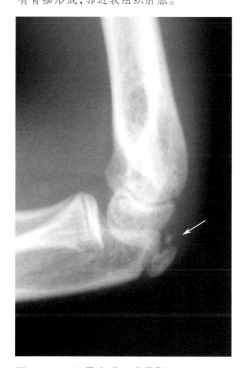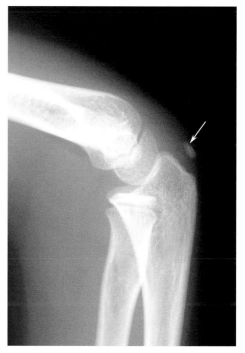

图 14-34　尺骨鹰嘴正常骨骺 1

诊断尺骨鹰嘴骨骺分离时需与尺骨鹰嘴正常骨骺(白箭)相鉴别,故熟悉尺骨鹰嘴骨骺的特点非常重要,正常尺骨鹰嘴有 2 个骨骺,先出现的骨化中心偏后,骺板前宽后窄,勿误诊为尺骨鹰嘴骨骺分离。

图 14-35　尺骨鹰嘴正常骨骺 2

患儿男,12 岁。尺骨鹰嘴骨骺(白箭)已出现,骺板较宽,勿误诊为尺骨鹰嘴骨骺分离。

八、桡骨头骨骺分离

【创伤类型】

桡骨头骨骺分离多属 S-H Ⅱ 型骨骺损伤。

【诊断要点】

1. 骨折线多先经过骨骺板,然后斜向下方,进入干骺端。

2. 轻者桡骨头下干骺段可见骨皮质中断嵌入;明显者骨骺分离向前、向外倾斜呈"歪戴帽"征;严重者分离的骨骺发生明显移位。

桡骨头骨骺分离的 X 线表现见图 14-36~图 14-39。

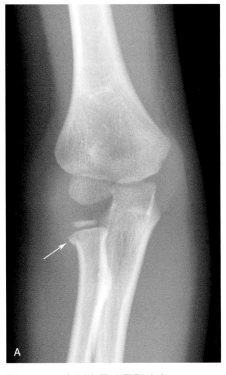 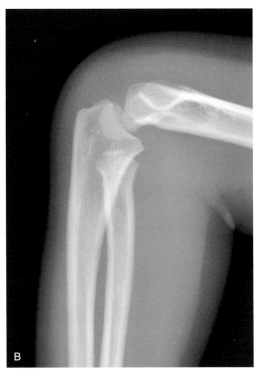

图 14-36　右侧桡骨头骨骺分离

A. 正位 X 线片;B. 侧位 X 线片。右侧桡骨头关节面轻度向外倾斜,干骺端外侧可见三角状骨折片(白箭)。

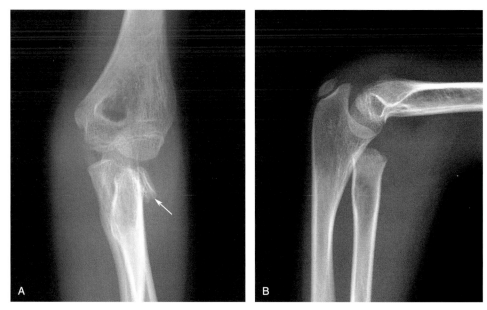

图 14-37 左侧桡骨头骨骺分离病例 1

A. 正位 X 线片;B. 侧位 X 线片。左侧桡骨头骨骺连同干骺端外侧部分骨质分离移位,关节面向外倾斜呈"歪带帽"征(白箭)。

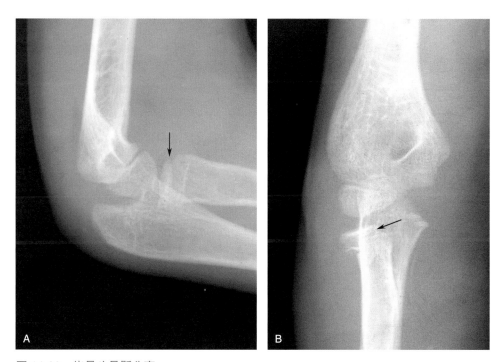

图 14-38 桡骨头骨骺分离

A. 侧位 X 线片;B. 正位 X 线片。桡骨头骨骺向后外侧方移位(黑箭),关节面轻度向外倾斜。

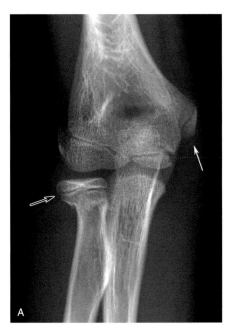
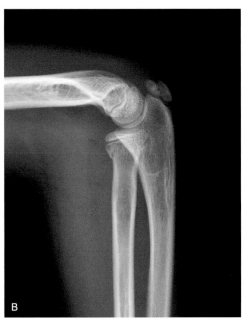

图 14-39　左侧桡骨头骨骺分离病例 2

A. 正位 X 线片;B. 侧位 X 线片。左侧桡骨头骨骺向外侧方移位(黑箭),干骺端前外侧可见三角形骨折片,肱骨内上髁骨骺下缘同时可见撕裂分离的骨折片(白箭)。

九、桡骨远端骨骺分离

正常儿童腕关节 X 线片见图 14-40。

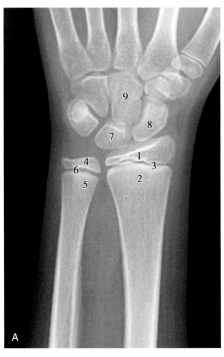
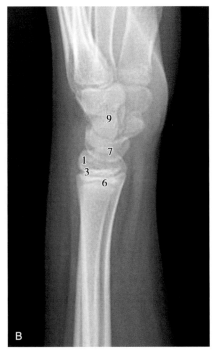

图 14-40　正常儿童腕关节照片(患儿男,12 岁)

A. 正位 X 线片;B. 侧位 X 线片。1-桡骨远端骨骺;2-桡骨远端干骺端;3-桡骨远端骨骺板;4-尺骨远端骨骺;5-尺骨远端干骺端;6-尺骨远端骨骺板;7-月骨;8-舟骨;9-头状骨。

【创伤类型】

桡骨远端骨骺分离多数为 S-H Ⅱ型骨骺损伤,少数为 S-H Ⅰ型和Ⅳ型骨骺损伤,根据创伤机制分为伸直型骨折和屈曲型骨折。

【诊断要点】

1. **伸直型骨折** 多见,表现为骨骺向背侧分离。轻度骨骺分离者,X线片上仅见桡骨远端背侧干骺端轻微压缩骨折,背侧皮质皱褶、成角,而骨骺无移位;中度骨骺分离者,于侧位 X 线片可见桡骨远端干骺端背侧缘有劈裂的骨折片,骨骺向背侧移位,但正位 X 线片可无明显骨折征象;重度骨骺分离者,骨骺与干骺端完全分离,明显向背侧移位(图 14-41~图 14-46)。

2. **屈曲型骨折** 少见,表现为骨骺向掌侧分离,侧位 X 线片上可见桡骨远端干骺端掌侧缘有劈裂的骨片,骨骺向前移位(图 14-47、图 14-48)。

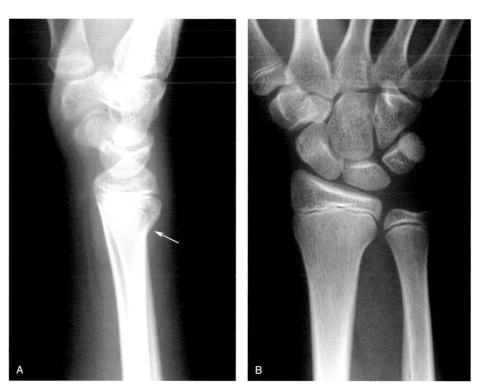

图 14-41 桡骨远端骨骺分离(伸直型)病例 1

A. 侧位 X 线片可见桡骨远端干骺端背缘皮质凹陷成角(白箭),前倾角消失;B. 正位 X 线片可见骨折改变不明显,仅表现为干骺端部分骨小梁扭曲。

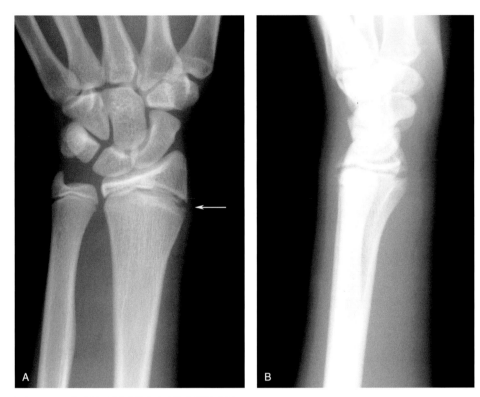

图 14-42　桡骨远端骨骺分离(伸直型)病例 2

A. 正位 X 线片可见桡骨远端骺板增宽(白箭);B. 侧位 X 线片可见干骺端背缘皮质出现轻度皱褶,前倾角变小。

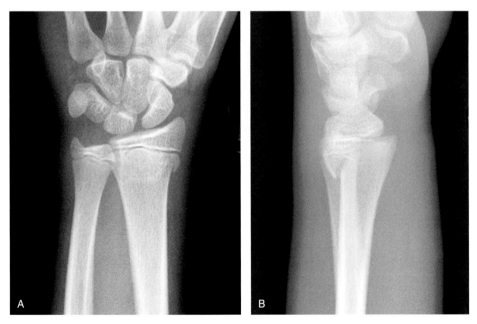

图 14-43　桡骨远端骨骺分离(伸直型)病例 3

A. 正位 X 线片;B. 侧位 X 线片。桡骨远端骨骺连同干骺端背外侧骨折片一起向背外侧移位,关节面向后倾斜,前倾角呈负角,内倾角变小。

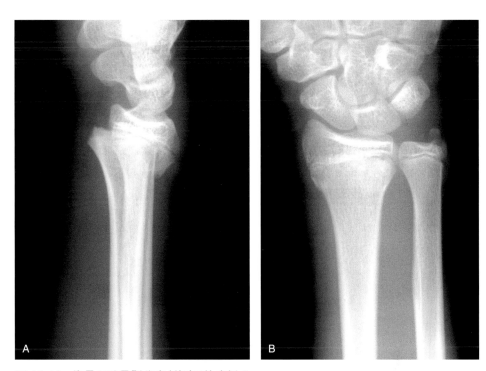

图 14-44　桡骨远端骨骺分离（伸直型）病例 4

此例骨折改变较明显。侧位 X 线片（图 A）可见桡骨远端骨骺连同干骺端背缘三角形骨折片一起向背侧移位，关节面向后倾斜，前倾角呈负角；正位 X 线片（图 B）可见干骺端骨小梁明显扭曲中断，尺骨茎突亦见骨折。

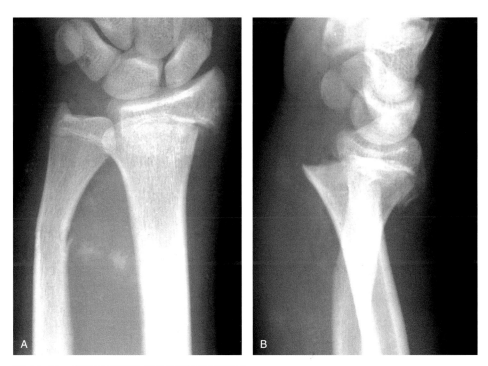

图 14-45　桡骨远端骨骺分离（伸直型）病例 1

A. 正位 X 线片；B. 侧位 X 线片。此例桡骨远端骨骺除向背侧移位外，还向外侧移位，同时尺骨下段合并青枝骨折。

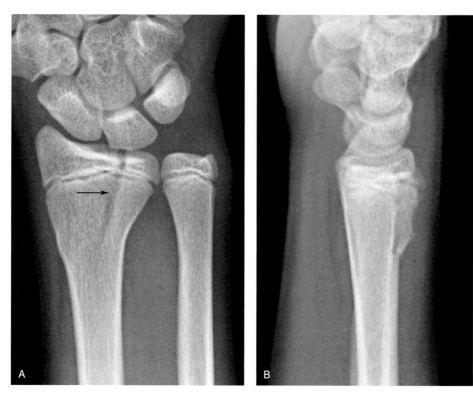

图 14-46　桡骨远端骨骺骨折（伸直型）病例 2

A. 正位 X 线片；B. 侧位 X 线片。桡骨远端可见穿越骨骺、骺板及干骺端的纵形骨折线（黑箭），干骺端外侧局部皮质皱褶，背侧可见劈裂骨折片，前倾角变小。此型骨折因骺板软骨受损，日后容易造成骨骺过早融合。

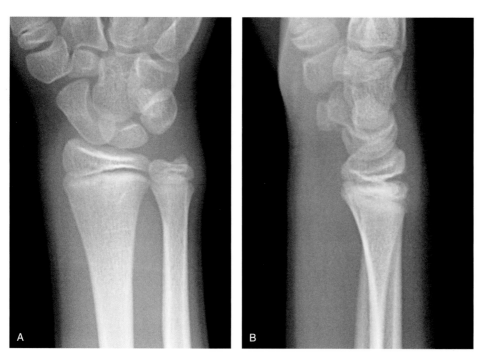

图 14-47　桡骨远端骨骺分离（屈曲型）病例 1

A. 正位 X 线片；B. 侧位 X 线片。桡骨远端骺板增宽、骨骺分离，前倾角增大。

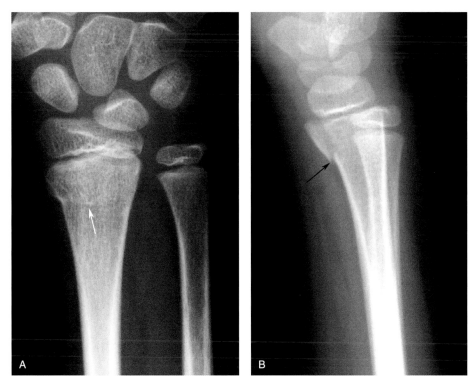

图 14-48　桡骨远端骨骺分离（屈曲型）病例 2

A. 正位 X 线片可见桡骨远端干骺端骨小梁扭曲（白箭）；B. 侧位 X 线片则可见掌侧缘骨质中断（黑箭）。

十、尺骨远端骨骺分离

【创伤类型】

尺骨远端骨骺分离多数为 S-H Ⅰ 型骨骺损伤，少数为 S-H Ⅱ 型骨骺损伤。

【诊断要点】

1. 尺骨远端骨骺分离，骨折线可完全通过骺板或涉及部分干骺端。
2. 分离骨骺常向前外侧移位。
3. 桡骨同时合并青枝骨折或桡骨远端骨骺分离。

尺骨远端骨骺分离的 X 线表现见图 14-49、图 14-50。

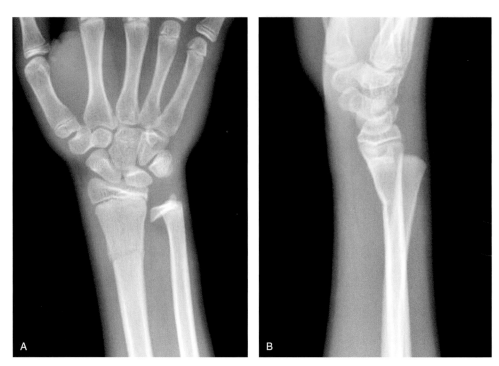

图 14-49 尺骨远端骨骺分离病例 1

A. 正位 X 线片;B. 侧位 X 线片。尺骨远端骨骺分离,分离骨骺向前外侧移位,同时可见桡骨远端青枝骨折。

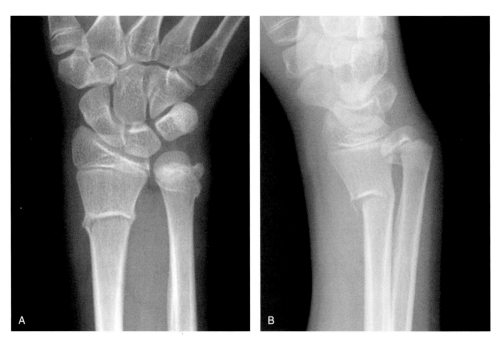

图 14-50 尺骨远端骨骺分离病例 2

A. 正位 X 线片;B. 侧位 X 线片。尺骨远端骨骺连同干骺端向外移位,桡骨远端同时合并青枝骨折,骨折端向内侧成角。

十一、指骨骨骺分离

正常儿童手部 X 线片见图 14-51。

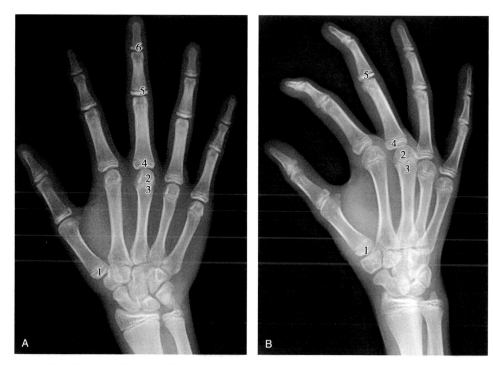

图 14-51　正常儿童手部 X 线片(患儿男,15 岁)

A. 正位 X 线片;B. 斜位 X 线片。1- 第 1 掌骨骨骺;2- 第 3 掌骨骨骺;3- 第 3 掌骨干骺端;4- 中近节指骨骨骺;5- 中指中节指骨骨骺;6- 中指远节指骨骨骺。

【创伤类型】

手指骨骺分离多属 S-H Ⅱ型骨骺损伤。

【诊断要点】

1. 多发生于近节指骨基底部,可单根手指或多根手指受累。
2. 骨折线先经过骨骺板,并涉及干骺端,远折端向外移位,骨折端向掌侧成角。

手指骨骺分离的 X 线表现见图 14-52、图 14-53。

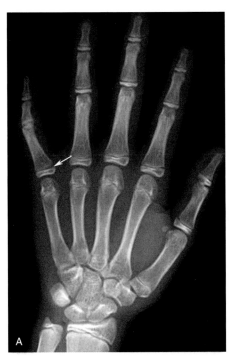
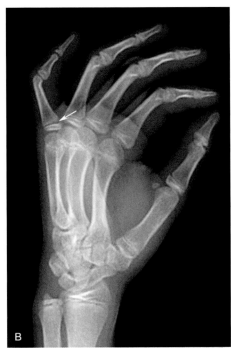

图 14-52 小指近节指骨骨骺分离

A. 正位 X 线片; B. 斜位 X 线片。小指近节指骨近端前外侧骺板增宽(白箭),干骺端未见骨折,骨折端向前外侧成角。

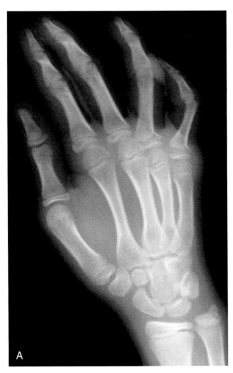
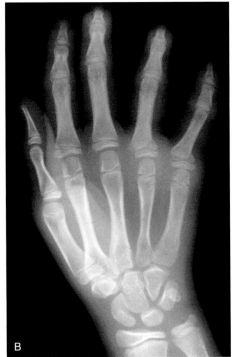

图 14-53 环指、小指指骨骨骺分离

A. 斜位 X 线片; B. 正位 X 线片。环指、小指近节指骨基底部骨骺连同干骺端内侧三角形骨折片向背内侧移位,骨折端向掌外侧成角。

第二节 下肢骨骺创伤

正常儿童股骨头 X 线片见图 14-54。

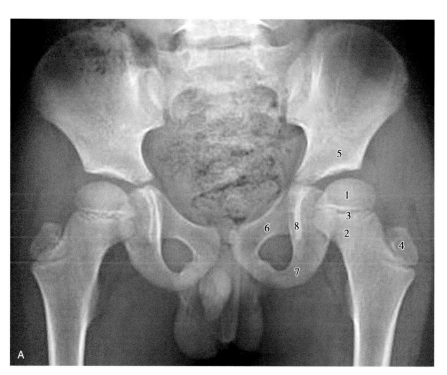

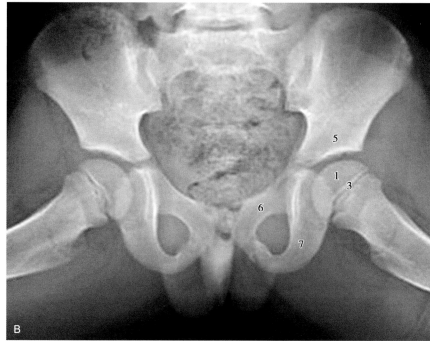

图 14-54 正常儿童髋关节照片（患儿男，9 岁）

A. 正位 X 线片；B. 蛙位 X 线片。1- 股骨头骨骺；2- 干骺端；3- 骨骺板；4- 大转子骨骺；5- 髂骨体；6- 耻骨上支；7- 坐骨支；8- 泪滴。

一、股骨头骨骺滑脱

【创伤类型】

股骨头骨骺滑脱多属 S-H Ⅰ型骨骺损伤。

【诊断要点】

1. 正位 X 线片显示股骨头骨骺向下移位,股骨颈缩短,外缘变平。正常情况下沿股骨颈上缘画一条线必与股骨头骨骺的外上方相交,当骨骺分离时此线便不再与骨骺相交。此外,正常髋臼与股骨颈重叠呈三角形,股骨头骨骺滑脱时此三角形消失或变小。

2. 侧位及蛙位 X 线片显示滑脱股骨头骨骺向后移位。

3. 轻微的滑脱诊断较困难,可加摄对侧 X 线片进行观察比较。

股骨头骨骺滑脱的 X 线表现见图 14-55、图 14-56。

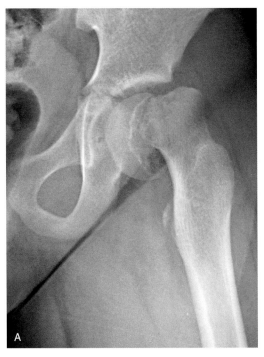 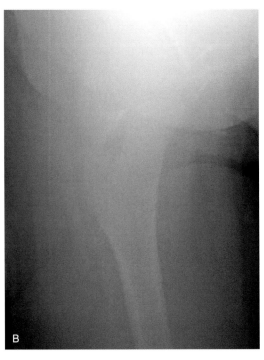

图 14-55 左侧股骨头骨骺滑脱

A. 正位 X 线片;B. 侧位 X 线片。左侧股骨头骨骺向后内方滑移与干骺端重叠,同时股骨头骨骺与髋臼关系失常,呈半脱位表现。

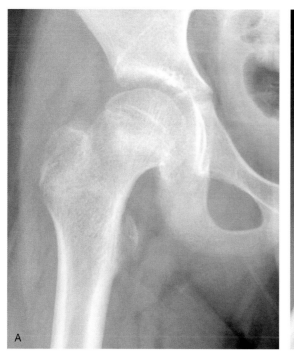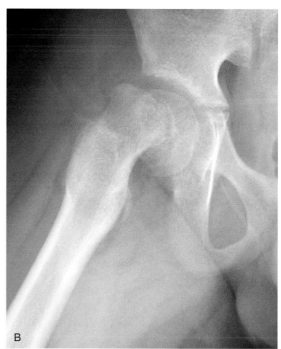

图 14-56 右侧股骨头骨骺滑脱

A. 正位 X 线片;B. 蛙位 X 线片。右侧股骨头骨骺向内下分离移位,骺板不匀称增宽,髋关节未见脱位。

二、股骨小转子骨骺分离

【创伤类型】

股骨小转子骨骺分离多属 S-H I 型骨骺损伤。

【诊断要点】

1. 股骨小转子骨骺分离,因髂腰肌肌腱的牵拉作用,分离骨骺可向上内侧方移位。
2. 轻微的骨骺分离诊断若有困难,可加摄对侧 X 线片进行观察比较。

股骨小转子骨骺分离的 X 线表现见图 14-57。

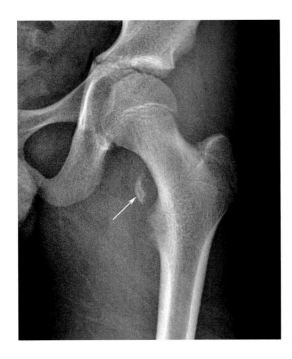

图 14-57　左侧股骨小转子骨骺分离

左侧股骨小转子骨骺分离,分离的小
转子骨骺向内上方移位(白箭)。

三、股骨远端骨骺分离

正常儿童膝关节的 X 线片见图 14-58。

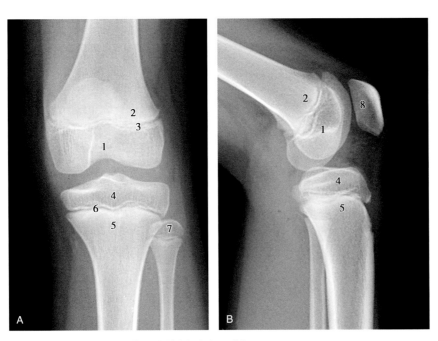

图 14-58　正常儿童膝关节 X 线片(患儿女,9 岁)

A. 正位 X 线片;B. 侧位 X 线片。1- 股骨远端骨骺;2- 股骨远端干骺端;3- 股骨远
端骨骺板;4- 胫骨近端骨骺;5- 胫骨近端干骺端;6- 胫骨近端骨骺板;7- 腓骨小头
骨骺;8- 髌骨。

【创伤类型】

股骨远端骨骺分离多为 S-H Ⅱ型骨骺损伤。

【诊断要点】

和其他Ⅱ型骨骺损伤改变一样,骨折线开始于骺板,然后进入干骺端,骨骺连同干骺端骨折块向前移位,移位不明显者,股骨髁干角可增大。

股骨远端骨骺分离的 X 线表现见图 14-59、图 14-60。

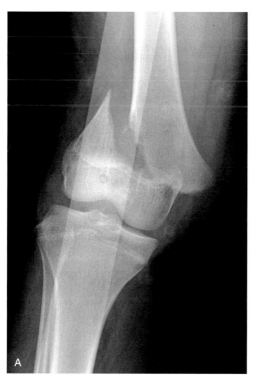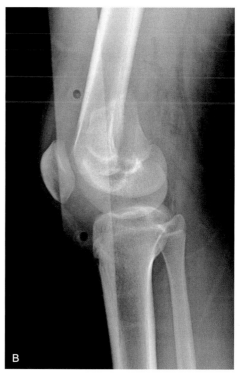

图 14-59　股骨远端骨骺分离病例 1

A. 正位 X 线片;B. 侧位 X 线片。股骨远端骨骺分离,骨骺和干骺端后外侧骨折块一起向后外侧方移位,对位不良,骨折端向内侧成角。

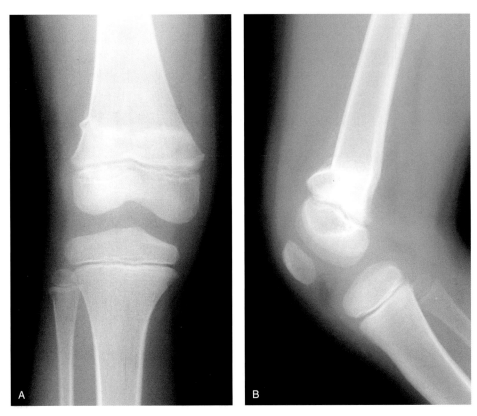

图 14-60　股骨远端骨骺分离病例 2

A. 正位 X 线片;B. 侧位 X 线片。股骨远侧干骺端前缘皮质中断成角,髁干角增大。

四、胫骨近端骨骺分离

【创伤类型】

胫骨近端骨骺分离多数为 S-H Ⅰ 型骨骺损伤,少数为 S-H Ⅱ 型骨骺损伤。

【诊断要点】

1. 胫骨近端骨骺分离,分离骨骺伴干骺端向后外侧或后内侧移位。
2. 胫骨近端骨骺和股骨远端骨骺保持正常的对合关系,而胫骨干向后并伴有内侧或外侧移位。
3. 由于胫骨结节的解剖关系,远折段很少向前移位。

胫骨近端骨骺分离的 X 线表现见图 14-61、图 14-62。

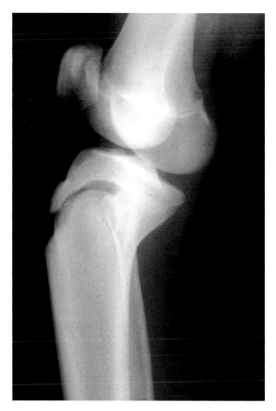

图 14-61 胫骨近端骨骺分离

胫骨近端骨骺分离,骺板增宽,胫骨平台关节面向后倾斜,胫骨干骺端则向前移位。

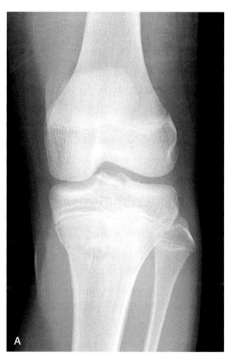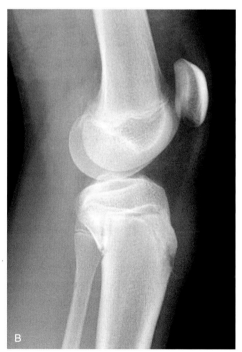

图 14-62 左侧胫骨近端骨骺分离

A. 正位 X 线片未见明显异常;B. 侧位 X 线片显示左侧胫骨近端骨骺连同干骺端三角形骨折块向后分离移位,骺板稍增宽,胫骨平台关节面向后倾斜,胫骨骨干角变小。腓骨上段不完全骨折,胫骨结节骨骺亦伴发损伤,胫骨结节前方软组织肿胀。

五、胫骨结节骨骺分离

【创伤类型】

胫骨结节骨骺分离多为 S-H Ⅰ型及Ⅱ型骨骺损伤。

【诊断要点】

1. 胫骨结节骨骺部分撕裂骨折,撕裂骨折片可向上方移位。
2. 胫骨结节骨骺撕裂骨折,累及胫骨近端骨骺的前部,未涉及关节面。
3. 胫骨结节骨骺撕脱骨折,累及胫骨近端骨骺,并有骨折线通过关节面,骨折片分离移位(图 14-63~图 14-66)。

【鉴别诊断】

胫骨结节髌韧带附着处钙化:胫骨结节骨骺分离需与胫骨结节髌韧带附着处钙化相鉴别。前者可见分离移位的骨折片,边缘锐利,相应胫骨结节处有骨质缺损;后者位于髌韧带内,密度较高,相应胫骨结节处未见骨质缺损(图 14-67)。

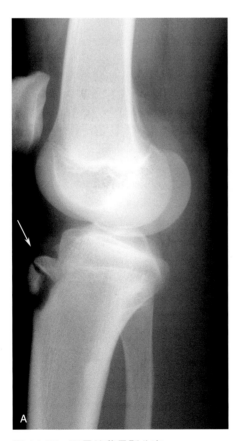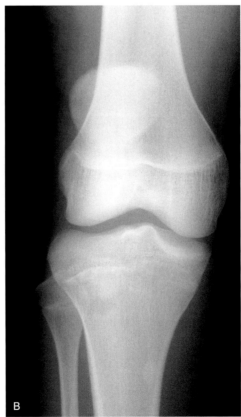

图 14-63　胫骨结节骨骺分离

A. 侧位 X 线片;B. 正位 X 线片。胫骨结节骨骺撕脱骨折(白箭),并累及胫骨近端骨骺前下部,但未涉及胫骨近端关节面。

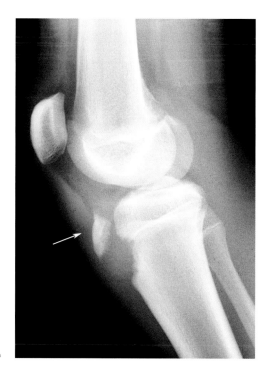

图 14-64　胫骨结节骨骺分离

胫骨结节骨骺撕脱骨折(白箭),并向上分离移位。

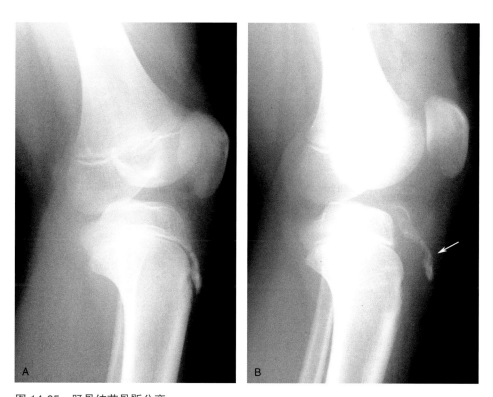

图 14-65　胫骨结节骨骺分离

A. 健侧 X 线片;B. 患侧 X 线片。显示胫骨结节骨骺与胫骨近端骨骺同时撕脱(白箭),骨折涉及关节面,骨折片向前上方移位,关节软组织肿胀。

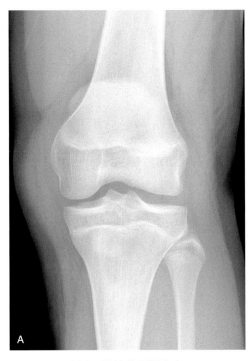
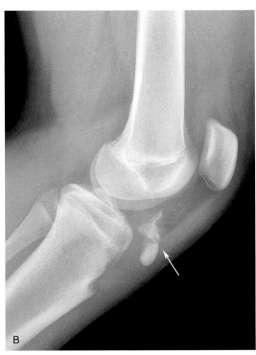

图 14-66　左侧胫骨结节骨骺分离

A. 正位 X 线片;B. 侧位 X 线片。左侧胫骨结节骨骺撕脱骨折(白箭),骨折累及胫骨近端骨骺前缘,骨折片向前上方分离移位,局部软组织肿胀。

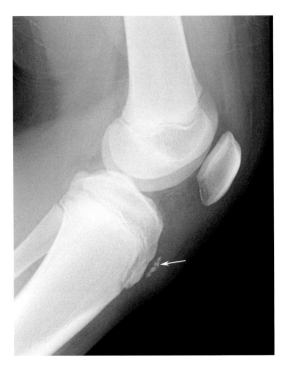

图 14-67　胫骨结节髌韧带附着处钙化

胫骨结节髌韧带附着处偶见钙化(白箭),勿误诊为胫骨结节撕脱骨折。

六、胫骨远端骨骺分离

正常儿童踝关节的 X 线片见图 14-68。

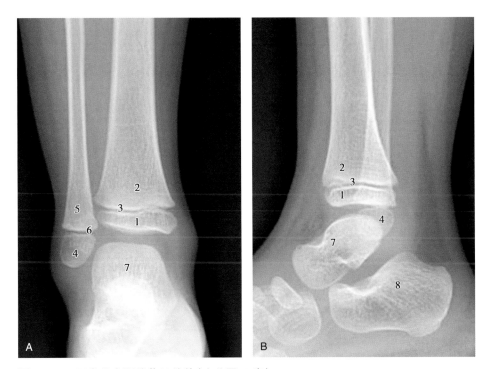

图 14-68 正常儿童踝关节 X 线片（患儿男,5 岁）

A. 正位 X 线片;B. 侧位 X 线片。1-胫骨远端骨骺;2-胫骨远端干骺端;3-胫骨远端骨骺板;4-腓骨远端骨骺;5-腓骨远端干骺端;6-腓骨远端骨骺板;7-距骨;8-跟骨。

【创伤类型】

胫骨远端骨骺分离多为 S-H Ⅱ型及Ⅳ型骨骺损伤,根据创伤机制分为外旋型损伤、内翻型损伤和外翻型损伤。

【诊断要点】

1. **外旋型损伤** 胫骨远端骨骺分离,骨骺连同干骺端后部骨折块一同向后移位,胫骨内踝一般无骨折,可合并腓骨干骨折(图 14-69~ 图 14-71)。

2. **内翻型损伤** 胫骨内踝骨折与干骺端骨折,骨折线自内侧胫骨关节面开始,垂直或斜形向上发生骨折,骨折线可越过骺板进入干骺端(图 14-72、图 14-73)。

3. **外翻型损伤** 胫骨远端骨骺及外侧干骺端劈裂骨折,骨骺连同干骺端骨折块一起向外移位,可合并腓骨下段青枝骨折(图 14-74、图 14-75)。

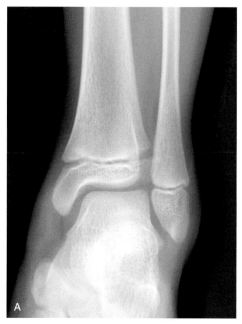
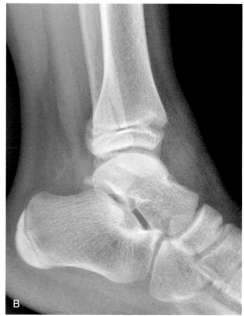

图 14-69 胫骨远端骨骺分离(外旋型损伤)病例 1

A.正位 X 线片;B.侧位 X 线片。胫骨远端骨骺与干骺端后缘三角形骨块一同向后轻度移位,骺板前外侧增宽。

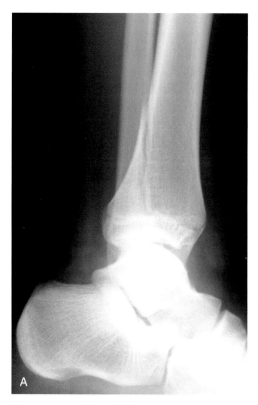
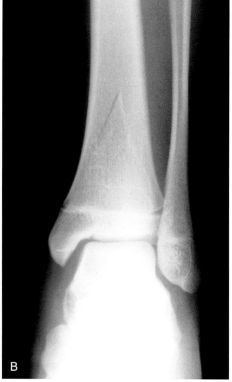

图 14-70 胫骨远端骨骺分离(外旋型损伤)病例 2

A.侧位 X 线片;B.正位 X 线片。胫骨远端骨骺与干骺端后缘三角形骨块一同向后轻度移位,对位尚好,关节无脱位。

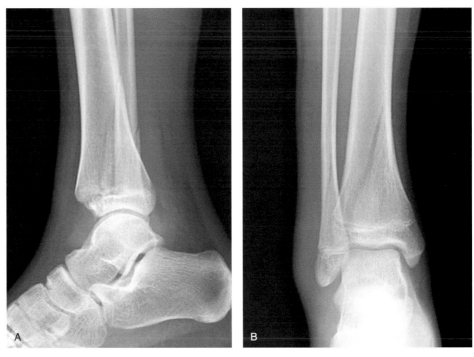

图 14-71 胫骨远端骨骺分离（外旋型损伤）病例 3

A. 侧位 X 线片；B. 正位 X 线片。胫骨骨折改变与图 14-70 相似，腓骨同时亦见骨折，骨折线由前下至后上呈斜形。

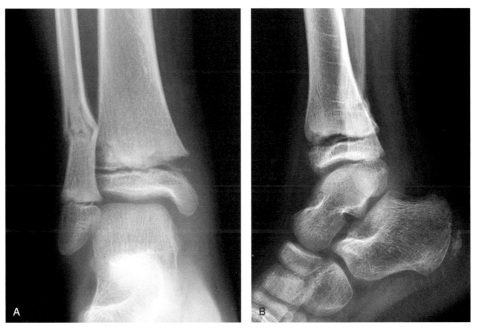

图 14-72 胫骨远端骨骺分离（外翻型损伤）病例 1

A. 正位 X 线片；B. 侧位 X 线片。胫骨远端骨骺及干骺端外侧缘骨块一同骨折分离，骺板前内侧增宽，关节面轻度向外倾斜，腓骨远段青枝骨折，向前内成角。

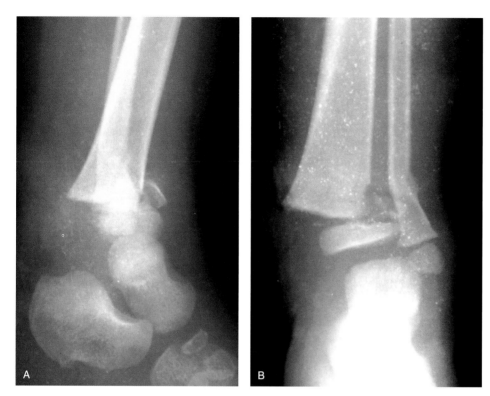

图 14-73 胫骨远端骨骺分离(外翻型损伤)病例 2

A. 侧位 X 线片;B. 正位 X 线片。骨折改变与图 14-72 相仿,不同的是胫骨远端骨骺不是向后移位,而是向前移位。

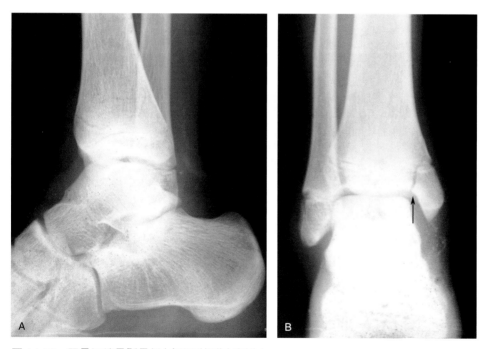

图 14-74 胫骨远端骨骺骨折(内翻型损伤)病例 1

A. 侧位 X 线片;B. 正位 X 线片。胫骨内踝骨骺与干骺端骨折(黑箭),骨折线自内侧胫骨关节面开始,垂直向上穿过骺板进入干骺端。此型骨折因涉及骺板,日后将引起骨骺过早融合,导致胫骨远端发育不平衡而造成关节面倾斜。

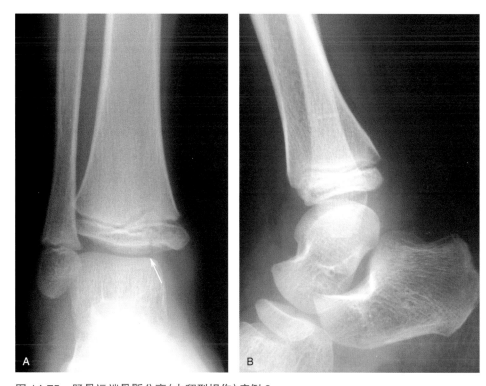

图 14-75 胫骨远端骨骺分离（内翻型损伤）病例 2

A. 正位 X 线片；B. 侧位 X 线片。胫骨远端骨骺骨折（白箭），骨折线自内侧胫骨关节面向上呈纵形，骨折仅累及骨骺，未涉及干骺端，骨折端无分离。

七、趾骨骨骺分离

正常儿童足部的 X 线片见图 14-76。

【创伤类型】

足趾骨骺分离多为 S-H Ⅰ 型及 Ⅱ 型骨骺损伤。

【诊断要点】

1. 多发生于拇趾，可为单个足趾或多个足趾受累。
2. 骨折线经过骺板，涉及或不涉及干骺端，受累的骨骺有不同程度的移位。

足趾骨骺分离的 X 线表现见图 14-77~ 图 14-80。

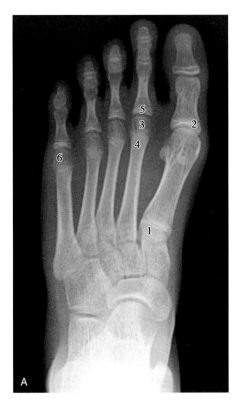
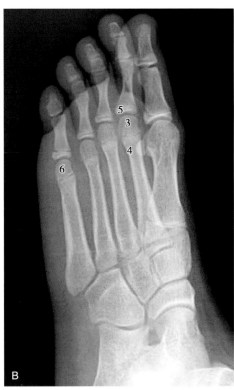

图 14-76 正常儿童足部 X 线片(患儿女,13 岁)

A. 正位 X 线片;B. 斜位 X 线片。1- 第一跖骨近端骨骺;2- 跛趾近节趾骨骨骺;3- 第二跖骨远端骨骺;4- 第二跖骨远端干骺端;5- 第二趾近节趾骨骨骺;6- 第五跖骨远端骨骺。

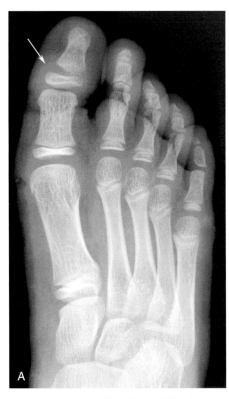
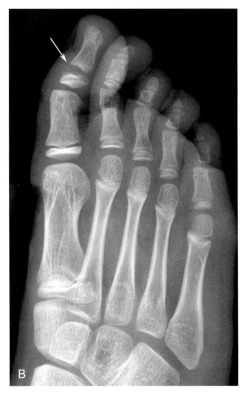

图 14-77 跛趾远节趾骨近端骨骺分离

A. 正位 X 线片;B. 斜位 X 线片。跛趾远节趾骨近端骺板增宽(白箭),远节趾骨移位。

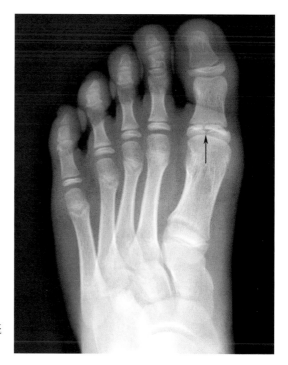

图 14-78 姆趾近节趾骨近端骨骺裂隙

姆趾近节趾骨近端骨骺可见纵形透亮裂隙(黑箭),边缘光滑。

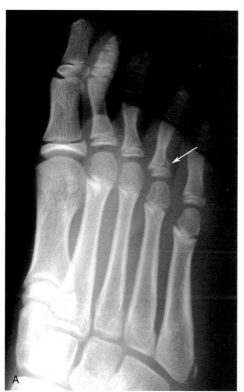
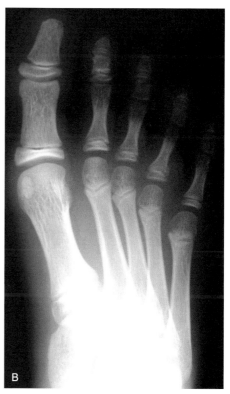

图 14-79 第四趾近节趾骨基底部骺离骨折

A. 正位 X 线片;B. 斜位 X 线片。第四趾近节趾骨基底部骨骺连同干骺端外侧三角形骨折片(白箭)一起向外移位。

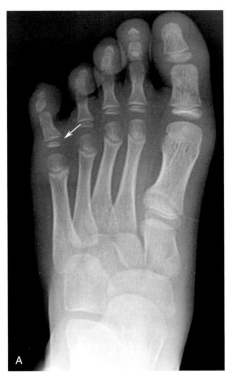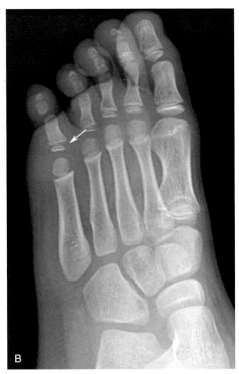

图 14-80　第五趾近节趾骨基底部骺离骨折

A. 正位 X 线片;B. 斜位 X 线片。第五趾近节趾骨基底部骺板内侧增宽(白箭),其中隐约见一薄片状骨折片。此种骨折临床较少见,有时骨折改变不太明显,易被忽视。

八、髂前上棘骨骺分离

【创伤类型】

髂前上棘骨骺分离多为 S-H Ⅰ型骨骺损伤。

【诊断要点】

1. 髂前上棘骨骺撕脱,由于缝匠肌的牵拉,骨折块向下移位。
2. 一侧骨骺损伤多见,少数为双侧骨骺同时撕脱。

髂前上棘骨骺分离的 X 线表现见图 14-81、图 14-82。

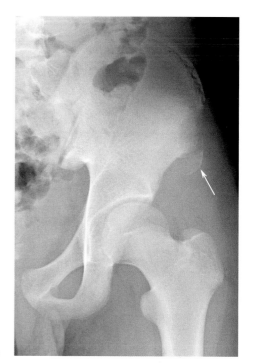

图 14-81 左侧髂前上棘骨骺分离

左侧髂前上棘骨骺撕脱(白箭)并向外下分离移位。

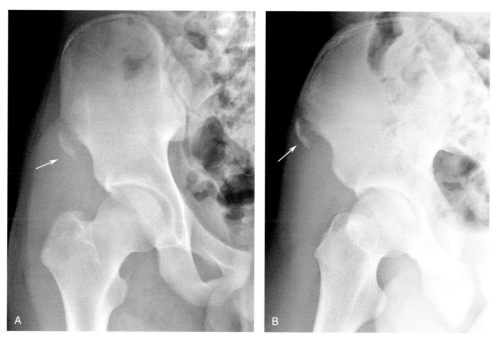

图 14-82 右侧髂前上棘骨骺分离

A. 正位 X 线片;B. 斜位 X 线片。右侧髂前上棘骨骺撕脱(白箭)并向外下分离移位。

九、髂前下棘骨骺分离

【创伤类型】

髂前下棘骨骺分离多为 S-H Ⅰ型骨骺损伤。

【诊断要点】

1. 髂前下棘骨骺撕脱,由于股直肌的牵拉,骨折块向下移位。
2. 一侧骨骺损伤多见,少数为双侧骨骺同时撕脱。

髂前下棘骨骺分离的 X 线表现见图 14-83。

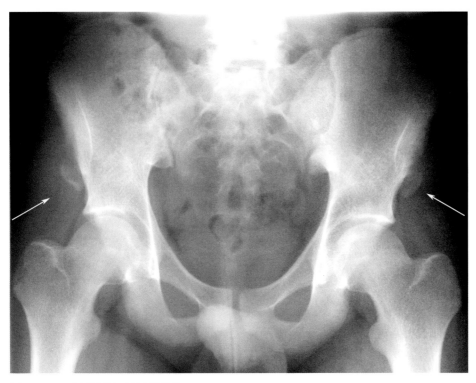

图 14-83　双侧髂前下棘骨骺分离

双侧髂前下棘骨骺分离(白箭),撕脱的骨骺均向下移位。

十、髂嵴骨骺分离

【创伤类型】

髂嵴骨骺分离多为 S-H Ⅰ型骨骺损伤。

【诊断要点】

1. 髂嵴骨骺线增宽，骺线中间夹杂断续不连的骨折片。
2. 髂嵴长条状骨骺可中断，骨折片因腹内斜肌的牵拉可向下移位。
髂嵴骨骺分离的 X 线表现见图 14-84。

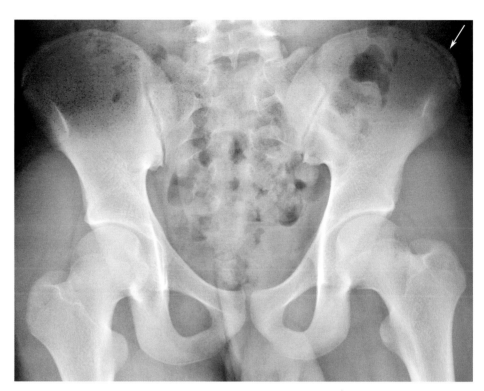

图 14-84　髂嵴骨骺分离

左侧髂嵴骨骺撕脱（白箭），轻度分离。

第十五章　特殊类型骨折

一、疲劳骨折

【诊断要点】

1. 疲劳骨折又称行军骨折,是指发生于正常骨质的慢性累积性应力骨折。

2. 常发生于青少年,多见于战士、运动员、舞蹈演员或长期负重物的劳动者。

3. 骨折好发于第二跖骨、胫骨上 1/3 段、腓骨下 1/3 段、跟骨、股骨头、耻骨支、坐骨支和肋骨等部位。

4. 早期显示局部骨皮质变薄,边缘模糊,呈灰色骨皮质征,少部分病例可见骨折线。

5. 修复期可见横形或斜形骨折线,或与骨小梁垂直的线状增生硬化带,伴有不同程度、不同形态的骨膜反应,骨皮质增厚,局部可见鸟嘴状、丘状或球状骨痂堆积。

6. 愈合期骨膜增生和骨折线均消失,骨痂密度增高,局部骨质呈半球状隆起,形如纽扣。

疲劳骨折的 X 线表现见图 15-1~图 15-11。

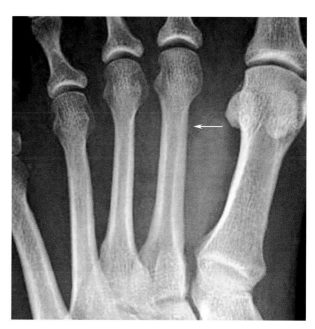

图 15-1　左侧第二跖骨疲劳骨折

左侧第二跖骨远端内侧局部皮质变薄,边缘模糊,未见骨折线(白箭)。

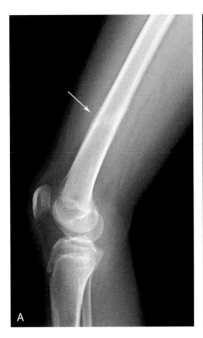
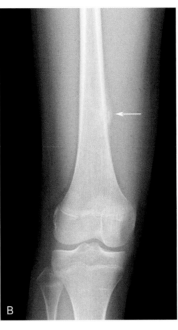

图 15-2　右侧股骨下段疲劳骨折

A. 侧位 X 线片；B. 正位 X 线片。右侧股骨下段隐约可见短斜形骨折线，前侧可见线状骨膜反应，内侧可见扁丘状骨痂形成（白箭）。

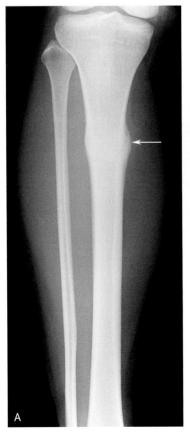
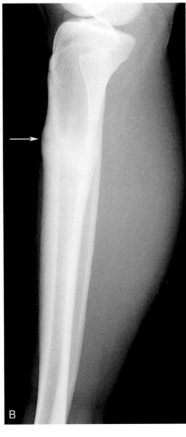

图 15-3　胫骨疲劳骨折病例 1

A. 正位 X 线片；B. 侧位 X 线片。胫骨上 1/3 段可见横形致密硬化带，周围可见骨膜增生，局部皮质增厚（白箭）。疲劳骨折为慢性累积性损伤，胫骨上段为好发部位。

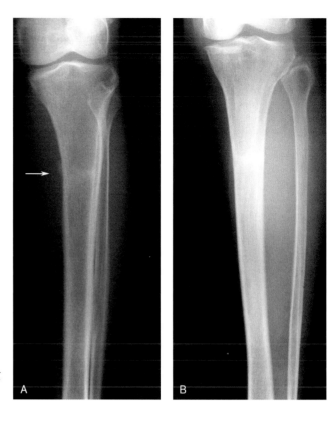

图 15-4　胫骨疲劳骨折病例 2

A. 斜位 X 线片;B. 正位 X 线片。胫骨上 1/3 段可见横形致密影,内侧可见骨膜反应(白箭),骨折端无移位。

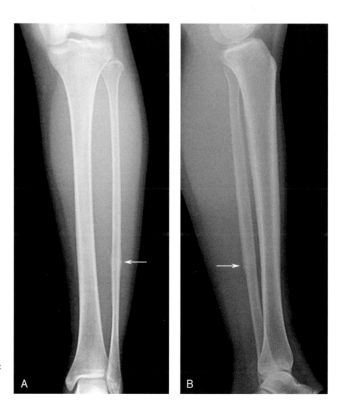

图 15-5　腓骨疲劳骨折

A. 正位 X 线片;B. 侧位 X 线片。腓骨中下段带状密度增高,局部皮质增厚(白箭)。

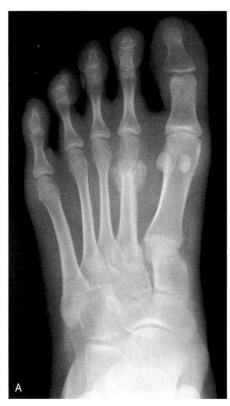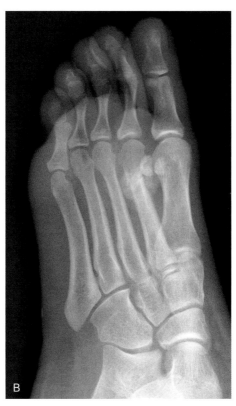

图 15-6　第二跖骨疲劳骨折

A. 正位 X 线片；B. 斜位 X 线片。第二跖骨干远端隐约见骨折线，骨折端无明显移位，骨折端两侧可见球形骨痂生长。

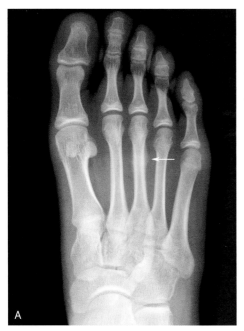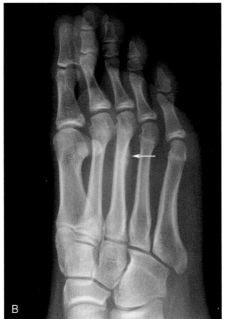

图 15-7　第三跖骨疲劳骨折

A. 正位 X 线片；B. 斜位 X 线片。第三跖骨干远端两侧可见骨膜增生，周围可见梭形骨痂形成（白箭）。

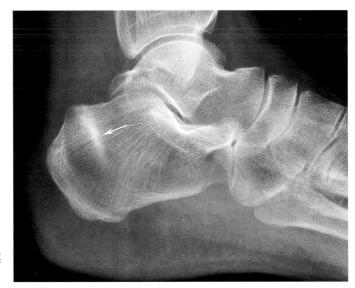

图 15-8　跟骨疲劳骨折

跟骨体后上部可见骨质硬化带,边缘稍模糊,其中隐约见骨折线(白箭)。

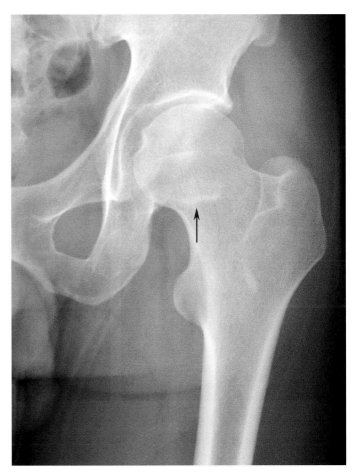

图 15-9　左侧股骨颈疲劳骨折

左侧股骨颈内侧横形致密影(黑箭),骨折端无移位。

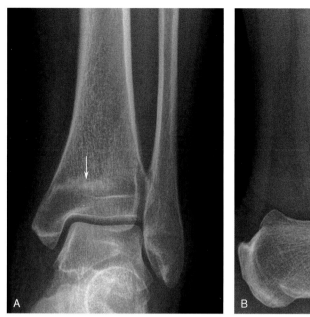
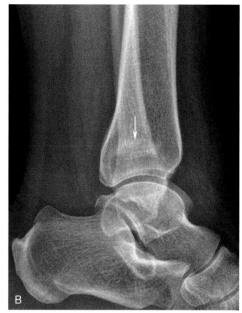

图 15-10   左侧胫骨远端疲劳骨折

A. 正位 X 线片;B. 侧位 X 线片。左侧胫骨远端可见横形致密影(白箭),骨折端无移位。

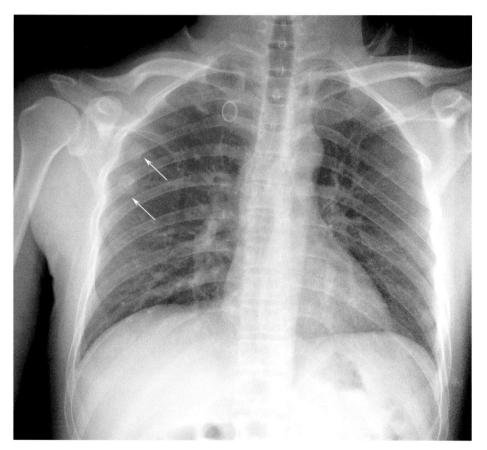

图 15-11   肋骨疲劳骨折

患者有慢性咳嗽病史,既往无胸部外伤史,胸部 X 线片显示右侧第 4、5 肋骨近端骨折,并见球形骨痂生长(白箭)。肋骨疲劳骨折少见,多见于哮喘或慢性支气管炎患者,骨折特点是骨折移位不明显,有大量骨痂生长。

二、灶性坏死性疲劳骨折

【诊断要点】

1. 灶性坏死性疲劳骨折是指继发于小灶性缺血性坏死的疲劳骨折,好发于胫骨中段前部。

2. 好发于新兵、学生,特别是新生军训和爱好剧烈运动的青少年。

3. X 线表现为胫骨中段前部略偏外侧显示局限性实体样骨膜增生,于增厚的骨皮质内可见楔形、小点状或小囊状溶骨灶,部分皮质表面可见轻度尖角样翘起。

4. 个别病例伴有横形骨折透亮线,曾有骨折线者,随诊复查可见骨折线形态随病程发生"由线至圆"的变化,再由其内出现骨化,骨缺损缩小,最终愈合。

灶性坏死性疲劳骨折的 X 线表现见图 15-12、图 15-13。

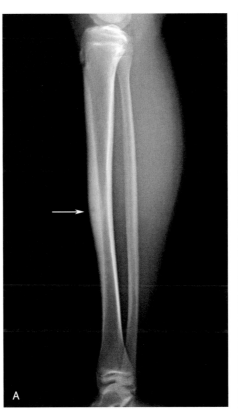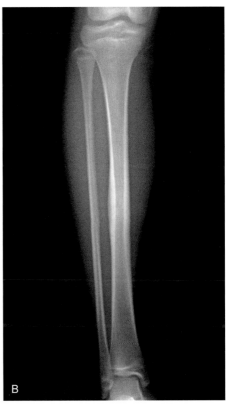

图 15-12　右侧胫骨灶性坏死性疲劳骨折病例 1

A. 侧位 X 线片;B. 正位 X 线片。患儿女,11 岁。主因"发现右侧小腿肿块伴疼痛 1 年余"入院。右侧胫骨中段前缘皮质增厚伴横形裂隙状骨折透亮影(白箭)。

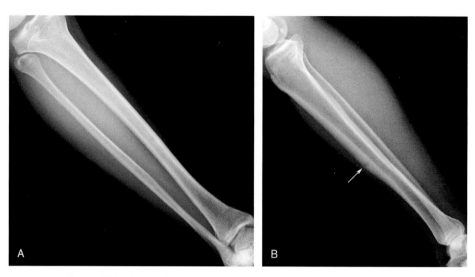

图 15-13　右侧胫骨灶性坏死性疲劳骨折病例 2

A. 正位 X 线片;B. 侧位 X 线片。患者男性,27 岁。主因"发现右侧小腿肿块 1 年余"入院。右侧胫骨中下段前缘皮质增厚伴裂隙状骨折透亮影(白箭)。

三、衰竭骨折

【创伤类型】

根据累及部位分为皮质骨型和松质骨型。

【诊断要点】

1. 衰竭骨折是指发生于骨矿物质含量减少或弹性抵抗力减弱骨骼的应力骨折。

2. 多发生于老年人,无明显外伤史。

3. 骨折在骨病基础上发生,多见于老年性骨质疏松、晚期类风湿关节炎、Paget 病、甲状旁腺功能亢进症及纤维结构不良等疾病。

4. **皮质骨型**　主要累及长骨骨干,表现为线样密度减低区或骨膜新生骨形成,断端一般不产生移位或成角畸形。

5. **松质骨型**　主要累及长骨骨端、骶骨、椎体等部位。长骨骨端由于松质骨压缩,骨小梁嵌入、重叠及内骨痂形成,骨折表现为带状骨硬化。骶骨主要累及骶骨翼,表现为与骶髂关节相平行的条带状硬化。脊椎表现为一个或多个椎体受累,呈楔状或鱼椎样变形,椎体压缩,终板变薄、凹陷甚至断裂,严重的鱼椎样变形椎间盘中心高度常大于椎体中心高度。

衰竭骨折的 X 线表现见图 15-14~ 图 15-20。

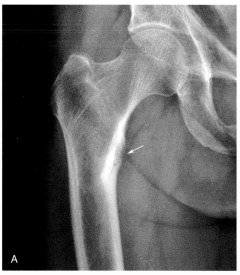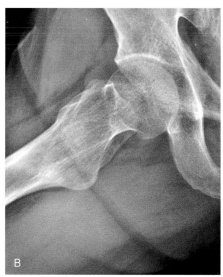

图 15-14 右侧股骨上段衰竭骨折

A. 正位 X 线片;B. 蛙位 X 线片。右侧股骨转子下内侧皮质可见骨折线,周围骨质增生硬化,局部骨皮质增厚(白箭)。

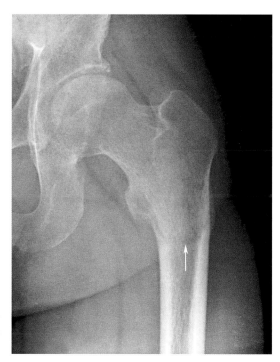

图 15-15 左侧股骨上段衰竭骨折

患者男性,40 岁。患肾性骨营养不良多年,无外伤史。左侧髋部正位 X 线片示左侧髋部显著骨质疏松,股骨粗隆下可见低密度透亮线(白箭),外侧骨膜增生,骨折端轻度向外成角。

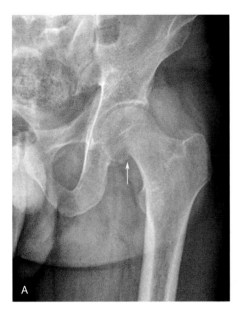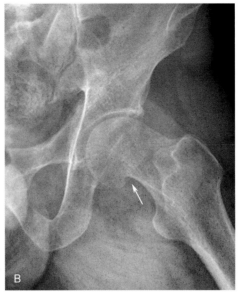

图 15-16　左侧股骨颈衰竭骨折

A. 正位 X 线片；B. 蛙位 X 线片。患者男性，50 岁。主因"左侧髋部疼痛 4 年余"入院。左侧髋关节构成骨骨质疏松，股骨头下内侧骨质中断，骨折端嵌插（白箭）。

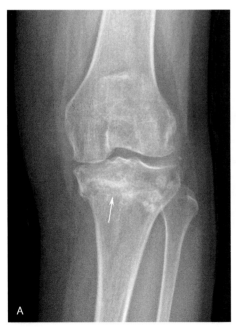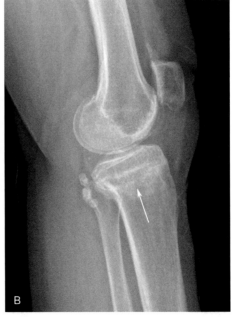

图 15-17　左侧胫骨近端衰竭骨折

A. 正位 X 线片；B. 侧位 X 线片。患者女性，67 岁。主因"左侧膝部疼痛 2 月余，无明确外伤史"入院。左侧膝关节构成骨骨质疏松，胫骨近端横形骨折线，骨折端嵌插，邻近断面骨质硬化（白箭）。

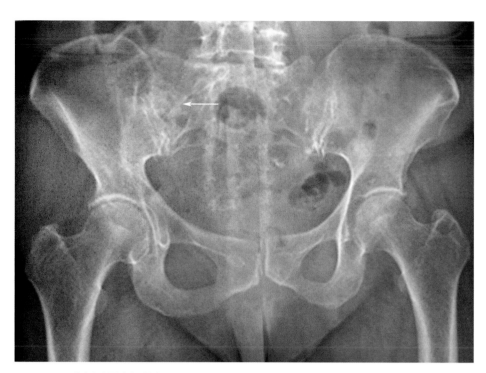

图 15-18 右侧骶骨衰竭骨折

骨盆骨质密度降低,右侧骶骨翼可见与右侧骶髂关节相平行的条状硬化带(白箭)。

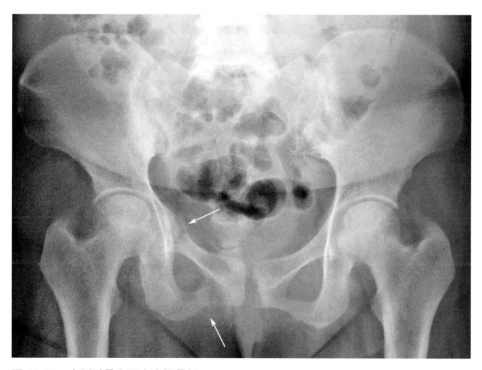

图 15-19 右侧耻骨上下支衰竭骨折

患者女性,38 岁。患肾性骨营养不良多年,无外伤史。骨盆诸骨骨质密度减低,右侧耻骨上、下支骨折(白箭),骨折端周围见骨痂生长。

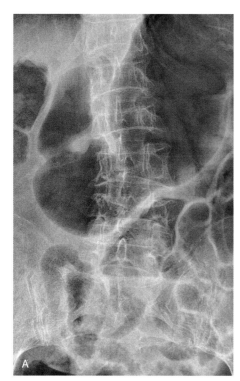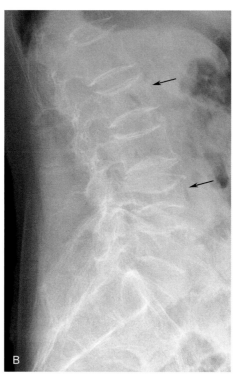

图 15-20   腰椎衰竭骨折

A. 正位 X 线片；B. 侧位 X 线片。患者女性，79 岁。主因"腰痛 3 个月，无外伤史"入院。
腰椎显著骨质疏松，第 2、3 腰椎椎体压缩呈楔状（黑箭），第 2、4、5 腰椎椎体呈双凹变形，
部分椎间隙厚度大于椎体厚度。

四、产伤骨折

【诊断要点】

1. 产伤骨折是指难产分娩时用产钳或用力牵拉造成的新生儿骨折。

2. 骨折好发于颅骨、锁骨、股骨和肱骨。

3. 颅骨骨折表现为乒乓球压痕型骨折，即只有颅骨凹陷而无实际的骨折线。

4. 骨干骨折多为横形，骨折端可表现为程度较轻的重叠和成角畸形。

5. 骨折在 2 周以上的骨折端可见大量骨痂生长。

产伤骨折的 X 线表现见图 15-21、图 15-22。

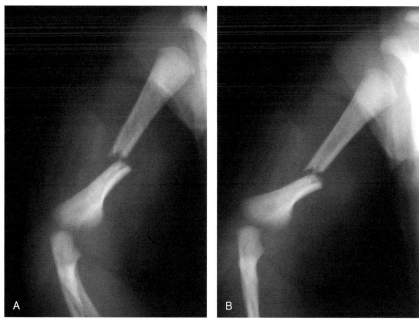

图 15-21　肱骨产伤骨折

患儿男，5 天。主因"发现右侧上臂肿胀"就诊。患儿为产钳助产娩出。斜位 X 线片可见右侧肱骨干下段骨折，骨折端移位并成角。图 A 与图 B 均为斜位 X 线片，角度略有不同。肱骨为产伤骨折好发部位。

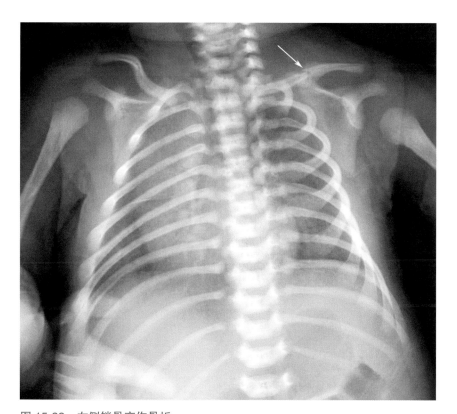

图 15-22　左侧锁骨产伤骨折

患儿 10 天，为产钳助产娩出。左侧锁骨无移位骨折，骨折端可见明显骨痂生长（白箭）。

五、火器伤骨折

【创伤类型】

根据骨折表现分为粉碎性骨折、致伤弹嵌入型骨折、边缘切线型骨折、洞形骨折及凹陷性骨折。

【诊断要点】

1. 火器伤骨折是由枪弹、弹片等直接作用于骨与关节及其附件引起的创伤。

2. **粉碎性骨折**　表现为多个大小不一的骨折碎片。若垂直于弹道入口投照，则骨内弹道入口形成不规则缺损，两端骨干有线形裂纹向相反方向放射，有时 X 线片显示两个洞隙，小者为骨内弹道入口，大者为出口，也可有弹片存留。

3. **致伤弹嵌入型骨折**　系盲管伤，多见于四肢骨、颅骨、椎骨，致伤弹或弹片造成骨的部分或全骨损伤后最终嵌入骨内。

4. **边缘切线型骨折**　为致伤弹从骨骼边缘穿过所致，表现为沟槽或半弧形骨缺损，可伴有小碎片，线形裂纹或粉碎性骨折。

5. **洞形骨折**　多发生与颅骨、骨盆、长骨干骺端等含有丰富松质骨的部位。颅骨的洞形缺损一般较小，常伴有颅内骨碎片和弹片存留。

6. **凹陷性骨折**　多见于颅骨，为反跳伤或切线伤所致。可仅达颅骨外板或合并内板损伤，凹陷处软组织内可伴有游离小骨片。

火器伤骨折的 X 线表现见图 15-23。

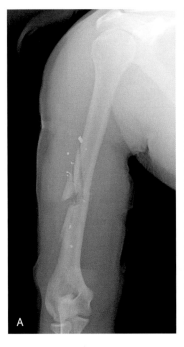
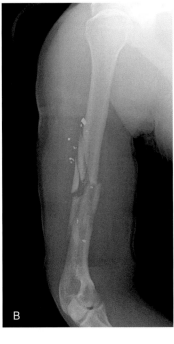

图 15-23　右侧肱骨干火器伤骨折

A.正位 X 线片；B.斜位 X 线片。右侧肱骨中下段粉碎性骨折，骨折端周围可见大小不等的弹片，部分弹片似嵌入骨内。

六、病理性骨折

【诊断要点】

1. 病理性骨折是指骨内病变破坏了骨的正常结构而发生的骨折。

2. 读片时需区分发生骨折的骨骼结构是正常还是异常,骨折部位结构是否异常是判断病理性骨折的先决条件。

3. X线检查是诊断病理性骨折的重要手段,应从X线片表现初步做出病因诊断。导致病理性骨折的病因包括良性病变和恶性病变,前者主要见于良性骨肿瘤及瘤样病变、代谢性与内分泌骨病、骨发育障碍性疾病及感染性疾病等;后者见于原发恶性肿瘤和转移性骨肿瘤。

4. 良性病变骨折局部可见囊状骨破坏,骨皮质变薄或呈筛孔样改变,经治疗后,骨折处可见骨痂生长,多数骨折可愈合。

5. 恶性病变骨折处可见边界不整及溶骨性破坏,骨折线模糊不清,虽可形成骨痂,但由于骨质破坏呈进行性,最终骨折不能愈合。

病理性骨折的X线表现见图15-24~图15-30。

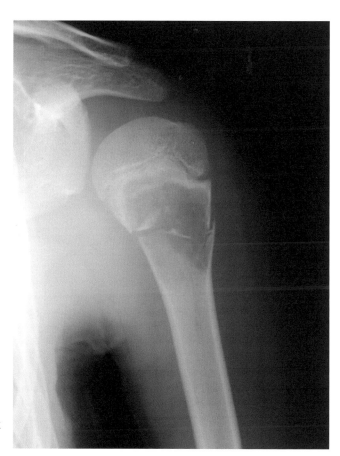

图 15-24　左侧肱骨近端骨囊肿合并病理性骨折

左侧肱骨近端可见囊状略膨胀骨破坏,透亮度较高,边缘清楚锐利,骨皮质断裂,病灶内可见骨片陷落征。

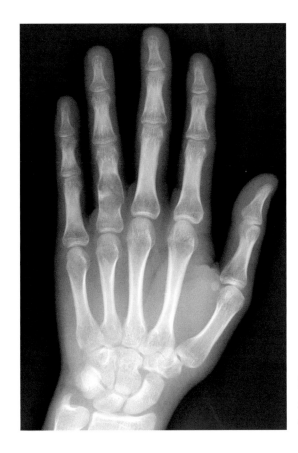

图 15-25   左侧环指近节内生软骨瘤合并病理性骨折

左侧环指近节骨干可见囊状膨胀破坏,内见斑点状钙化,同时可见骨折线,皮质断裂。

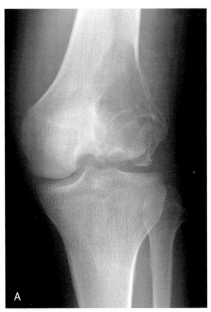
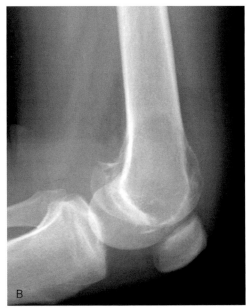

图 15-26   左侧股骨远端骨巨细胞瘤合并病理性骨折

A. 正位 X 线片;B. 侧位 X 线片。左侧股骨外侧髁溶骨性破坏,远端关节面塌陷骨折,并可见分离移位的骨折片。

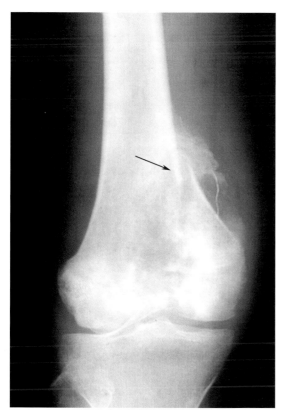

图 15-27　右侧股骨远端骨肉瘤合并病理性骨折

右侧股骨远端浸润性骨破坏伴瘤骨形成,同时病变内侧可见骨折线(黑箭),骨折端可见骨痂生长。

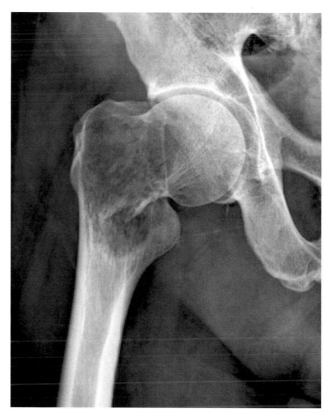

图 15-28　右侧股骨近端转移瘤合并病理性骨折

患者男性,82 岁。有肺癌病史。右侧股骨头颈及转子间溶骨性破坏,边缘不清,同时病变处骨质中断,骨折端移位并成角。

图 15-29　桡骨远端骨巨细胞瘤合并病理性骨折

A. 正位 X 线片;B. 侧位 X 线片。左侧桡骨远端膨胀性破坏伴骨性分隔,同时病灶前缘骨皮质断裂。

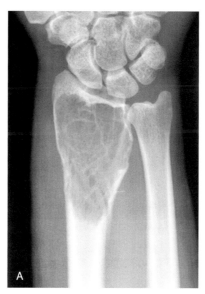
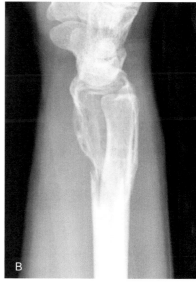

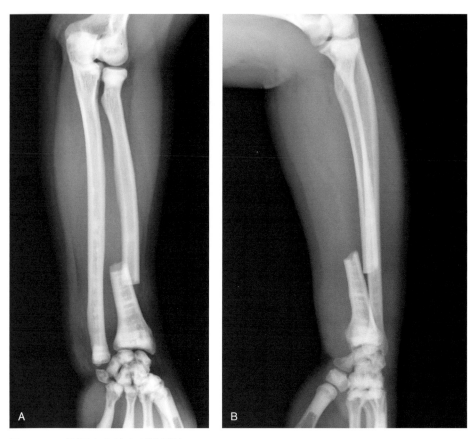

图 15-30 石骨症合并病理性骨折

A. 正位 X 线片;B. 侧位 X 线片。前臂诸骨密度增高,骨小梁结构不清,同时桡骨下段骨折,下桡骨关节脱位。

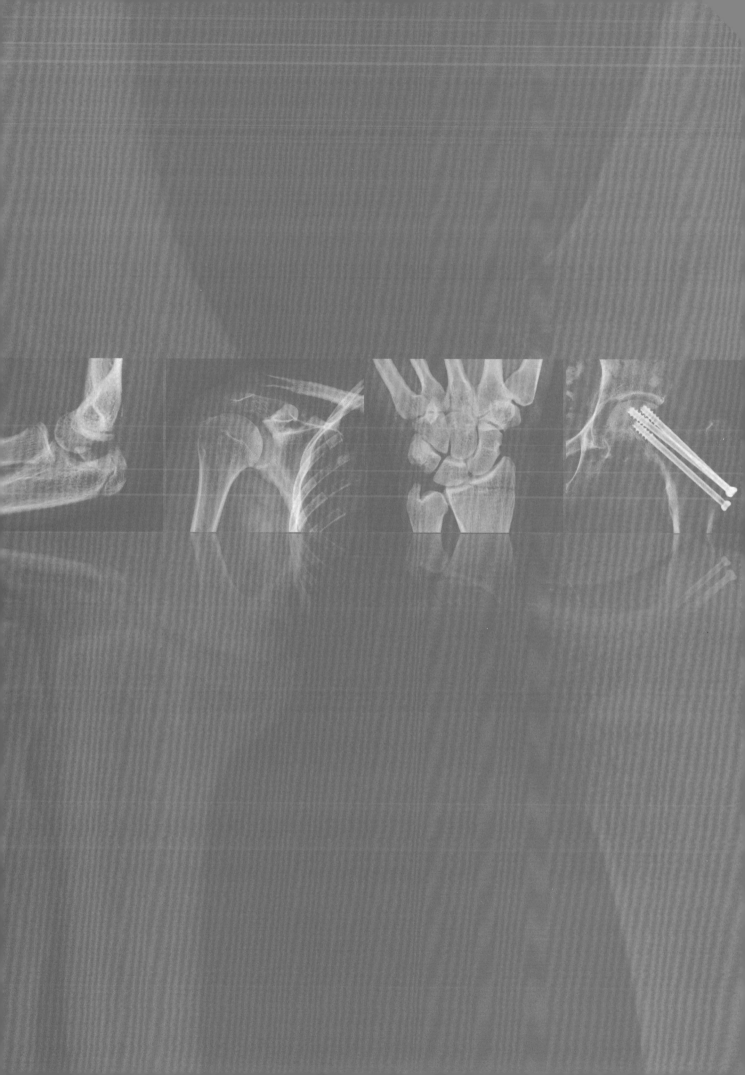

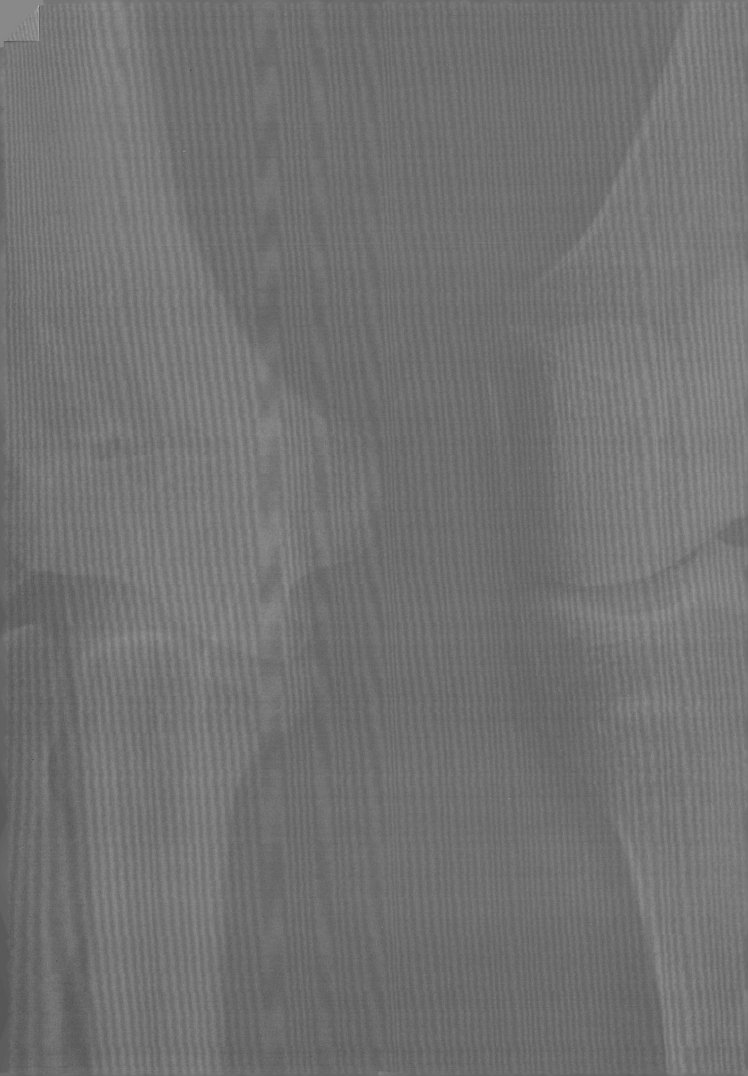

第十六章　常见骨关节创伤后遗症及并发症

一、骨折延迟愈合

骨折延迟愈合是指骨折愈合过程中受到各种因素的干扰,使愈合时间延长。临床表现主要为局部水肿、疼痛和持续存在的压痛。

【诊断要点】

1. 软骨成骨的骨痂出现晚且少,并长期不能连成一片,骨折线清晰存在,骨折边缘因吸收而模糊,呈绒毛状。

2. 在骨膜断裂的一侧,骨折断面可变得圆钝,但无硬化或髓腔封闭现象。

骨折延迟愈合的 X 线表现见图 16-1。

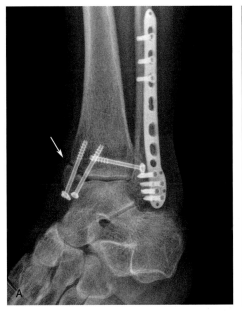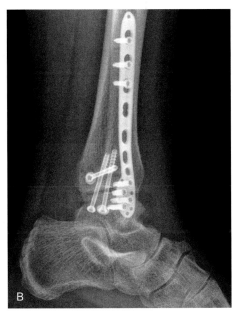

图 16-1　右侧内踝骨折延迟愈合

A. 斜位 X 线片;B. 侧位 X 线片。右侧踝关节外伤导致腓骨下段及内踝骨折,内固定后 3 个月复查 X 线片可见腓骨下段骨折已愈合,而内踝骨折线仍清晰可见,未见骨痂生长连接,骨折断面未见硬化(白箭)。

二、骨折不愈合

骨折愈合的变化与骨折部位的血供、骨髓丰富的程度及软组织有无嵌插、骨折端分离程度、有无继发感染、骨折部位是否过度活动等因素有关。判断骨折是否愈合,主要依靠临床表现和 X 线表现。一般闭合骨折不愈合的临床指标为:半年以上骨折肿胀未消,压痛持续存在,骨折端有异常活动。

【诊断要点】

1. 骨折端骨痂甚多,密度增高,骨折端圆钝硬化,髓腔封闭,骨折端无骨痂连接而形成假关节。
2. 骨折端吸收、萎缩,变细或缺损,骨折端分离并呈尖锥状。

骨折不愈合的 X 线表现见图 16-2~ 图 16-6。

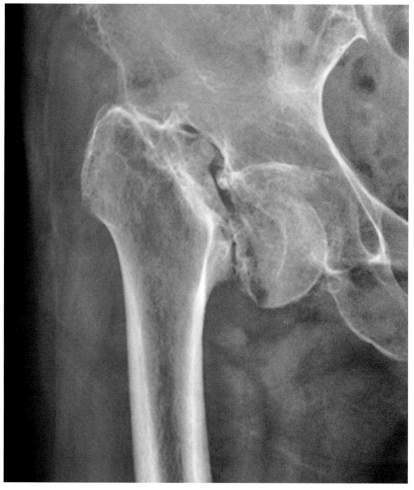

图 16-2　右侧股骨颈陈旧性骨折不愈合

右侧股骨颈陈旧性骨折,远折端向上移位,断面硬化,未见骨痂生长连接。

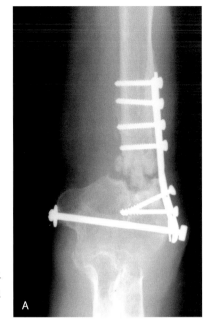
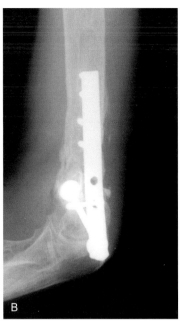

图 16-3　肱骨髁上陈旧性骨折不愈合

A. 正位 X 线片；B. 侧位 X 线片。肱骨髁上陈旧性骨折，断面硬化，骨折端间无骨痂生长连接。

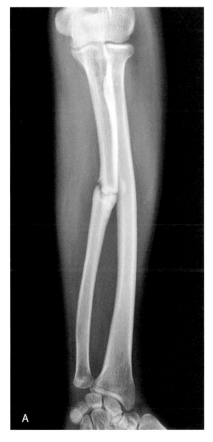
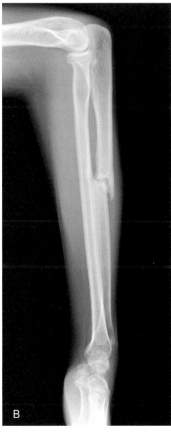

图 16-4　左侧尺骨中段陈旧性骨折不愈合

A. 正位 X 线片；B. 侧位 X 线片。患者男性，26 岁。左侧尺骨骨折保守治疗 1 年余。左侧尺骨中段陈旧性骨折，断面硬化圆钝，骨折端无骨痂连接而形成假关节。

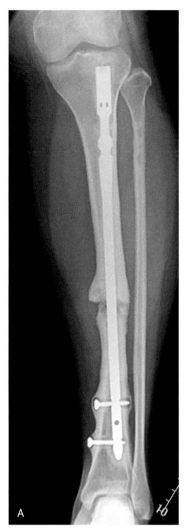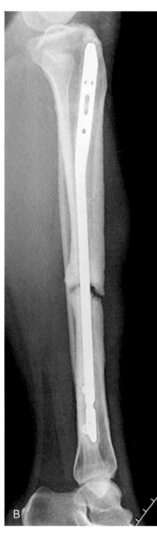

图 16-5　胫骨陈旧性骨折不愈合

A. 正位 X 线片；B. 侧位 X 线片。胫骨中段陈旧性骨折，断面硬化圆钝，髓腔封闭，骨折端可见分离间隙，呈骨不连表现。

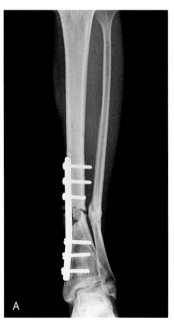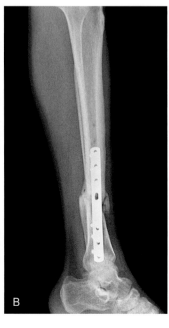

图 16-6　左侧胫骨远端骨折不愈合

A. 正位 X 线片；B. 侧位 X 线片。左侧胫骨远端陈旧性骨折，断面硬化，骨折端假关节形成。腓骨亦见骨折，骨折端已愈合。

三、骨折畸形愈合

骨折畸形愈合是指创伤或手术后肢体弯曲或长度改变,存在成角、旋转或重叠畸形而导致功能的明显减弱。骨折畸形愈合主要是由于骨折复位不佳、固定不牢固或过早拆除固定,受肌肉牵拉、肢体重量和不恰当负重的影响所致。

【诊断要点】

1. 骨折端虽愈合,但存在对位不良及成角、旋转或重叠畸形。
2. 下肢畸形常由于负重的改变而导致相应关节并发创伤性关节炎。

骨折畸形愈合的 X 线表现见图 16-7~ 图 16-9。

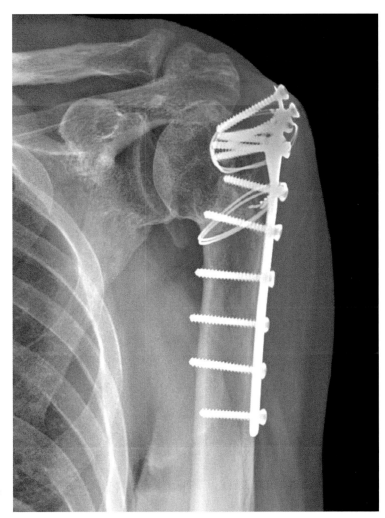

图 16-7　左侧肱骨外科颈骨折畸形愈合

左侧肱骨外科颈陈旧性骨折,骨折端已愈合,
颈干角变小,呈内翻畸形。

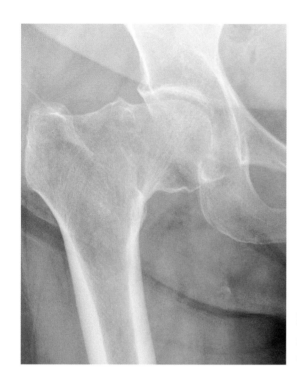

图 16-8　右侧股骨颈骨折畸形愈合

右侧股骨颈骨折,骨折端已愈合,颈干角变小,呈内翻畸形。

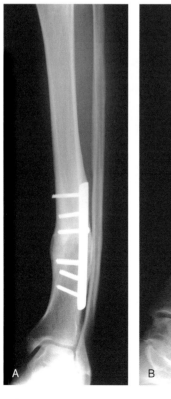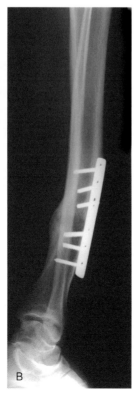

图 16-9　胫骨骨折畸形愈合

A. 正位 X 线片;B. 侧位 X 线片。胫骨下段骨折,内固定术后骨折已愈合,但遗留断端向前向外弯曲成角、踝关节面向前外倾斜畸形,此种情形日后容易并发创伤性关节炎。

四、骨连结

骨连结是指邻近的两骨中的一骨或两骨骨折后两骨间的融合现象。常发生于前臂上 1/3 桡、尺骨骨折和小腿胫腓骨下段骨折后,临床表现主要是旋转功能障碍。

【诊断要点】

1. 两骨骨折间呈现融合,任何方向不能分离。
2. 诊断时注意与邻近两骨间丰富骨痂形成的假性骨连结相鉴别。

骨连结的 X 线表现见图 16-10。

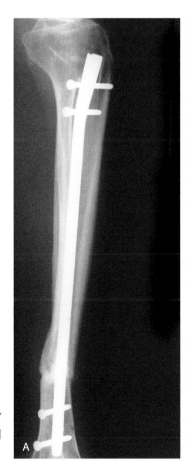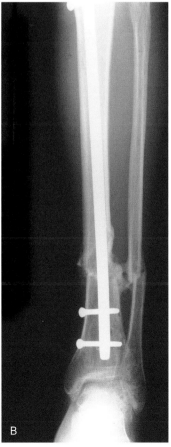

图 16-10　胫腓骨骨折愈合后骨连结

A. 侧位 X 线片;B. 正位 X 线片。左侧胫腓骨下段双骨折,骨折端已愈合,胫骨与腓骨之间可见骨性骨痂连接。

五、外伤性骨骺过早融合

外伤性骨骺过早融合是指由于外伤性骨折,骨折线经过骨骺板,累及骨骺板的生发细胞层,导致局部生长发育停滞所导致的骨骺过早融合。

【诊断要点】

1. 骺板软骨低密度连续线凹凸不平并局部中断,其间可见有骨小梁通过。
2. 干骺端部位局部凹陷,骨骺与干骺端有不同程度的融合。
3. 患侧骨骼缩短,伴关节外翻或内翻畸形。

外伤性骨骺过早融合的 X 线表现见图 16-11~ 图 16-13。

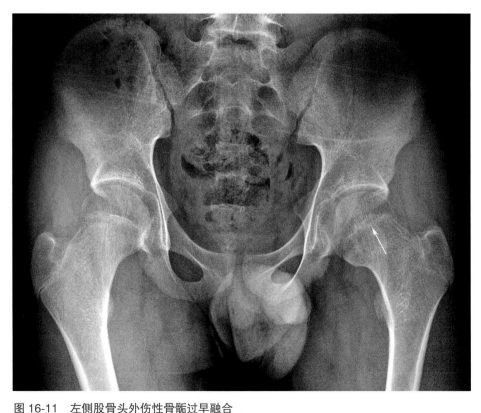

图 16-11   左侧股骨头外伤性骨骺过早融合

左侧股骨头骺板低密度连续线局部中断,其间可见有骨小梁通过,骨骺与干骺端局部融合(白箭),股骨颈轻度缩短。

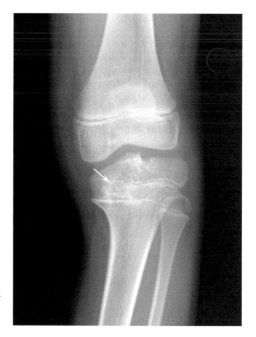

图 16-12　胫骨近端外伤性骨骺过早融合
胫骨近端骨骺板内侧早闭(白箭),关节面
向内倾斜,导致膝内翻。

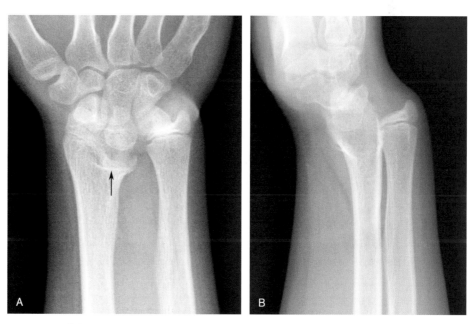

图 16-13　桡骨远端外伤性骨骺过早融合

A. 正位 X 线片;B. 侧位 X 线片。左侧桡骨远端内侧骺板低密度连续线局部中断,其间可
见有骨小梁通过,骨骺与干骺端局部融合(黑箭),桡骨缩短弯曲、远端关节面凹陷,下尺桡
关节半脱位。

六、创伤性关节炎

创伤性关节炎是指邻近关节或涉及关节面的骨折,因未能准确复位,骨折愈合后关节承重面歪斜或关节面不平整,长期磨损使关节软骨发生退变而导致关节疼痛和功能障碍。

【诊断要点】

1. 多发生在四肢承重关节。

2. 急性期由于关节积液而显示关节囊肿胀膨隆,关节间隙增宽。

3. 随着继发性退行性骨关节病变的发生,可见关节软骨下硬化并出现囊性变,边缘增生,关节腔内出现游离体,关节间隙狭窄。

创伤性关节炎的 X 线表现见图 16-14、图 16-15。

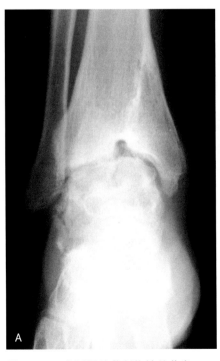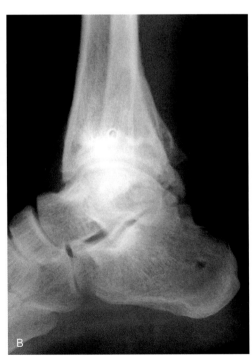

图 16-14　右侧踝关节创伤性关节炎

A. 正位 X 线片;B. 侧位 X 线片。右侧胫骨内踝陈旧性骨折愈合后,关节间隙狭窄,关节面不平整,同时可见边缘骨赘形成。

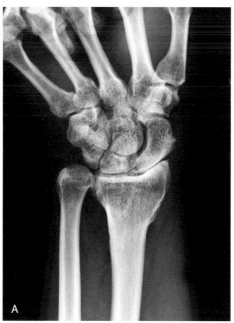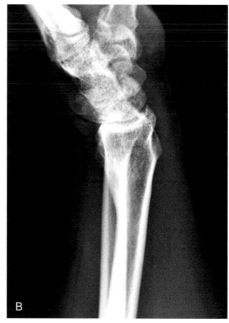

图 16-15　右侧桡腕关节创伤性关节炎

A. 正位 X 线片；B. 侧位 X 线片。右侧桡骨远端骨折愈合后，桡腕关节间隙狭窄，关节面硬化，同时可见边缘骨赘形成。

七、创伤性骨化性肌炎

创伤性骨化性肌炎产生于骨折或关节脱位、骨膜撕裂剥离等外伤之后，软组织出血可能是造成骨化的原因。病变常出现在易受外伤的部位，一般发生在外伤后 2~3 周之后，软组织内出现层状钙化及骨化，沿骨干方向排列。

【诊断要点】

1. 有骨折和脱位外伤史，病变常出现在易受外伤的部位。

2. 伤后 3~4 周，在肿块内显示绒毛状致密影，其邻近骨显示骨膜反应。

3. 伤后 6~8 周，病变边缘清楚地被致密骨质所包绕，具有新生骨的外貌，软组织肿块的核心部有时显囊性变且逐渐扩大其内腔，到晚期可见类似蛋壳状的囊肿。

4. 伤后 5~6 个月，肿块收缩。肿块与邻近的骨皮质和骨膜反应像之间显现出 X 线透亮带。

创伤性骨化性肌炎的 X 线表现见图 16-16~ 图 16-18。

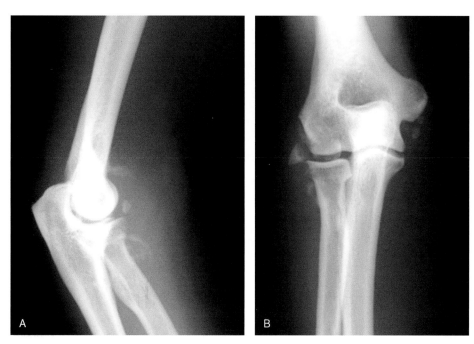

图 16-16　左侧肘关节创伤性骨化性肌炎

A. 侧位 X 线片；B. 正位 X 线片。既往有肘关节脱位病史,现左侧肘关节周围见不规则斑块状骨化影。

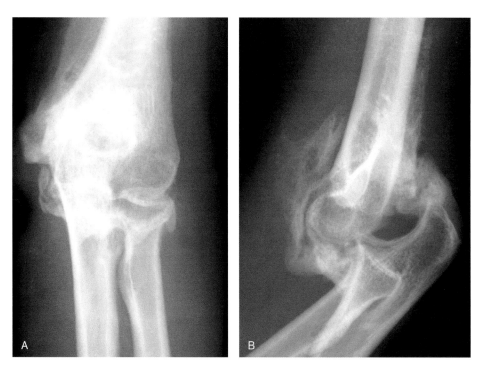

图 16-17　肘关节后脱位合并创伤性骨化性肌炎

A. 正位 X 线片；B. 侧位 X 线片。肱尺关节关系失常,关节周围可见大量骨化影将肱骨与尺骨鹰嘴及冠突连在一起。

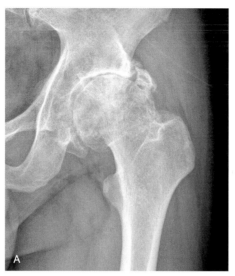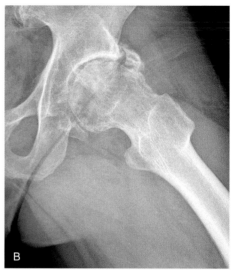

图 16-18　左侧髋关节创伤性骨化性肌炎

A. 正位 X 线片；B. 蛙位 X 线片。患者既往有左侧髋关节脱位病史，现左侧髋关节脱位已被
纠正，关节旁可见片状骨化影，同时左侧髋关节间隙狭窄，提示同时合并有创伤性关节炎。

八、失用性骨质疏松

失用性骨质疏松见于陈旧性骨折的远端骨折段及远侧骨折段相邻的诸骨。形成的原因可能是骨折后
固定不动或少动减少了骨的负重和应力刺激，使成骨活动减低，新骨形成不足。

【诊断要点】

1. 骨密度一致性减低，骨小梁间隙加宽，骨皮质变薄，并见斑点状透亮影，其直径为数毫米，边缘模糊
或清楚。

2. 一般远端骨折段较近端骨折段萎缩程度明显。

失用性骨质疏松的 X 线表现见图 16-19、图 16-20。

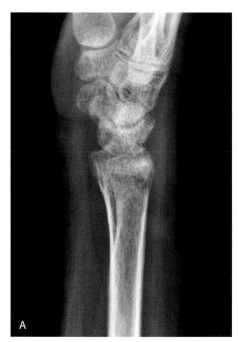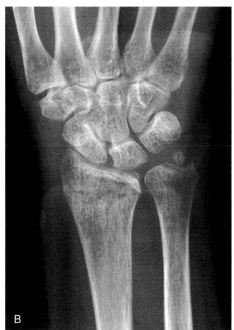

图 16-19　右侧腕关节失用性骨质疏松

A. 侧位 X 线片;B. 正位 X 线片。右侧腕关节外伤 3 月余,现右侧桡骨远端及尺骨茎突可见陈旧性骨折表现,同时右侧腕诸骨骨密度减低。

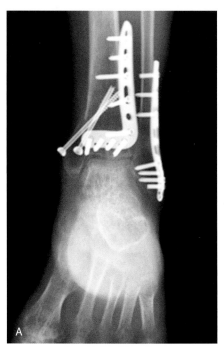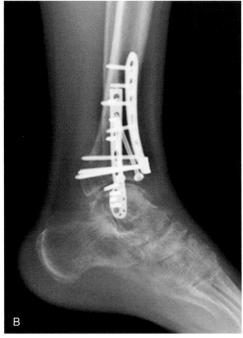

图 16-20　双侧踝关节失用性骨质疏松

A. 正位 X 线片;B. 侧位 X 线片。双侧踝关节骨折术后 3 个月,足骨诸骨骨密度减低,可见斑点状透亮影,边界模糊。

九、缺血性骨坏死

外伤并发缺血性骨坏死以股骨颈骨折最多见,其次是腕舟骨近端、距骨体部、肱骨解剖颈、肱骨小头骨折及髋关节脱位。引起缺血性骨坏死的主要原因为骨的营养动脉被折断,使正常血液供应中断。

【诊断要点】

1. 早期为坏死期,表现为坏死的骨组织密度均匀一致的增高。

2. 中期为死骨吸收期,死骨周围发生骨质侵蚀,逐渐形成囊状或带状骨质破坏。

3. 晚期为关节变形、骨质增生期。由于坏死的骨组织边缘被肉芽组织吸收、移除,可发生病理性骨折,大的囊状破坏区,可造成关节塌陷,特别是大的持重关节,可发生严重的关节变形。

4. 随着死骨不断被移除,周围存活的骨髓内即产生成骨活动,在带状或囊状骨质破坏周围,发生骨质增生、硬化,出现绝对密度增高。

外伤并发缺血性骨坏死的 X 线表现见图 16-21~ 图 16-24。

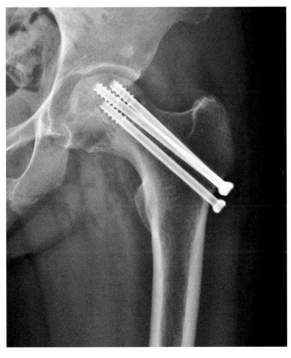

图 16-21　左侧股骨颈骨折并发股骨头缺血性坏死病例 1

左侧股骨颈骨折内固定术后,骨折已愈合,但股骨头密度不均匀增高,周围可见反应修复带。

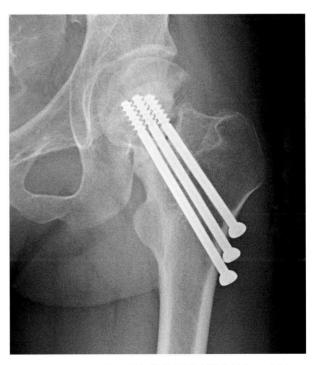

图 16-22　左侧股骨颈骨折并发股骨头缺血性坏死病例 2

左侧股骨颈骨折内固定术后,骨折端未见骨痂连接,断面硬化,股骨头密度增高,呈坏死表现。

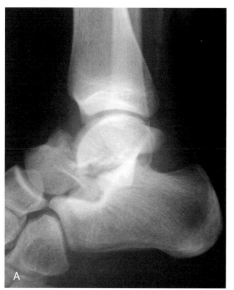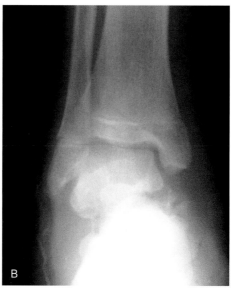

图 16-23　距骨颈陈旧性骨折并发距骨体缺血性坏死

A.侧位 X 线片;B.正位 X 线片。距骨体颈交界处骨折,骨折端移位,距骨体密度均匀增高,提示出现缺血性坏死。

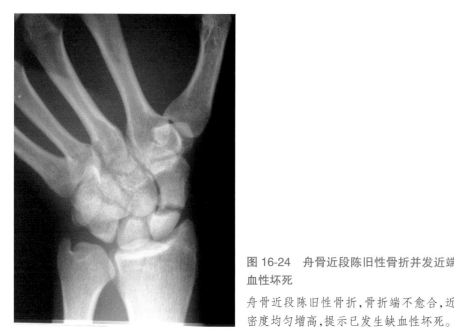

图 16-24　舟骨近段陈旧性骨折并发近端缺血性坏死

舟骨近段陈旧性骨折,骨折端不愈合,近端密度均匀增高,提示已发生缺血性坏死。

十、化脓性骨髓炎

化脓性骨髓炎多见于开放性骨折,常见部位有股骨干、转子间、股骨颈和胫骨,致病菌 60%~70% 为金黄色葡萄球菌,其余为多种细菌引起的混合感染,临床表现为局部软组织肿胀、疼痛和不同程度的发热。

【诊断要点】

1. 早期仅显示骨质疏松和轻度骨膜反应,和骨折后的一般改变相似。

2. 病变进一步发展可出现骨质破坏,表现为多发线状、斑片状或虫噬状透亮区,透亮区可融合成片状。

3. 病变趋向慢性时,可见骨质硬化和死骨,并有广泛骨膜反应。

化脓性骨髓炎的 X 线表现见图 16-25、图 16-26。

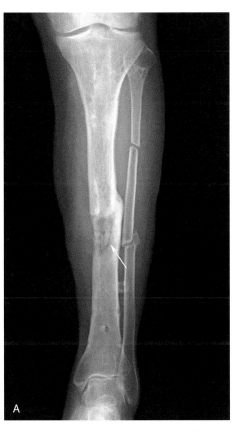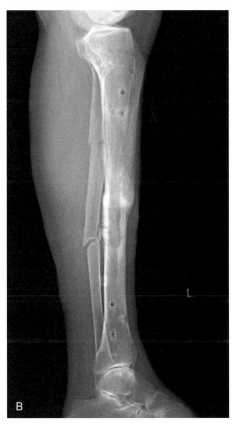

图 16-25　左侧胫骨中段化脓性骨髓炎

A. 正位 X 线片;B. 侧位 X 线片。左侧胫腓骨骨折,经治疗后胫骨骨折已愈合,胫骨远折端邻近骨折处可见低密度破坏区,其中可见死骨影(白箭),局部皮质变薄。腓骨多段骨折,中段骨折已愈合,近段骨折未愈合。

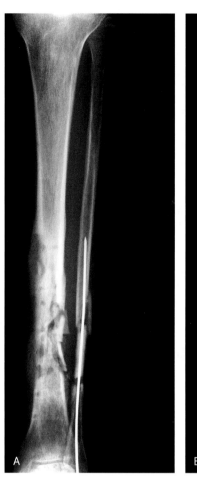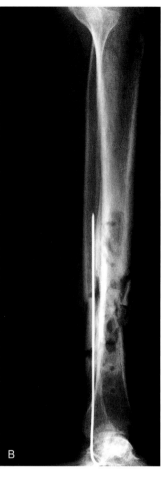

图 16-26　左侧胫腓骨中下段化脓性骨髓炎
A. 正位 X 线片；B. 侧位 X 线片。左侧胫腓骨开放性骨折术后，骨折端密度增高，可见骨质破坏透亮区及死骨。

十一、气性坏疽

气性坏疽是由梭状芽孢杆菌引起的急性杆菌性肌坏死，主要发生在开放性骨折合并肌肉组织广泛损伤的患者。由于细菌在伤口肌肉层中生长繁殖，产生大量气体，产气通常发生在损伤后 12~48 小时内，病变进展很快，疼痛严重，有黑色稀水样带恶臭气味的分泌物排出，严重的常伴有毒血症等全身症状。

【诊断要点】

深层软组织内可见条纹状气体影，一般宽 1~2mm，长 1~3mm。
气性坏疽的 X 线表现见图 16-27。

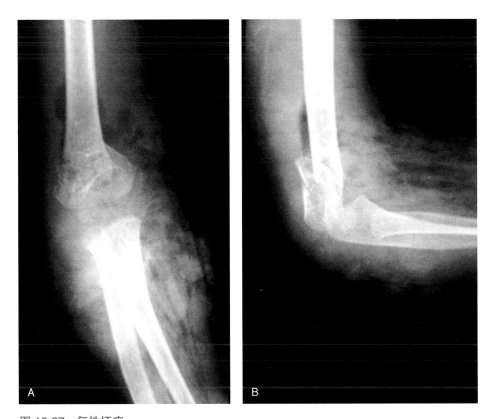

图 16-27　气性坏疽

A. 正位 X 线片;B. 侧位 X 线片。右侧肘关节周围深层软组织内可见条纹状气体影,同时可见肱骨髁上骨折。

十二、创伤性骨质溶解症

创伤性骨质溶解症是指骨折或反复轻微外伤后发生的骨吸收或骨质溶解。多在外伤后 2 个月左右发生,有自限性,原因不明。

【诊断要点】

外伤骨骨质疏松及骨质缺损,边缘呈溶骨性改变,以松质骨表现为著,骨皮质可被侵及,无骨膜反应。

【鉴别诊断】

需与 Gorham-Stout 综合征相鉴别,后者多无自限性,常伴有血管瘤病。

创伤性骨质溶解症的 X 线表现见图 16-28。

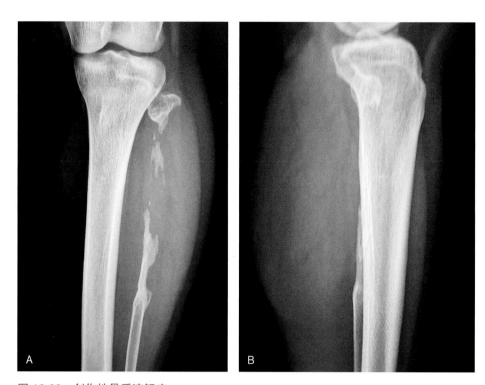

图 16-28　创伤性骨质溶解症

A. 正位 X 线片;B. 侧位 X 线片。患者女性,27 岁。既往左侧小腿外伤史多年。左侧腓骨上段大部分骨质被溶解吸收,残存骨质不规则萎缩变细。

推荐阅读

［1］黄耀华.实用骨关节影像诊断图谱［M］.2 版.北京:中国医药科技出版社,2020.

［2］黄耀华.肌骨系统影像诊断实战经验集要［M］.北京:中国医药科技出版社,2019.

［3］黄耀华.髋关节影像诊断学［M］.2 版.北京:人民卫生出版社,2018.

［4］丁建平,李石玲,殷玉明.骨与关节损伤影像诊断学［M］.2 版.北京:人民卫生出版社,2015.

［5］郭光文,王序.人体解剖彩色图谱［M］.2 版.北京:人民卫生出版社,2013.

［6］黄耀华.骨关节创伤 X 线诊断图谱［M］.3 版.北京:人民卫生出版社,2010.

［7］王亦璁.骨与关节损伤［M］.5 版.北京:人民卫生出版社,2007.

［8］王正义.足踝外科学［M］.北京:人民卫生出版社,2006.

［9］赫荣国,梅海波.儿童骨与关节损伤［M］.长沙:中南大学出版社,2006.

［10］肖慧,吕琦,涂小煌,等.正常 X 线变异图谱［M］.福州:福建科学技术出版社,2005.

［11］王澍寰.临床骨科学［M］.上海:上海科学技术出版社,2005.

［12］荣国威,王承武.骨折［M］.北京:人民卫生出版社,2004.

［13］唐光健.骨放射学［M］.北京:中国医药科技出版社,2003.

［14］周东生.骨盆创伤学［M］.济南:山东科学技术出版社,2003.

［15］何洪阳,邓友章.现代骨伤诊断与治疗［M］.北京:人民卫生出版社,2002.

［16］戴祥麟.小儿骨与关节损伤［M］.天津:天津科学技术出版社,2002.

［17］王云钊,兰宝森.骨关节影像学［M］.北京:科学出版社,2002.

［18］毛宾尧.肘关节外科学［M］.上海:上海科学技术出版社,2002.

［19］陈统一.骨科常见病分类诊断手册［M］.上海:上海科学技术出版社,2001.

［20］陆普选,袁明远.创伤放射学［M］.南昌:江西科学技术出版社,2001.

［21］李学文,徐建高.骨科创伤性疾病［M］.北京:科学技术文献出版社,2000.

［22］吉士俊,潘少川,王继孟.小儿骨科学［M］.济南:山东科学技术出版社,2000.

［23］雍宜民.实用骨科临床［M］.北京:科学技术文献出版社,1999.

［24］王亦璁.膝关节外科的基础和临床［M］.北京:人民卫生出版社,1999.

［25］毛宾尧.髋关节外科学［M］.北京:人民卫生出版社,1998.

［26］闻善乐,闻亚非.腕关节损伤［M］.北京:北京科学技术出版社,1998.

［27］胡振民.实用创伤影像诊断学［M］.南京:江苏科学技术出版社,1997.

［28］王云钊,李果珍.骨与关节创伤 X 线诊断学［M］.北京:北京医科大学中国协和医科大学联合
出版社,1994.

［29］毛宾尧.足外科［M］.北京:人民卫生出版社,1992.

［30］曹来宾.骨与关节 X 线诊断学［M］.济南:山东科学技术出版社,1991.

［31］濂宗徵.放射诊断学基本功［M］.天津:天津科学技术出版社,1991.

［32］毛宾尧,张学义,乐兴祥.膝关节外科［M］.北京:人民卫生出版社,1987.

［33］柳用墨.儿童骨骼损伤［M］.北京:人民卫生出版社,1987.

［34］巫北海.X 线解剖图谱正常、变异［M］.重庆:科学文献出版社重庆分社,1985.

［35］谭仲伦,张子钦,郭晓婷,等.反 Segond 骨折的影像学评价附 3 例报告并文献复习［J］.罕少
疾病杂志,2020,27(4):40-42.

［36］汪灿锋,叶正从,韩雷,等.Segond 骨折及合并损伤的治疗与影像学特征分析［J］.现代实用医

学,2019,31(6):784-786.

[37] 祁雷,吴晗,李军,等.Pilon 骨折的诊断与治疗进展[J].局解手术学杂志,2018,27(1):73-77.

[38] 蒋巧玲,郭水洁,郭会利.骨盆衰竭骨折的影像学表现分析[J].中国中西医结合影像学杂志,2017,15(6):757-759.

[39] 叶文明,宋青青.枢椎骨折的临床治疗进展[J].中国医学创新,2017,14(15):141-144.

[40] 孙博,李文峰,田军.酷似骨样骨瘤的胫骨灶性坏死性疲劳骨折的影像学表现[J].医学影像学杂志,2014,24(3):421-423.

[41] 蔡泽银,麦春华,谢浩棠,等.肘关节恐怖三联征的影像学诊断[J].放射学实践,2013,28(7):793-796.

[42] 邱乾德,许加峻,林达,等.创伤后骨质溶解症 X 线图像特征[J].中华放射学杂志,2009,43(11):1183-1186.

[43] 张继春,顾科,唐国桂.腕关节脱位形成机制及其 X 线表现[J].上海医学影像,2007,16(2):134-135.

[44] 徐文坚.应力性骨折影像学诊断[J].中国中西医结合影像学杂志,2007,5(4):319-321.

[45] 马云彪.外伤性骨骺早闭的 X 线诊断(附 12 例报告)[J].右江民族医学院学报,2004,26(3):396-397.

[46] 魏从全,王炳杰.肱骨远端全骨骺分离 X 线诊断(附 34 例分析)[J].实用放射学杂志,1998,(4):24-26.

[47] 王虎,时宏,李涛.三角骨骨折 X 线分型与损伤机理的探讨(附 30 例报告)[J].实用放射学杂志,1998,(12):24-26.

[48] 杨爱敏.腕月骨脱位及月骨周围脱位的 X 线诊断(附 18 例报告)[J].中华放射学杂志,1990,24(5):282-285.

[49] 樊维明,姚安晋.腕舟骨损伤 X 线诊断(附 54 例报告)[J].实用放射学杂志,1993,(1):28-31.

[50] 施裕新,韩莘野.椎体后缘线在诊断爆裂椎体骨折中的价值[J].临床放射学杂志,1992,(4):194-196.

[51] 邓永勤,李先启.脊柱爆裂骨折的 X 线诊断(附 21 例报告)[J].临床放射学杂志,1990,(4):193-194.

[52] DENIS F.Spinal instability as defined by the three-column spine concept in acute spinal trauma[J].Clin.Ortho,1984,(189):65-76.

[53] AITKEN G K,RORABEK C H.Distal humeral fractures in the adult[J].Clin Orthop,1986,(207):191-197.

[54] ROGERS L F.Radiology of skeletal trauma[M].New York:Churchill Livingstone,1992.

[55] RUTHERFORD A.Fracture of the lateral humeral condyle in children[J].J Bone joint Surg(Am),1985,67(6):851-856.

[56] TILE M.Fracture of the pelvis and acetabulum[M].2nd.Baltimore:Williams and Wilkins,1995.

[57] EFFENDI B,BOY D,CORNISH B,et al.Fracture of the ring of the axis.A classification based on the analysis of 131 cases[J].J Bone Joint Surg Br,1981,63-B(3):319-327.